Durch die Geschichte der Menschheit hinweg haben Infektionskrankheiten und Seuchen immer wieder ganze Landstriche ausgelöscht, Völkerwanderungen ausgelöst und Kriege entschieden. Doch
auch und gerade heute im Zuge der zunehmenden Globalisierung
unserer Welt haben ansteckende Krankheiten nichts von ihrer Bedrohung verloren. Sie greifen in alle Bereiche unseres Lebens ein,
sind Thema von Forschung und Medizin, prägen Gesellschaft und
Kultur, beeinflussen Wirtschaft und Politik.
In diesem Band wird nicht nur die Seuchengefahr in einer globalen
Welt beschrieben, es werden auch Möglichkeiten und Strategien zu
ihrer Eindämmung vorgestellt.
Was können wir tun, um einer drohenden Gefahr zu entgehen?

Stefan H. E. Kaufmann ist Professor für Mikrobiologie und Immunologie und Gründungsdirektor des Max-Planck-Instituts für Infektionsbiologie in Berlin.

Unsere Adressen im Internet: www.fischerverlage.de
                            www.hochschule.fischerverlage.de
                            www.forum-fuer-verantwortung.de

Stefan H. E. Kaufmann

WÄCHST DIE
SEUCHENGEFAHR?

Globale Epidemien und Armut:
Strategien zur Seucheneindämmung
in einer vernetzten Welt

Unter Mitarbeit von Susan Schädlich
Herausgegeben von Klaus Wiegandt

Fischer Taschenbuch Verlag

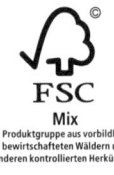

FSC

Mix
Produktgruppe aus vorbildlich
bewirtschafteten Wäldern und
anderen kontrollierten Herkünften

Zert.-Nr. GFA-COC-1223
www.fsc.org
© 1996 Forest Stewardship Council

Originalausgabe
Veröffentlicht im Fischer Taschenbuch Verlag,
einem Unternehmen der S. Fischer Verlag GmbH,
Frankfurt am Main, Januar 2008

© 2008 Fischer Taschenbuch Verlag in der
S. Fischer Verlag GmbH, Frankfurt am Main
Gesamtherstellung: Clausen & Bosse, Leck
Printed in Germany
ISBN 978-3-596-17664-9

Inhalt

Handeln – aus Einsicht und Verantwortung

»Wir waren im Begriff, Götter zu werden, mächtige Wesen, die eine zweite Welt erschaffen konnten, wobei uns die Natur nur die Bausteine für unsere neue Schöpfung zu liefern brauchte.«

Dieser mahnende Satz des Psychoanalytikers und Sozialphilosophen Erich Fromm findet sich in *Haben oder Sein – die seelischen Grundlagen einer neuen Gesellschaft* (1976). Das Zitat drückt treffend aus, in welches Dilemma wir durch unsere wissenschaftlich-technische Orientierung geraten sind.

Aus dem ursprünglichen Vorhaben, sich *der* Natur zu unterwerfen, um sie nutzen zu können (»Wissen ist Macht«), erwuchs die Möglichkeit, *die* Natur zu unterwerfen, um sie auszubeuten. Wir sind vom frühen Weg des Erfolges mit vielen Fortschritten abgekommen und befinden uns auf einem Irrweg der Gefährdung mit unübersehbaren Risiken. Die größte Gefahr geht dabei von dem unerschütterlichen Glauben der überwiegenden Mehrheit der Politiker und Wirtschaftsführer an ein unbegrenztes Wirtschaftswachstum aus, das im Zusammenspiel mit grenzenlosen technologischen Innovationen Antworten auf alle Herausforderungen der Gegenwart und Zukunft geben werde.

Schon seit Jahrzehnten werden die Menschen aus Kreisen der Wissenschaft vor diesem Kollisionskurs mit der Natur gewarnt. Bereits 1983 gründeten die Vereinten Nationen eine Weltkommission für Umwelt und Entwicklung, die sich 1987 mit dem sogenannten Brundtland-Bericht zu Wort meldete. Unter dem Titel »Our Common Future« wurde ein Konzept vorgestellt, das die Menschen vor Katastrophen bewahren will und zu einem verantwortbaren Leben zurückfinden lassen soll. Gemeint ist das Konzept einer »langfristig umweltverträglichen Ressourcennutzung« – in der deutschen Sprache als Nachhaltigkeit bezeichnet. Nachhaltigkeit meint – im Sinne des Brundtland-Berichts – »eine Entwicklung, die den Bedürfnissen der heutigen Generation entspricht, ohne die Möglichkeiten künftiger Generationen zu gefährden, ihre eigenen Bedürfnisse zu befriedigen und ihren Lebensstandard zu wählen«.

Leider ist dieses Leitbild für ökologisch, ökonomisch und sozial nachhaltiges Handeln trotz zahlreicher Bemühungen noch nicht zu der Realität geworden, zu der es werden kann, ja werden muss. Dies liegt meines Erachtens darin begründet, dass die Zivilgesellschaften bisher nicht ausreichend informiert und mobilisiert wurden.

Forum für Verantwortung

Vor diesem Hintergrund und mit Blick auf zunehmend warnende Stimmen und wissenschaftliche Ergebnisse habe ich mich entschlossen, mit meiner Stiftung gesellschaftliche Verantwortung zu übernehmen. Ich möchte zur Verbreitung und Vertiefung des öffentlichen Diskurses über die unabdingbar notwendige nachhaltige Entwicklung beitragen. Mein Anliegen ist es, mit dieser Initiative einer großen Zahl von Menschen Sach- und Orientierungswissen zum Thema Nachhaltigkeit zu vermitteln sowie alternative Handlungsmöglichkeiten aufzuzeigen.

Denn das Leitbild »nachhaltige Entwicklung« allein reicht nicht aus, um die derzeitigen Lebens- und Wirtschaftsweisen zu verändern. Es bietet zwar eine Orientierungshilfe, muss jedoch in der Gesellschaft konkret ausgehandelt und dann in Handlungsmuster umgesetzt werden. Eine demokratische Gesellschaft, die sich ernsthaft in Richtung Zukunftsfähigkeit umorientieren will, ist auf kritische, kreative, diskussions- und handlungsfähige Individuen als gesellschaftliche Akteure angewiesen. Daher ist lebenslanges Lernen, vom Kindesalter bis ins hohe Alter, an unterschiedlichen Lernorten und unter Einbezug verschiedener Lernformen (formelles und informelles Lernen), eine unerlässliche Voraussetzung für die Realisierung einer nachhaltigen gesellschaftlichen Entwicklung. Die praktische Umsetzung ökologischer, ökonomischer und sozialer Ziele einer wirtschaftspolitischen Nachhaltigkeitsstrategie verlangt nach reflexions- und innovationsfähigen Menschen, die in der Lage sind, im Strukturwandel Potenziale zu erkennen und diese für die Gesellschaft nutzen zu lernen.

Es reicht für den Einzelnen nicht aus, lediglich »betroffen« zu sein. Vielmehr ist es notwendig, die wissenschaftlichen Hintergründe und Zusammenhänge zu verstehen, um sie für sich verfügbar zu machen und mit anderen in einer zielführenden Diskussion vertiefen zu können. Nur so entsteht Urteilsfähigkeit, und Urteilsfähigkeit ist die Voraussetzung für verantwortungsvolles Handeln.

Die unablässige Bedingung hierfür ist eine zugleich sachgerechte und verständliche Aufbereitung sowohl der Fakten als auch der Denkmodelle, in deren Rahmen sich mögliche Handlungsalternativen aufzeigen lassen und an denen sich jeder orientieren und sein persönliches Verhalten ausrichten kann.

Um diesem Ziel näher zu kommen, habe ich ausgewiesene Wissenschaftlerinnen und Wissenschaftler gebeten, in der

Reihe »Forum für Verantwortung« zu zwölf wichtigen The-
men aus dem Bereich der nachhaltigen Entwicklung den
Stand der Forschung und die möglichen Optionen allgemeinverständlich darzustellen.

Innerhalb eines Jahres ist nun unsere Reihe mit Erscheinen
der letzten vier Bände im Januar 2008 komplettiert:

– *Was verträgt unsere Erde noch? Wege in die Nachhaltigkeit*
  (Jill Jäger)
– *Kann unsere Erde die Menschen noch ernähren? Bevölke-
  rungsexplosion, Umwelt, Gentechnik* (Klaus Hahlbrock)
– *Nutzen wir die Erde richtig? Die Leistungen der Natur und
  die Arbeit des Menschen* (Friedrich Schmidt-Bleek)
– *Bringen wir das Klima aus dem Takt? Hintergründe und
  Prognosen* (Mojib Latif)
– *Wie schnell wächst die Zahl der Menschen? Weltbevölke-
  rung und weltweite Migration* (Rainer Münz / Albert
  F. Reiterer)
– *Wie lange reicht die Ressource Wasser? Der Umgang mit
  dem blauen Gold* (Wolfram Mauser)
– *Was sind die Energien des 21. Jahrhunderts? Der Wettlauf
  um die Lagerstätten* (Hermann-Josef Wagner)
– *Wie bedroht sind die Ozeane? Biologische und physikali-
  sche Aspekte* (Stefan Rahmstorf / Katherine Richardson)
– *Wächst die Seuchengefahr? Globale Epidemien und Armut:
  Strategien zur Seucheneindämmung in einer vernetzten
  Welt* (Stefan H. E. Kaufmann)
– *Wie muss die Wirtschaft umgebaut werden? Perspektiven
  einer nachhaltigeren Entwicklung* (Bernd Meyer)
– *Wie kann eine neue Weltordnung aussehen? Wege in eine
  nachhaltige Politik* (Harald Müller)

– *Ende der Artenvielfalt? Gefährdung und Vernichtung von Biodiversität* (Josef H. Reichholf)

Zwölf Bände – es wird niemanden überraschen, wenn im Hinblick auf die Bedeutung von wissenschaftlichen Methoden oder die Interpretationsbreite aktueller Messdaten unterschiedliche Auffassungen vertreten werden. Unabhängig davon sind sich aber alle an diesem Projekt Beteiligten darüber einig, dass es keine Alternative zu einem Weg aller Gesellschaften in die Nachhaltigkeit gibt.

Öffentlicher Diskurs

Was verleiht mir den Mut zu diesem Projekt und was die Zuversicht, mit ihm die deutschsprachigen Zivilgesellschaften zu erreichen und vielleicht einen Anstoß zu bewirken?

Zum einen sehe ich, dass die Menschen durch die Häufung und das Ausmaß der Naturkatastrophen der letzten Jahre sensibler für Fragen unseres Umgangs mit der Erde geworden sind. Zum anderen gibt es im deutschsprachigen Raum bisher nur wenige allgemeinverständliche Veröffentlichungen wie *Die neuen Grenzen des Wachstums* (Donella und Dennis Meadows), *Erdpolitik* (Ernst Ulrich von Weizsäcker), *Zukunftsfähiges Deutschland* (Wuppertal Institut), *Balance oder Zerstörung* (Franz Josef Radermacher), *Fair Future* (Wuppertal Institut) und *Kollaps* (Jared Diamond). Insbesondere liegen keine Schriften vor, die zusammenhängend das breite Spektrum einer umfassend nachhaltigen Entwicklung abdecken.

Das vierte Kolloquium meiner Stiftung, das im März 2005 in der Europäischen Akademie Otzenhausen (Saarland) zu dem Thema »Die Zukunft der Erde – was verträgt unser Planet noch?« stattfand, zeigte deutlich, wie nachdenklich eine sachgerechte und allgemeinverständliche Darstellung der Thematik die große Mehrheit der Teilnehmer machte.

Darüber hinaus stimmt mich persönlich zuversichtlich, dass die mir eng verbundene ASKO EUROPA-STIFTUNG alle zwölf Bände vom Wuppertal Institut für Klima, Umwelt, Energie didaktisieren lässt, um qualifizierten Lehrstoff für langfristige Bildungsprogramme zum Thema Nachhaltigkeit sowohl im Rahmen der Stiftungsarbeit als auch im Rahmen der Bildungsangebote der Europäischen Akademie Otzenhausen zu erhalten. Inzwischen haben wir daraus die Initiative »Mut zur Nachhaltigkeit« entwickelt, deren beide Säulen »Zwölf Bücher zur Zukunft der Erde« und »Vom Wissen zum Handeln« die Grundlage für unsere umfassenden geplanten Bildungsaktivitäten der nächsten Jahre darstellen. »Mut zur Nachhaltigkeit« wurde Anfang 2007 als offizielles Projekt der UN-Dekade »Bildung für Nachhaltigkeit« 2007 / 2008 ausgezeichnet. Auch die Resonanz in den deutschen Medien ist überaus positiv.

Als ich vor gut zwei Jahren begann, meine Vorstellungen und die Voraussetzungen zu einem öffentlichen Diskurs über Nachhaltigkeit zu strukturieren, konnte ich nicht voraussehen, dass bis zum Erscheinen der ersten Bücher dieser Reihe zumindest der Klimawandel und die Energieproblematik von einer breiten Öffentlichkeit mit großer Sorge wahrgenommen würde. Dies ist meines Erachtens insbesondere auf folgende Ereignisse zurückzuführen:

Zunächst erlebte die USA die fast vollständige Zerstörung von New Orleans im August 2005 durch den Hurrikan Katrina, und dieser Katastrophe folgte tagelange Anarchie.

Im Jahre 2006 startete Al Gore seine Aufklärungskampagne zum Klimawandel und zum Thema Energieverschwendung. Sie gipfelte in seinem Film »Eine unbequeme Wahrheit«, der weltweit große Teile in allen Altersgruppen der Bevölkerung erreicht und beeindruckt.

Der 2007 publizierte 700-seitige Stern-Report, den der Ökonom und frühere Chefvolkswirt der Weltbank, NICHOLAS STERN, im Auftrag der britischen Regierung mit anderen Wirtschaftswissenschaftlern erstellt hat, schreckte Politiker wie auch Wirtschaftsführer gleichermaßen auf. Dieser Bericht macht deutlich, wie hoch weltweit der wirtschaftliche Schaden sein wird, wenn wir »business as usual« betreiben und nicht energisch Maßnahmen dem Klimawandel entgegensetzen. Gleichzeitig wird in diesem Bericht dargelegt, dass wir mit nur einem Zehntel des wahrscheinlichen Schadens Gegenmaßnahmen finanzieren und die durchschnittliche Erderwärmung auf 2°C beschränken könnten – wenn wir denn handeln würden.

Besonders große Aufmerksamkeit in den Medien und damit in der öffentlichen Wahrnehmung fand der jüngste ICPP-Bericht, der Anfang 2007 deutlich wie nie zuvor den Ernst der Lage offenlegte und drastische Maßnahmen gegen den Klimawandel einforderte.

Zu guter Letzt sei erwähnt, dass auch das außergewöhnliche Engagement einiger Milliardäre wie Bill Gates, Warren Buffet, George Soros und Richard Branson sowie das Engagement von Bill Clinton zur »Rettung unserer Welt« die Menschen auf der ganzen Erde beeindruckt.

Eine wesentliche Aufgabe unserer auf zwölf Bände angelegten Reihe bestand für die Autorinnen und Autoren darin, in dem

jeweils beschriebenen Bereich die geeigneten Schritte zu benennen, die in eine nachhaltige Entwicklung führen können.
Dabei müssen wir uns immer vergegenwärtigen, dass der erfolgreiche Übergang zu einer derartigen ökonomischen, ökologischen und sozialen Entwicklung auf unserem Planeten
nicht sofort gelingen kann, sondern viele Jahrzehnte dauern
wird. Es gibt heute noch keine Patentrezepte für den langfristig erfolgreichsten Weg. Sehr viele Wissenschaftlerinnen und
Wissenschaftler und noch mehr innovationsfreudige Unter-
nehmerinnen und Unternehmer sowie Managerinnen und
Manager werden weltweit ihre Kreativität und Dynamik zur
Lösung der großen Herausforderungen aufbieten müssen.
Dennoch sind bereits heute erste klare Ziele erkennbar, die
wir erreichen müssen, um eine sich abzeichnende Katastrophe
abzuwenden. Dabei können weltweit Milliarden Konsumen-
ten mit ihren täglichen Entscheidungen beim Einkauf helfen,
der Wirtschaft den Übergang in eine nachhaltige Entwicklung
zu erleichtern und ganz erheblich zu beschleunigen – wenn
die politischen Rahmenbedingungen dafür geschaffen sind.
Global gesehen haben zudem Milliarden von Bürgern die
Möglichkeit, in demokratischer Art und Weise über ihre Par-
lamente die politischen »Leitplanken« zu setzen.

Die wichtigste Erkenntnis, die von Wissenschaft, Politik
und Wirtschaft gegenwärtig geteilt wird, lautet, dass unser
ressourcenschweres westliches Wohlstandsmodell (heute gül-
tig für eine Milliarde Menschen) nicht auf weitere fünf oder
bis zum Jahr 2050 sogar auf acht Milliarden Menschen übertragbar ist. Das würde alle biophysikalischen Grenzen unseres
Systems Erde sprengen. Diese Erkenntnis ist unbestritten.
Strittig sind jedoch die Konsequenzen, die daraus zu ziehen
sind.

Wenn wir ernsthafte Konflikte zwischen den Völkern vermeiden wollen, müssen die Industrieländer ihren Ressourcenverbrauch stärker reduzieren als die Entwicklungs- und Schwellenländer ihren Verbrauch erhöhen. In Zukunft müssen sich alle Länder auf gleichem Ressourcenverbrauchsniveau treffen. Nur so lässt sich der notwendige ökologische Spielraum schaffen, um den Entwicklungs- und Schwellenländern einen angemessenen Wohlstand zu sichern.

Um in diesem langfristigen Anpassungsprozess einen dramatischen Wohlstandsverlust des Westens zu vermeiden, muss der Übergang von einer ressourcenschweren zu einer ressourcenleichten und ökologischen Marktwirtschaft zügig in Angriff genommen werden.

Die Europäische Union als stärkste Wirtschaftskraft der Welt bringt alle Voraussetzungen mit, in diesem Innovationsprozess die Führungsrolle zu übernehmen. Sie kann einen entscheidenden Beitrag leisten, Entwicklungsspielräume für die Schwellen- und Entwicklungsländer im Sinn der Nachhaltigkeit zu schaffen. Gleichzeitig bieten sich der europäischen Wirtschaft auf Jahrzehnte Felder für qualitatives Wachstum mit zusätzlichen Arbeitsplätzen. Wichtig wäre in diesem Zusammenhang auch die Rückgewinnung von Tausenden von begabten Wissenschaftlerinnen und Wissenschaftlern, die Europa nicht nur aus materiellen Gründen, sondern oft auch wegen fehlender Arbeitsmöglichkeiten oder unsicheren -bedingungen verlassen haben.

Auf der anderen Seite müssen die Schwellen- und Entwicklungsländer sich verpflichten, ihre Bevölkerungsentwicklung in überschaubarer Zeit in den Griff zu bekommen. Mit stärkerer Unterstützung der Industrienationen muss das von der Weltbevölkerungskonferenz der UNO 1994 in Kairo verabschiedete 20-Jahres-Aktionsprogramm umgesetzt werden.

Wenn es der Menschheit nicht gelingt, die Ressourcen- und

Energieeffizienz drastisch zu steigern und die Bevölkerungsentwicklung nachhaltig einzudämmen – man denke nur an die
Prognose der UNO, nach der die Bevölkerungsentwicklung
erst bei elf bis zwölf Milliarden Menschen am Ende dieses
Jahrhunderts zum Stillstand kommt –, dann laufen wir ganz
konkret Gefahr, Ökodiktaturen auszubilden. In den Worten
von Ernst Ulrich von Weizsäcker: »Die Versuchung für den
Staat wird groß sein, die begrenzten Ressourcen zu rationie-
ren, das Wirtschaftsgeschehen im Detail zu lenken und von
oben festzulegen, was Bürger um der Umwelt willen tun und
lassen müssen. Experten für ›Lebensqualität‹ könnten von
oben definieren, was für Bedürfnisse befriedigt werden dürften« (*Erdpolitik*, 1989).

Es ist an der Zeit

Es ist an der Zeit, dass wir zu einer grundsätzlichen, kritischen
Bestandsaufnahme in unseren Köpfen bereit sind. Wir – die
Zivilgesellschaften – müssen entscheiden, welche Zukunft wir
wollen. Fortschritt und Lebensqualität sind nicht allein abhängig vom jährlichen Zuwachs des Prokopfeinkommens. Zur
Befriedigung unserer Bedürfnisse brauchen wir auch keines-
wegs unaufhaltsam wachsende Gütermengen. Die kurzfris-
tigen Zielsetzungen in unserer Wirtschaft wie Gewinnmaxi-
mierung und Kapitalakkumulierung sind eines der Haupthin-
dernisse für eine nachhaltige Entwicklung. Wir sollten unsere
Wirtschaft wieder stärker dezentralisieren und den Welthandel im Hinblick auf die mit ihm verbundene Energieverschwendung gezielt zurückfahren. Wenn Ressourcen und
Energie die »wahren« Preise widerspiegeln, wird der weltweite Prozess der Rationalisierung und Freisetzung von Ar-

beitskräften sich umkehren, weil der Kostendruck sich auf die Bereiche Material und Energie verlagert.

Der Weg in die Nachhaltigkeit erfordert gewaltige technologische Innovationen. Aber nicht alles, was technologisch machbar ist, muss auch verwirklicht werden. Die totale Ökonomisierung unserer gesamten Lebensbereiche ist nicht erstrebenswert. Die Verwirklichung von Gerechtigkeit und Fairness für alle Menschen auf unserer Erde ist nicht nur aus moralisch-ethischen Prinzipien erforderlich, sondern auch der wichtigste Beitrag zur langfristigen Friedenssicherung. Daher ist es auch unvermeidlich, das politische Verhältnis zwischen Staaten und Völkern der Erde auf eine neue Basis zu stellen, in der sich alle, nicht nur die Mächtigsten, wiederfinden können. Ohne einvernehmliche Grundsätze »globalen Regierens« lässt sich Nachhaltigkeit in keinem einzigen der in dieser Reihe diskutierten Themenbereiche verwirklichen.

Und letztendlich müssen wir die Frage stellen, ob wir Menschen das Recht haben, uns so stark zu vermehren, dass wir zum Ende dieses Jahrhunderts womöglich eine Bevölkerung von 11 bis 12 Milliarden Menschen erreichen, jeden Quadratzentimeter unserer Erde in Beschlag nehmen und den Lebensraum und die Lebensmöglichkeiten aller übrigen Arten immer mehr einengen und zerstören.

Unsere Zukunft ist nicht determiniert. Wir selbst gestalten sie durch unser Handeln und Tun: Wir können so weitermachen wie bisher, doch dann begeben wir uns schon Mitte dieses Jahrhunderts in die biophysikalische Zwangsjacke der Natur mit möglicherweise katastrophalen politischen Verwicklungen. Wir haben aber auch die Chance, eine gerechtere und lebenswerte Zukunft für uns und die zukünftigen Generationen zu gestalten. Dies erfordert das Engagement aller Menschen auf unserem Planeten.

Danksagung

Mein ganz besonderer Dank gilt den Autorinnen und Autoren dieser zwölfbändigen Reihe, die sich neben ihrer hauptberuflichen Tätigkeit der Mühe unterzogen haben, nicht für wissenschaftliche Kreise, sondern für eine interessierte Zivilgesellschaft das Thema Nachhaltigkeit allgemeinverständlich aufzubereiten. Für meine Hartnäckigkeit, an dieser Vorgabe weitestgehend festzuhalten, bitte ich an dieser Stelle nochmals um Nachsicht. Dankbar bin ich für die vielfältigen und anregenden Diskussionen über Wege in die Nachhaltigkeit. Mich hat sehr beeindruckt, mit welcher Disziplin die Wissenschaftlerinnen und Wissenschaftler den Zeitplan exakt eingehalten haben, innerhalb von zwölf Monaten alle zwölf Bücher fertigzustellen.

Bei der umfangreichen Koordinationsarbeit hat mich von Anfang an ganz maßgeblich Ernst Peter Fischer unterstützt – dafür meinen ganz herzlichen Dank, ebenso Wolfram Huncke, der mich in Sachen Öffentlichkeitsarbeit beraten hat. Für die umfangreichen organisatorischen Arbeiten möchte ich mich ganz herzlich bei Annette Maas bedanken, ebenso bei Ulrike Holler und Eva Köster vom S. Fischer Verlag für die nicht einfache Lektoratsarbeit.

Auch den finanziellen Förderern dieses Großprojektes gebührt mein Dank: allen voran der ASKO EUROPA-STIFTUNG (Saarbrücken) und meiner Familie sowie der Stiftung Europrofession (Saarbrücken), Erwin V. Conradi, Wolfgang Hirsch, Wolf-Dietrich und Sabine Loose.

Seeheim-Jugenheim   Stiftung Forum für Verantwortung
Sommer 2007   Klaus Wiegandt

Vorwort

Kein Jahr vergeht, ohne dass eine ansteckende Krankheit die Schlagzeilen der Presse beherrscht, gefolgt von hysterischen Aktivitäten, die meist ins Leere laufen. Immer ist es das Unbekannte und Unerwartete, das uns besonders bedrohlich erscheint. Wenn wir die Kürzel BSE, SARS, H5N1 in den Schlagzeilen lesen, könnten wir allerdings annehmen, dass Seuchen eine Sache von gerade mal ein paar 100 Todesfällen sind. Dies ist jedoch nur die Spitze des Eisbergs, denn Tag für Tag sterben runde 50 000 Menschen an den ansteckenden Krankheiten, ohne dass dies in der Presse Erwähnung finden würde.

Als ich gefragt wurde, ob ich für die Serie »Forum für Verantwortung« ein Buch über die Seuchengefahr schreiben möchte, habe ich nicht spontan ja gesagt. Zu groß schien mir diese Aufgabe neben all meinen anderen Verpflichtungen. Ich habe gezögert und dann doch zugestimmt, da ich glaubte, dass etwas zur Seucheneindämmung geschehen sollte. Im Rückblick hat es mir Spaß gemacht, und ich habe mehr gelernt, als ich gedacht hätte. Dabei wurde mir auch endgültig klar, dass etwas geschehen muss, und zwar bald.

Die ansteckenden Krankheiten greifen in alle Bereiche unseres Lebens. Sie sind Ziel der Forschung, Problem der Medizin, sie prägen Gesellschaft und Kultur, und sie sind ein einschneidender Faktor für Wirtschaft und Politik. In diesem Netzwerk sind übertragbare Krankheiten sowohl Ursache als auch Folge. Was bislang fehlte, ist der Versuch, die verschiedenen Aspekte aus den unterschiedlichen Blickwinkeln zu betrachten und die komplexen Abhängigkeitsverhältnisse zu entschlüsseln. Mit diesem Buch versuche ich diese Lücke zu schließen, und zwar nicht in der Fachsprache der Wissenschaftler, sondern auf eine Weise, die es möglichst vielen Menschen erlaubt, sich ihre eigene Meinung über die Globalisierung der Seuchen in einer vernetzten Welt zu bilden.

Ich hatte das Glück, dass ich mich auf die wunderbare Unterstützung zuverlässiger und hilfreicher Personen stützen konnte. Dank geht an Frau Dr. Mary Louise Grossman für ihre Recherchen zu diesem Buch, an Frau Diane Schad für die Erstellung der instruktiven Abbildungen, an Frau Souraya Sibaei für ihre unermüdliche Hilfe bei der Abfassung des Manuskripts und die zuverlässigen Recherchen sowie an Frau Susan Schädlich für ihre kompetente, immer wieder stimulierende Mitarbeit. Vonseiten des Fischer Verlags betreute Frau Eva Köster und vonseiten des Forums für Verantwortung Frau Anette Maas das Buch mit großem Engagement. Meinem Kollegen Prof. Dr. Klaus Hahlbrock danke ich, dass er mich mit Geduld davon überzeugte, dieses Buch zu schreiben. Ganz besonders danke ich dem Forum für Verantwortung, insbesondere Herrn Klaus Wiegandt, der mich für dieses Projekt fasziniert und dabei großzügig unterstützt hat. Viele Kollegen haben Teile des Manuskripts gelesen. Insbesondere danke ich Prof. Martin Grobusch, Prof. Frank Kirchhoff, Prof. Peter Kremsner, Prof. Klaus Magdorf, Prof. Kai Matuschewski und Prof. Richard Lucius. Als ich das Buchprojekt angenommen hatte, war mir klar, dass ich es hauptsächlich in meiner Freizeit schreiben würde. Meiner Frau Elke und meinen Söhnen Moritz und Felix danke ich für die Riesengeduld und ihr Verständnis dafür, dass ich anstatt ihnen diesem Buch so viel Zeit widmete. Es war nicht das erste Mal.

1 Einleitung

»Es ist nicht genug zu wissen, man muss auch anwenden;
es ist nicht genug zu wollen, man muss auch tun.«
Johann Wolfgang von Goethe

Mikroben haben vor 3 Milliarden Jahren die Erde besiedelt. Heute kreuchen und fleuchen hier eine halbe bis 1 Million verschiedene Bakterienarten und etwa 5000 Virusarten herum. Die meisten davon kennen wir noch gar nicht. Die Mehrzahl ist harmlos und kümmert sich nicht um uns. Wir kennen rund 1500 unterschiedliche Keime, die bislang Infektionskrankheiten bei Menschen verursacht haben. Die meisten sind Raritäten geblieben. Doch heute sind übertragbare Krankheiten für ein Drittel bis ein Viertel aller vorzeitigen Todesfälle verantwortlich. Immer wieder haben sie ganze Landstriche ausgelöscht, Völkerwanderungen ausgelöst und Kriege entschieden.

Noch im Zweiten Weltkrieg verfügten die Menschen kaum über Mittel zur Bekämpfung der Infektionskrankheiten. Zwar gab es bereits die Impfung gegen Pocken, Diphtherie und Tetanus, ansonsten aber musste man sich weitgehend auf Hygiene sowie Desinfektions- und Sterilisationsmaßnahmen verlassen. Die 50er Jahre erlebten die erste Blüte der Antiinfektiva – also der Arzneimittel gegen Infektionen. Es wurden wirksame Impfstoffe gegen die wichtigsten Viruserkrankungen Masern, Mumps, Röteln und Kinderlähmung entwickelt.

Der zweite Durchbruch kam mit den Antibiotika, die Bakterien spezifisch angreifen. Zwischen den 50er und 70er Jahren des vergangenen Jahrhunderts wurde die Behandlung bakterieller Infektionskrankheiten zur Routine.

Heute sind wir Zeugen einer Rückkehr der übertragbaren Krankheiten – und selbst daran schuld. Wir sind nicht in der Lage, die vorhandenen Impfstoffe und Antibiotika den armen Ländern in ausreichendem Maße zur Verfügung zu stellen. Die Erreger entwickeln im Wettlauf mit den Antibiotika immer neue Resistenzen und werden nur schwer oder gar nicht mehr behandelbar. Und schließlich schaffen wir mit unserer Lebensweise beste Voraussetzungen für das Entstehen und Aufblühen neuer Krankheitserreger.

Im Folgenden möchte ich Sie einladen, mehr über die Bedeutung der übertragbaren Krankheiten für unsere Zukunft zu erfahren. Dieses Buch will naturwissenschaftliche, medizinische, wirtschaftliche, gesellschaftliche und politische Aspekte aufzeigen und den Beweis antreten dafür, dass die ansteckenden Krankheiten nichts von ihrer Bedrohung für die Menschheit verloren haben. Ganz im Gegenteil. Krankheitserreger sind die großen Gewinner der zunehmenden Globalisierung unserer Welt. Schneller als jedes andere Lebewesen passen sich Mikroben an neue Situationen an und können auf Veränderungen reagieren. Die Globalisierung, eine wachsende Kluft zwischen Entwicklungsstaaten und Industriestaaten, die zahlreichen Katastrophen und Krisen und nicht zuletzt die Industrialisierung unserer Ernährung und unsere Besitznahme der letzten Flecken unberührter Natur bieten den Erregern ungeahnte Möglichkeiten. Die Menschheit steht mehr denn je im ständigen Austausch. Ein Erreger, der eine Person befallen hat, kann innerhalb von ein bis zwei Tagen die ganze Welt erreichen. Kurz gesagt: Eine neue Seuche selbst in einem entlegenen Gebiet bedroht heute schnell die ganze Welt.

Auf der anderen Seite verfügt die Menschheit über bessere Möglichkeiten zur Abwehr denn je. Wir verstehen recht genau, wie Erreger entstehen und Krankheiten hervorrufen; wir können Ausbrüche rasch aufdecken, wir haben Diagnostika, Impfstoffe und Chemotherapeutika. Was uns allerdings fehlt, ist der entschiedene Wille zum Einschreiten, zum Einsatz der vorhandenen Möglichkeiten und zur Entwicklung neuer Maßnahmen. Während Sie für die Einleitung bis hierher rund fünf Minuten gebraucht haben, sind 17 Menschen an Tuberkulose gestorben, Malaria hat 10 Kinder getötet und 50 Menschen haben sich mit dem Humanen-Immundefizienz-Virus (HIV) angesteckt. Schöpften wir unsere Möglichkeiten richtig aus, könnten viele davon noch leben.

Ich will versuchen, die Seuchengefahr in einer globalen Welt darzustellen, und Strategien zu ihrer Eindämmung diskutieren. Ich hoffe, dass Sie am Ende des Buches mit mir übereinstimmen, dass Seuchen mehr denn je in Gesellschaft, Wirtschaft und Politik eingreifen und nicht nur Folge, sondern auch Ursache vieler unserer Probleme sind.

Zuerst wirft dieses Buch einen Blick auf die Erregerstrategien und die Abwehrmöglichkeiten des menschlichen Körpers. Anschließend skizziere ich jene übertragbaren Krankheiten, die uns zurzeit die größten Sorgen bereiten – und die Möglichkeiten, die wir zur Verhinderung und Heilung in der Hand haben. Schließlich steht die Frage: Warum eigentlich bietet die Welt von heute einen so fruchtbaren Nährboden für alte und neue Krankheitserreger? Zum Schluss biete ich Lösungsvorschläge zur Verhinderung neuer Ausbrüche ansteckender Krankheiten und zur Eindämmung bestehender Seuchen.

Eines vorab: Erfolgsmeldungen sind in den letzten Jahrzehnten leider rar geworden. Uns gehen die Möglichkeiten zur Bekämpfung langsam aus. Zu wenig Gewinn bringen die Medikamente und Impfstoffe, als dass der Markt einen ausreichenden Anreiz für ihre Entwicklung und Herstellung böte. Es braucht neue, innovative Wege. Das Wissen und die finanziellen Möglichkeiten zu einem Richtungswechsel haben wir – jetzt ist Handeln gefragt.

2 Die Angreifer

»Nach allen vernünftigen und fairen Kriterien sind Bakterien die vorherrschende Lebensform auf der Erde – und sie waren es auch immer.«

Stephen Jay Gould

2.1 Einleitung

Die Angst vor Seuchen hat ganz wesentlich damit zu tun, dass sie ansteckend sind. Und die Tatsache, dass wir ein Überspringen nicht verhindern können, trägt wahrscheinlich wesentlich zu dieser Furcht bei. Um von Mensch zu Mensch zu springen, können Krankheitserreger vielerlei Wege gehen: Das Virus der Immunschwächekrankheit AIDS wird hauptsächlich durch Geschlechtsverkehr übertragen, weshalb Kondome schützen können. Bestimmte Moskitos übertragen Malaria, und imprägnierte Bettnetze sind noch immer die erfolgreichste Präventivmaßnahme. Die Erreger von Bakterienruhr, Cholera und anderer Durchfallerkrankungen gelangen über verunreinigtes Wasser oder kontaminierte Nahrungsmittel von Mensch zu Mensch; durch Abkochen des Trinkwassers, schälen und waschen von Gemüse und Obst kann man hier schon viel erreichen, auch wenn das auf Reisen manchmal lästig sein mag. Keime können auch in Tröpfchen durch die Gegend gewirbelt werden wie bei der Tuberkulose. Davor kann man sich kaum schützen. Solche Aerosole werden nicht nur von hustenden oder schniefenden Kranken versprüht, auch Klimaanlagen können Erreger, die im Kühlwasser-Reservoir vegetieren, verbreiten. So geschehen 1976 beim ersten Ausbruch der Legionärs-Krankheit. Die Krankheit wird von Legionellen-Bakterien ausgelöst und äußert sich als schwere Lungenentzündung mit Fieber. In unseren Breiten macht die Legionärskrankheit vor allem von sich Reden, wenn die Erreger in Schwimmbädern gefunden werden und diese dann zur Desinfektion oft wochenlang gesperrt werden.

In anderen Fällen laufen Infektionen über direkten Hautkontakt (Schmierinfektion), eine Berührung mit infektiösem Material etwa Blut (Bluttransfusionen oder Mehrfachnutzung von Injektionsnadeln bei Drogensüchtigen) oder anderen Körperflüssigkeiten beim Geschlechtsverkehr. Als Überträger kommen auch verunreinigte Abwässer, Nahrungsmittel oder infizierte Haus- und Wildtiere infrage. Tiere können die krankmachenden Erreger auch dann in sich tragen, wenn sie selbst gesund scheinen. Ähnlich tückisch sind sogenannte gesunde Ausscheider unter den Menschen. Diese Personen tragen einen Krankheitskeim und streuen ihn weiter, sind selbst aber nicht krank. Prominent als Verschlepper zahlreicher Seuchen sind schließlich Insekten wie Moskitos, Flöhe oder Zecken, die wir dann als Vektoren bezeichnen.

Den Erregern die Übertragungswege abzuschneiden ist häufig einer der besten Wege zur Vorbeugung oder Eindämmung von ansteckenden Krankheiten.

Verantwortlich für die Seuchen sind mikroskopisch kleine Lebewesen: Bakterien, Viren, Pilze, Einzeller oder größere Parasiten. Seit neuestem wissen wir, dass auch simple Eiweiße, sogenannte Prionen, Krankheiten übertragen können. Diese erst vor wenigen Jahren gefundenen Erreger verursachen eine schwammartige Auflösung des Gehirns, etwa beim Rinderwahn (auch: BSE für Bovine Spongiforme Enzephalopathie), der Traberkrankheit der Schafe oder der Creutzfeldt-Jakob-Krankheit des Menschen.

Die wichtigsten Erreger und die von ihnen ausgelösten Krankheitsbilder werden später genauer beschrieben. Im Folgenden sollen einige biologische Eigenschaften der kleinsten Lebewesen und deren faszinierende Überlebensstrategien beschrieben werden, die für das Verständnis der Infektionskrankheiten wichtig sind.

2.2 Bakterien

Bakterien sind häufig nur ein Bruchteil vom Durchmesser eines menschlichen Haares groß. *Escherichia coli* als typischer Darmkeim etwa misst gewöhnlich einige Mikrometer und ist damit etwa ein hundertstel kleiner als ein menschliches Haar dick ist. Bakterien kommen in zahlreichen Gestalten vor, die meisten behalten ihre typische Form ein Leben lang bei (siehe Abb. 1). So sind Milzbrand- und Tuberkulose-Erreger Stäbchen; die typischen Eiterbakterien Staphylokokken und Streptokokken sind kugelförmig; der Cholera-Erreger sieht kommaförmig aus. Die Erreger der von Zecken übertragenen Lyme Borreliose (sogenannte Borrelien) und das Syphilis-Bakterium sind wie ein Korkenzieher gedreht.

Das Leben vieler Bakterien hängt von Sauerstoff ab. Sie werden deshalb auch als aerobe Keime bezeichnet. Andere Bakterien können auch ohne Sauerstoff leben, und für einige ist er gar tödlich. Dies sind die fakultativ anaeroben bzw. obligat anaeroben Bakterien. Zu ihnen gehören die meisten

DAS BAKTERIUM

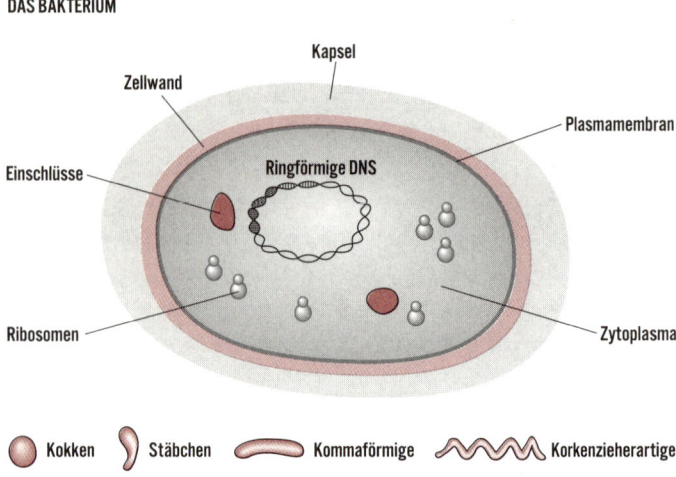

Abb. 1 Bakterienaufbau. Bakterien besitzen eine rigide Zellwand, welche die Plasmamembran umgibt und manchmal von einer Kapsel umhüllt ist. Zellwand und Kapsel schützen die Bakterien vor Umwelteinflüssen und körpereigenen Abwehrmechanismen. Das Erbgut ist in einem DNS-Ring, also nicht in unterschiedlichen Chromosomen festgelegt. Im Zytoplasma finden sich u. a. Einschlüsse und Ribosomen, in denen die RNS in Protein umgeschrieben wird. Bakterien kommen in unterschiedlichen Formen vor, die für einen bestimmten Erreger stabil sind. Die wichtigsten Erscheinungsformen sind die kugelförmigen Kokken, die länglichen Stäbchen sowie die kommaförmigen und die korkzieherartigen Keime.

Darmbakterien und jene, die sich in tiefen Wunden vermehren wie der Wundstarrkrampf-Erreger.

Bakterien sind eigenständige Lebewesen. Sie besitzen zwar keinen echten Zellkern. Aber die genetische Information und damit die Grundlage für ihre Überlebensstrategien tragen sie

genau wie höhere Lebewesen im Erbmolekül DNS. Bakterien
vermehren sich asexuell durch Teilung. Ein genetischer Austausch durch Vermischung eines väterlichen und eines mütterlichen Erbguts findet nicht statt. Vielmehr kopieren Bakterien ihre DNS für eine Teilung und verteilen je eine Abschrift
auf die beiden entstandenen Zellen. Die Nachkommen sind
mithin genetisch mit der Mutterzelle (oder Vaterzelle) iden-
tisch. Forscher sprechen daher bei einer Gruppe solcher Zellen
auch von einem Bakterienklon.

Viele Krankheitserreger vermehren sich sehr rasch, innerhalb
von einer halben bis einer Stunde. Nur wenige wie der noto-
risch langsame Tuberkulose-Erreger brauchen deutlich länger, nämlich 12 bis 24 Stunden. Noch langsamer ist der Le-
pra-Keim, dessen Verdopplung bis zu zwei Wochen dauert.
Die rasante Vermehrung bringt einen wichtigen Vorteil: Der
Erbgut-Kopierer macht bei seinen schnellen Abschriften immer wieder kleine Fehler. So gleicht letztlich in der Realität
doch nicht jeder Bakterienurururenkel seinem Ausgangskeim
bis auf den letzten Baustein des Erbgutes. Die Zufalls-Muta-
tionen können praktisch ohne Effekt sein oder sich in winzi-
gen Veränderungen äußern – als Vor- oder Nachteile für das
Bakterienleben. Effekt: Varianten, die besser an die Umgebung angepasst sind, setzen sich rasch durch. Und selbst
wenn bei einer drastischen Veränderung im Erbgut 99,99 Prozent der Keime absterben, können die überlebenden Keime
die Nische schnell wieder auffüllen. Mutation und die beschriebene Selektion sind die entscheidenden Triebfedern der
Evolution. Sie ermöglichten es Bakterien, im Laufe von Milliarden Jahren die unterschiedlichsten Plätze der Erde zu be-
siedeln. Zudem sind diese Mechanismen auch dafür verantwortlich, dass Keime Gegenstrategien etwa zu Antibiotika

entwickeln und sich Arzneimittel-resistente Stämme heraus-
bilden.

Trotz fehlender sexueller Vermehrung tauschen auch Bakterien untereinander genetisches Material aus. Dies läuft vor
allem auf zwei Wegen. Zum einen übernehmen Viren, die
Bakterien befallen, diesen Job. Die sogenannten Bakteriopha-
gen bestehen – wie alle Viren – vor allem aus Erbgut. Wenn
sie sich von einem Bakterium ins nächste schleusen, bringen
sie häufig bestimmte Eigenschaften wie etwa die Gene für
Antibiotikaresistenzen mit. Zudem schwimmen im Innern
mancher Bakterien auch zusätzlich zum eigentlichen Erbgut
separate DNS-Ringe. Diese Plasmide genannten Strukturen
können die Keime untereinander ebenfalls tauschen. Weil
dieser Genaustausch innerhalb einer Bakteriengeneration
und praktisch zwischen nebeneinander existierenden Keimen
stattfindet, sprechen Wissenschaftler auch von *horizontalem
Genaustausch*. Für Infektionskrankheiten ist dieser von besonderer Bedeutung. Denn häufig übertragen Keime auf diesem Weg auf einen Schlag ganze krankmachende Eigenschaften. So erhält mitunter etwa der harmlose Darmbewohner
Escherichia coli von Durchfallerregern wie Salmonellen oder
Shigellen Informationen, die ihn dann selbst zu einem Durchfallerreger machen. Umgekehrt kann ein harmloser *Escherichia coli* Keim, der vor langer Zeit antibiotikaresistent wurde,
diese Widerstandsfähigkeit auf einen bislang antibiotikaemp-
findlichen Durchfallkeim übertragen.

Da Bakterien einen eigenständigen Stoffwechsel besitzen,
der sich deutlich von unserem eigenen unterscheidet, töten
Antibiotika sie spezifisch ab, ohne jedoch in unseren Stoffwechsel einzugreifen. Dieses wertvolle Instrument steht uns
erst seit den 50er Jahren des letzten Jahrhunderts zur Verfügung und hat bereits Millionen Menschenleben gerettet.

Allerdings wird die Waffe langsam stumpf, eben weil sich Mikroorganismen so rasch anpassen und Ausweichstrategien entwickeln, die sie gegen Therapien unempfindlich machen. Den Antibiotika und der Antibiotika-Resistenz ist ein eigenes Kapitel gewidmet.

2.3 Viren

»Ein Virus ist ein Stück schlechte Nachricht in einem Eiweiß verpackt.« Mit diesem Satz hat der britische Medizin-Nobelpreisträger Peter Medawar das Wesen von Viren auf den Punkt gebracht.

Viren sind etwa zehnmal kleiner als Bakterien (also etwa 0,1 Mikrometer oder 1000-mal dünner als ein Haar). Und eigentlich sind sie gar keine eigenständigen Lebewesen, sondern typische Schmarotzer. Vereinfacht gesehen bestehen sie aus einer Hülle, in der die Information für ihre Herstellung in Form einen Stückes Erbgut (DNS oder RNS) lagert. Dabei enthalten Viren entweder DNS oder RNS, nie aber beide Informationsträger gleichzeitig. Bei höheren Lebewesen hingegen trägt die DNS die genetische Information. Die RNS fungiert als Bote, der die Blaupause abliest und entsprechend eines Codes in Eiweiße übersetzt. Viren fehlt zumindest ein Teil dieses Synthese-Apparates. Für ihre Vermehrung sind sie auf höhere Zellen angewiesen. Wenn sie eine Zelle kapern, stülpen sie deren Stoffwechsel um und lassen ihn für sich arbeiten (siehe Abb. 2). Die infizierte Zelle vermehrt dann das Virus, platzt schließlich meist und setzt beim Zugrundegehen zahlreiche Virus-Nachkömmlinge frei.

Bei Viren, die RNS statt DNS tragen, ist ein weiterer Zwischenschritt geschaltet: Dann muss die Zelle die RNS vor der

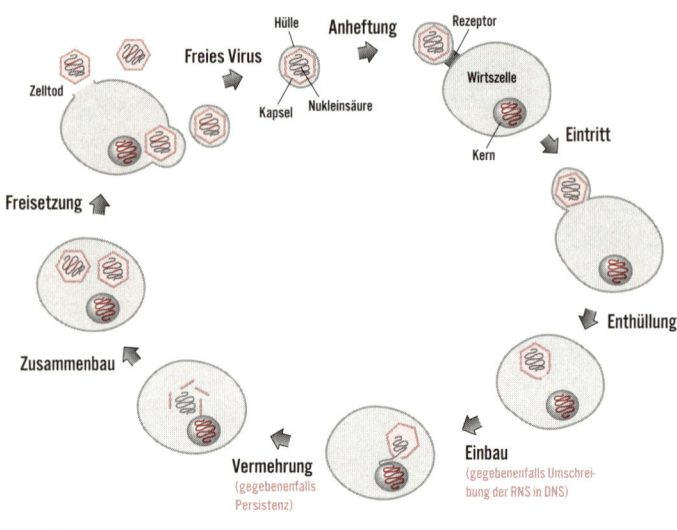

Abb. 2 Virus-Vermehrung. Viren docken über spezifische Rezeptoren an Wirtszellen an, die auch das Wirtsspektrum und die Organspezifität des Virus bestimmen. Nachdem das Virus in die Zelle eingedrungen ist, wird seine Kapsel geöffnet und die Virus-DNS in das Wirtsgenom eingebaut. Bei RNS-Viren muss der Informationsträger erst in DNS umgeschrieben werden. Nun kann das Virus entweder direkt vermehrt werden oder aber es persistiert erst einmal über längere Zeit in einer Art Winterschlaf, bevor es wieder aktiv wird. Auf die Vermehrung des Virus-RNS bzw. DNS folgt der Zusammenbau der Kapsel und gegebenenfalls der Hülle. Nun ist das freie Virus zur Infektion weiterer Zellen bereit.

Vermehrung noch in DNS umschreiben lassen. Die Methode produziert häufig Lesefehler. Und ähnlich wie bei den Bakterien werden die Fehler für einige Viren zum Vorteil, etwa wenn HIV so immer wieder neue Erscheinungsformen annimmt und der Immunabwehr entweicht.

Weil Viren deutlich kleiner sind als Bakterien, wurde ihre Untersuchung und Darstellung erst richtig möglich mit der Erfindung des Elektronenmikroskops. Auch effektive Therapeutika gegen Viren wurden erst in den 90er Jahren entwickelt. Antibiotika und andere klassische Chemotherapeutika gegen Bakterien versagen bei Viren. So ist auch die häufige Behandlung von nicht-eitrigen Mandelentzündungen mit Antibiotika unnütz. Diese werden nämlich zu einem Großteil von Viren verursacht. Antibiotika sind nur sinnvoll gegen bakterielle Infektionen und gegen die gefährliche Streptokokken-Angina sogar dringend nötig.

2.4 Protozoen

Protozoen sind Einzeller, die schon sehr viel Ähnlichkeit mit den höheren Organismen, also auch mit dem Menschen, haben. Die meisten potenziell krankmachenden Einzeller leben in tropischen und subtropischen Gebieten Afrikas, Asiens und Südamerikas. Hierzu gehören die Malaria-Erreger Plasmodien, die Trypanosomen genannten Auslöser der Chagas- und der Schlafkrankheit oder Leishmanien als Erreger der Leishmaniose (Kala-Azar). Andere Protozoen wie die hauptsächlich von Katzen übertragenen Toxoplasmen oder die durchfallerregenden Giardien kommen auch in unseren Breiten vor. Viele der Einzeller werden von Insekten übertragen. Da der Stoffwechsel der Protozoen bereits deutliche Ähnlichkeit mit unserem hat, schädigen wirksame Chemotherapeutika leicht auch Körperzellen. Das Spektrum der Therapeutika ist klein.

2.5 Pilze und Würmer

Auch im Reich der Pilze und Würmer finden wir Krankheitserreger. Viele Pilze sind Opportunisten, sie kommen häufig
vor und richten bei Gesunden kaum Schaden an. Nach Schwächung des Immunsystems jedoch können Pilze schwerwiegende Krankheiten hervorrufen, die zudem oft nur schlecht
behandelbar sind. Dies ist besonders bei AIDS-Patienten ein
riesiges Problem.

Wurmerkrankungen wurden in unseren Breiten zwar weitgehend zurückgedrängt. Doch noch immer trägt jeder dritte
Mensch auf der Welt mindestens eine Wurmart in seinem
Körper. Am häufigsten betroffen sind Schulkinder in den Tropen. Die Bedeutung der Wurmerkrankungen spiegelt sich
auch darin wider, dass das Immunsystem zu deren Bekämpfung spezielle Abwehrmechanismen entwickelt hat, die sich
von denen gegen Bakterien und Viren deutlich unterscheiden.

2.6 Prionen

Prionen sind die kleinsten bekannten Krankheitserreger und
bringen seit ein paar Jahren unser ganzes Weltbild durcheinander. Diese falsch geformten Proteine sind nun wirklich
keine Lebewesen. Als Auslöser der Creutzfeldt-Jakob-Erkran-
kung sind sie in der Medizin schon länger bekannt. Mit Ausbruch der Rinderseuche BSE jedoch beherrschten sie Anfang
der neunziger Jahre schlagartig die Schlagzeilen. Verantwortlich für den Ausbruch, der letztlich Hunderttausende Rinder
das Leben kostete, war der Mensch: Er zwang den reinen
Pflanzenfressern Kannibalismus auf, indem er gemahlene
Knochen und aufbereitete Fette anderer Tiere verfütterte. Die

Sparmaßnahmen der industriellen Tierzucht mündeten in eine wirtschaftliche Katastrophe und verunsicherten den Verbraucher nachhaltig. Die BSE-Krise kostete geschätzte 3,5 Milliarden Euro. Entgegen erster Befürchtungen jedoch blieb die Katastrophe für den Menschen aus. Bis Februar 2007 sind weltweit nur 198 Fälle der neuen Variante der Creutzfeldt-Jakob-Krankheit bekannt geworden, die als menschliche Form von BSE gilt. Daher werden Prionen in diesem Buch im Weiteren nur selten eine Rolle spielen.

3 Die Abwehr

»Blut ist ein ganz besonderer Saft.«

Johann Wolfgang von Goethe

3.1 Einleitung

Die Immunantwort gehört zu den am meisten unterschätzten Funktionen des Körpers: Sie kann problemlos Milliarden verschiedene Strukturen unterscheiden. Bildlich gesprochen hätte sie kein Problem damit, jeden einzelnen der 6,5 Milliarden Menschen dieser Erde genau zu erkennen. Und sie kann nach dem Schlüssel-Schloss-Prinzip ebenso viele Strukturen zum Einfangen dieser unzähligen Kontakte bilden. Dabei arbeitet das Immunsystem so effektiv, dass wir meist gar nicht merken, wie sich der Körper täglich mit Tausenden potenzieller Krankheitserreger auseinandersetzt. Die körpereigene Abwehr ist eine äußerst schlagkräftige Waffe, und es ist schwer, bei deren Beschreibung auf kriegerische Begriffe zu verzichten. Ich habe dies immer wieder versucht, bislang aber keine eindrücklichere Alternative gefunden. Die Waffe Immunsystem unterliegt zugleich strenger Kontrolle, um überschießende oder fehlgeleitete Reaktionen zu vermeiden und damit Schäden für den eigenen Körper abzuwenden, wie sie etwa bei Allergien entstehen oder bei Krankheiten, bei denen die Abwehr Gewebe des eigenen Körpers bekämpft.

Die Römer verstanden unter dem Begriff *Immunis* die Befreiung von der Steuerlast. Heute meinen wir mit Immunität: frei von Infektionskrankheiten. Die wesentlichen Kriterien der Immunität sind ihre Spezifität sowie das exquisite Gedächtnis. Auch ohne tiefe Kenntnis wissen die meisten, dass ein Kind nach einer Mumpserkrankung sich damit nicht ein zweites Mal ansteckt, aber Masern und Röteln durchaus noch bekommen kann. Schon Thukydides hatte erkannt, dass Menschen, die eine Seuche durchgemacht hatten, nicht noch einmal daran erkrankten. Und von König Dionysius wird berichtet, dass er regelmäßig zum Frühstück kleinste Mengen Gift aß, um gegen ein Giftattentat geschützt zu sein. Es ist fraglich, ob er auf diese Art tatsächlich eine Immunantwort stimulierte oder vielmehr seine Leberenzyme so trainierte, dass sie die Gifte schneller abbauen konnten – ganz ähnlich wie jemand mehr Alkohol verträgt, der täglich sein Quantum Wein trinkt.

3.2 Eindringen schwergemacht …

Schauen wir uns an, wie der menschliche Körper verhindert, dass ein Erreger eindringt. Die erste Barriere bilden sogenannte natürliche Resistenzmechanismen: Äußerlich schützt die Haut gegen Eindringlinge (Abb. 3). Die meisten von ihnen können den Körper nur durch Verletzungen entern – oder durch Körperöffnungen, die mit dem größten Organ ausgekleidet sind, der Schleimhaut. Hier jedoch sind weitere Abwehrmechanismen zwischengeschaltet: Die Atemwege sind ausgekleidet mit einer Zellschicht, auf deren Oberfläche winzige Flimmerhärchen sitzen und eindringende Staubkörnchen oder Keime zurück gen Ausgang befördern. Die Darmperi-

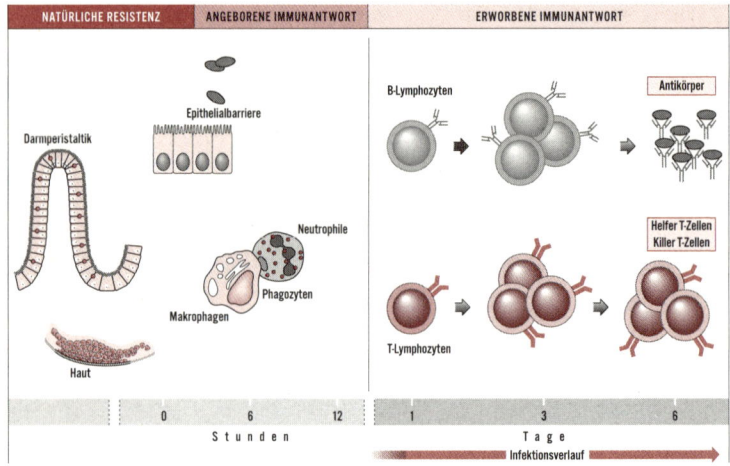

Abb. 3 Die ersten Schritte der Infektabwehr. Dringt ein Erreger in den Wirt ein, muss er erst einmal die Barrieren der natürlichen Resistenz überwinden. Die Haut ist recht gut gegen Erreger geschützt, die nur dann die Haut durchdringen können, wenn diese verletzt ist. Die Epithelien der Atemwege sind mit Flimmerhärchen besetzt, die die Keime nach außen befördern können. Die Darmperistaltik sorgt dafür, dass der Darminhalt mitsamt seiner mikrobiellen Bewohner mit dem Stuhlgang wieder ausgeschieden wird. Nach Überwindung der natürlichen Resistenzbarrieren werden die Keime von Zellen und Faktoren der angeborenen Immunantwort bekämpft. Wichtig sind die Fresszellen, also Makrophagen und neutrophile Granulozyten. Erst nach einigen Tagen beginnt die erworbene Immunantwort mit der spezifischen Erregerbekämpfung. Dies sind einmal die von B-Lymphozyten gebildeten Antikörper und die aus Vorläufer-T-Lymphozyten entstehenden T-Helfer-Zellen und T-Killer-Zellen.

staltik schiebt den Darminhalt mitsamt aller darin schwimmenden Erreger nach draußen – viele Millionen Bakterien scheidet der Mensch bei jedem Stuhlgang aus. Ähnlich schwemmt der Harnfluss kontinuierlich Keime heraus. Zudem siedeln natürlicherweise an vielen Stellen im Körper bestimmte nützliche Bakterien. So verhindert die Normalflora im Darm oder Mund-Rachenraum die Absiedlung von Krankheitserregern. Erreicht ein Eindringling diese Gefilde, betritt er gewissermaßen einen überfüllten Zug, in dem schon alle Sitzplätze und die meisten Stehplätze belegt sind. Es wird ihm schwerfallen, ein einigermaßen gemütliches Plätzchen zu finden, also eine Infektion in Gang zu setzen.

So wichtig diese Mechanismen sind, mit der Immunität im engeren Sinne haben sie wenig zu tun. Die eigentliche Abwehr kommt erst ins Spiel, wenn ein Erreger alle äußeren Barrieren überwunden hat.

3.3 Hinter den Barrieren …

Das Immunsystem steht auf zwei Säulen: Ein Pfeiler bildet die angeborene Abwehr, den zweiten das erworbene Immunsystem (Abb. 3). Der angeborene Part erkennt Krankheitserreger nah an deren Eintrittspforte und mobilisiert die ersten Abwehrkräfte. Um im Bild der kriegerischen Auseinandersetzung fortzufahren, sind diese ersten Abwehrkräfte gewissermaßen das Fußvolk, das die Verteidigung ohne hochentwickelte Abwehrwaffen aufnimmt. Fresszellen ziehen los. Die Makrophagen und Granulozyten genannten Truppenteile eliminieren viele Erreger schlicht, indem sie sie auffressen. Abwehrzellen verstärken sich gegenseitig, indem sie lösliche Substanzen ausschütten: Das sogenannte Komplement löst Bakterien auf, Interferone blockieren die Virus-Vermehrung. Mit diesen Strategien ist das angeborene Immunsystem effektiv – aber ungenau. Längerfristig wird ein trickreicher Erreger dieses Fußvolk überrennen.

Doch die angeborene Abwehr hält engen Kontakt zu den

nachrückenden Spezialkräften des Körpers, zur erworbenen Abwehr. Das Fußvolk spioniert den Gegner beim ersten Gegenangriff aus: Über wenig differenzierte, aber außerordentlich effektive Mechanismen schätzt es ein, von welchem Typ die Angreifer sind. Sind es Bakterien, die eine akute Infektion auslösen? Sind es Viren, die eine chronische Infektion in Gang setzen? Oder doch Pilze, Protozoen oder Würmer? Die Informationen gibt es an das erworbene Immunsystem weiter. In diesem schätzt eine Art Kommandoebene ab, welche speziellen Abwehr-Bataillone mobilisiert werden sollen. Bildhaft gesprochen: soll es die Bodenabwehr, die Luftabwehr oder die Marine sein?

Das erworbene Immunsystem übernimmt die Funktion, die wir normalerweise mit dem Begriff Immunität assoziieren. Es setzt an zum gezielten Gegenschlag, der spezifischen Immunantwort, und besitzt ein Gedächtnis. Getragen wird es von Zellen und Faktoren im Blut, der Lymphe und im entzündeten Gewebe. Weiße Blutzellen, die Lymphozyten, erkennen alle Strukturen, die nicht zum eigenen Körper gehören. Diese heißen Antigene. Um diese abzuwehren, fährt die Spezialeinheit quasi zweigleisig. Zum einen bildet sie zu jedem Eindringling das passende Gegeneiweiß, den spezifischen Antikörper. Zum anderen schickt sie spezialisierte Abwehrzellen in die Spur.

Antikörper sind Y-förmige Eiweiße, die wie ein Schlüssel zum Schloss passen. Sie kleben sich an die Eindringlinge und neutralisieren so Gifte oder stoßen die Abwehr von Bakterien und Viren an. Gebildet werden sie von B-Lymphozyten, kurz B-Zellen.

Fachleute unterscheiden verschiedene Antikörpergruppen, die sie als Immunglobuline bezeichnen und der Einfachheit halber mit Buchstaben benennen. Abgekürzt heißen die Klassen dann IgA, IgD, IgG, IgM oder IgE. Die natürlichen Antikörper der ersten Abwehrfront gehören zur Klasse IgM. Die IgD-Gruppe sitzt auf der Oberfläche der B-Zellen und tastet gewissermaßen die Eindringlinge ab. Als spezifische Gegenschlag-Truppe werden die IgG gebildet, die wichtigsten Abwehrstoffe im Blut. IgE wiederum treten speziell bei Wurminfektionen auf den Plan und vermitteln die Symptome bei Allergien. Schließlich verfügen auch die Schleimhäute von Darm, Mund, Rachen, Lunge, Harnblase und Vagina – als Haupteintrittspforte für Keime – über ihre eigene Antikörperklasse: die IgA.

Gegen Erreger jedoch, die sich in Wirtszellen einnisten, sind Antikörper machtlos. Sie erkennen die Fremdlinge nicht, die sich in der Körperzelle verstecken. Doch infizierte Zellen signalisieren dem Immunsystem den Befall in ihrem Innern, indem sie ihr Äußeres als eine Art Hilferuf mit neuen Antigenen bestücken. Mit diesem Kniff locken sie eine andere Gruppe Abwehrzellen an: Die T-Lymphozyten oder kurz T-Zellen. Diese Zellen können zum Beispiel infizierte Zellen zerstören und so die Virus-Produktion unterbinden. Oder sie aktivieren Fresszellen, sodass diese Erreger, die sich in ihrem Innern versteckt halten, abtöten. Die Aktivierung der Fresszellen übernehmen die sogenannten T-Helferzellen. Zugleich kontrolliert eine andere Gruppe T-Helferzellen die Antikörperproduktion. Die Zerstörung infizierter Zellen bewerkstelligen die T-Killerzellen.

Ähnlich wie das Fußvolk, unsere unspezifische Abwehr, bedienen sich auch T-Helferzellen einiger Botenstoffe, die Zytokine oder Interleukine genannt werden. Mittels dieser hormonähnlichen Eiweiße tauschen die Helferzellen über kurze oder längere Distanz Informationen mit ihren Zielzellen aus.

Das Zytokin-Netzwerk ist komplex, und häufig müssen mehrere der Botenstoffe zusammenwirken, um eine bestimmte Funktion zu mobilisieren.

T-Helferzellen vom Typ 1 (sog. Th1-Zellen) aktivieren Fresszellen, die daraufhin Bakterien und Protozoen abtöten. T-Helferzellen vom Typ 2 (sog. Th2-Zellen) stimulieren die Antikörperproduktion und kämpfen gegen Wurminfektionen. Die Th1- und Th2-Zellen aktivieren die unterschiedlichen Funktionen über die Produktion von Botenstoffen. Die wichtigsten Botenstoffe der Th1-Zellen sind das Interferon-γ, der stärkste Aktivator der Fresszellen, und Interleukin-2, welches die T-Killerzellen in Gang setzt. Interleukin-4 und Interleukin-5, die von Th2-Zellen gebildet werden, koordinieren die Antikörperproduktion und die Abwehr von Wurminfektionen (Abb. 4).

Bei manchen Krankheiten wird die Spezialeinheit selbst befallen. AIDS ist ein bekanntes Beispiel. Das tödliche Immunschwächevirus nutzt Erkennungsmerkmale auf der Oberfläche von T-Zellen als Andockstelle. Es bindet gezielt an sogenannte CD-4 Moleküle auf der Oberfläche von T-Helferzellen und schleust sich über diese in die Abwehrkämpfer ein. Andere Zellen tragen verwandte Rezeptoren, T-Killerzellen etwa besitzen CD-8 Moleküle in ihrer Zellmembran. Im Labor machen sich Ärzte diese Moleküle auch diagnostisch zunutzen. So lässt sich anhand des Verhältnisses von CD-4 zu CD-8 auch der Verlauf einer AIDS-Erkrankung diagnostizieren.

Häufig ist sich das erworbene Immunsystem mit seiner hohen Spezialisierung zu fein, die Erreger selbst zu bekämpfen. Vielmehr erstellt es häufig die Strategie und spezifische Direktiven, fordert dann aber erneut das angeborene Immun-

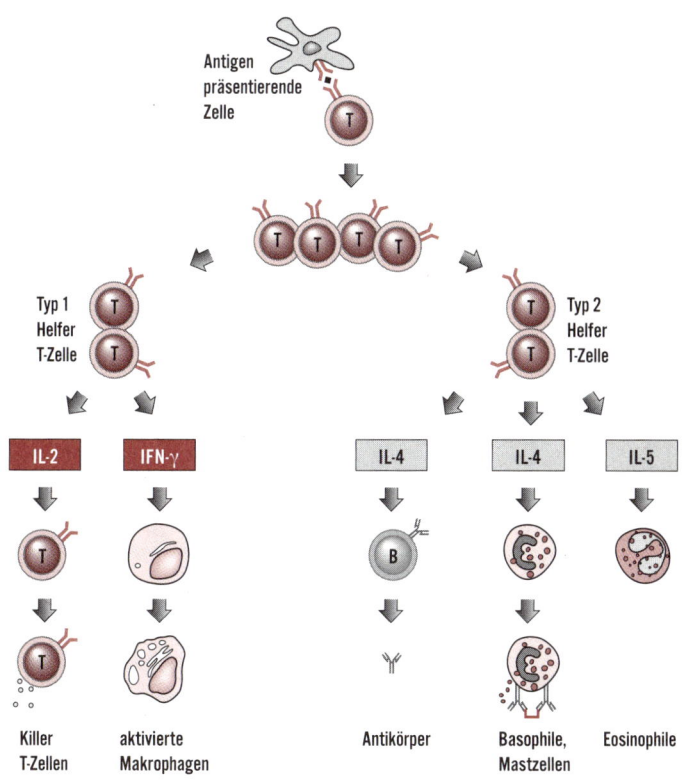

Abb. 4 Das System der T-Helfer-Zellen. Wenn T-Lymphozyten ihr spezifisches Antigen erkennen, vermehren sie sich und entwickeln unterschiedliche Funktionen. T-Helfer-Zellen stimulieren andere Zellen über Botenstoffe. Wir unterscheiden zwei Hauptgruppen von T-Helfer-Zellen. Die T-Helfer-Zellen vom Typ 1 produzieren u. a. die Botenstoffe Interleukin-2 und Interferon-γ und aktivieren auf diese Weise T-Killer-Zellen und Makrophagen. Die T-Helfer-Zellen vom Typ 2 produzieren u. a. Interleukin-4 und Interleukin-5, die B-Lymphozyten zur Antikörperantwort stimulieren und Basophile, Mastzellen und Eosinophile zur Wurmabwehr aktivieren. Basophile, Mastzellen und Eosinophile sind aber auch als Auslöser allergischer Reaktionen gefürchtet.

system – sprich die Bodentruppen – zum Angriff auf. Parallel entwickelt die erworbene Abwehr ein immunologisches Gedächtnis. Die Kommandoebene archiviert die wichtigen Details aller Angreifer und kann bei einer zweiten Invasion rascher und mit höherer Präzision eingreifen (Abb. 5).

Für gewöhnlich braucht die Abwehr beim ersten Kontakt mit einem fremden Eindringling etwa 5 bis 15 Tage, bis sie voll in Gang kommt. Daher tritt eine Besserung bei vielen akuten Infektionskrankheiten nach ein bis zwei Wochen ein. Und auch Impfungen schützen erst nach einigen Wochen zuverlässig. Schon beim zweiten Kontakt läuft die Abwehr schneller auf vollen Touren und wirkt oft innerhalb weniger Tage. Dies wiederum ist der Grund dafür, dass wir Kinderkrankheiten nur einmal durchmachen.

Eine letzte wichtige Aufgabe wartet noch nach dem Siegeszug des Immunsystems: Die aufgebrachten Abwehrkräfte müssen wieder zurückgezogen werden, bevor die Waffen sich gegen den eigenen Körper richten. Hierfür sind Unterdrücker-Mechanismen verantwortlich. Funktionieren diese nicht richtig, kann dies Ausgangspunkt für eine Autoimmunerkrankung sein.

3.4 Schützenhilfe für die Abwehr: Impfstoffe

Als Louis Pasteur (1822–1895) im Sommer 1885 dem Tollwut-infizierten Joseph Meister aus dem Elsass Bestandteile des Rückenmarkes tollwutkranker Kaninchen verabreichte, wusste er nur wenig über die Immunologie. Sein Impfversuch jedoch rettete dem Neunjährigen das Leben. Ohne dass Pasteur genau wusste, wie, hatte er die Abwehrkräfte des Jungen

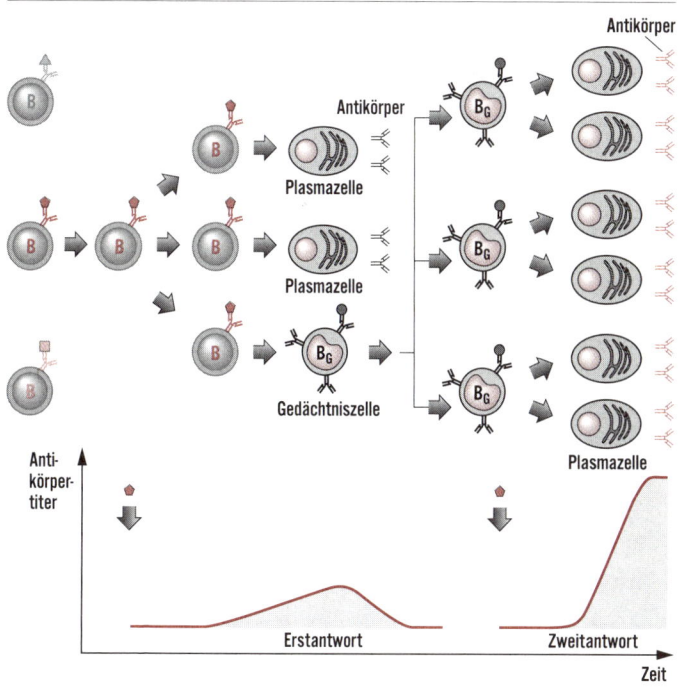

Abb. 5 Ausbildung eines immunologischen Gedächtnisses. Wenn B-Lymphozyten mit Hilfe ihrer Rezeptoren – dies sind Antikörper, die auf der Oberfläche verankert sind – mit ihrem spezifischen Antigen reagieren, vermehren sie sich und entwickeln sich in zwei Zelltypen. Zum einen die Plasmazellen, die Antikörper produzieren, die die Erreger direkt bekämpfen. Zum anderen Gedächtniszellen, die erst in Aktion treten, wenn derselbe Erreger zum zweiten Mal angreift. Jetzt sind die Gedächtnis-B-Zellen sofort bereit, spezifische Antikörper zu bilden. Dadurch ist die Zweitantwort deutlich besser als die Erstantwort. Ganz Ähnliches passiert auch auf der Ebene der T-Lymphozyten. Die Bildung von Gedächtniszellen ist eine wichtige Voraussetzung der impfinduzierten Immunität.

wirksam angestachelt. Ein Prinzip, auf das alle aktiven Impfstoffe ausgerichtet sind. So verschieden die heutigen Vakzinen, wie Fachleute Impfstoffe nennen, auch sind, ihnen allen
ist eines gemein: Sie gaukeln dem Immunsystem einen Angreifer vor und veranlassen es sozusagen zum Aufwärmen.
Sie alle sind nämlich ein mehr oder weniger direktes Abbild
des Krankheitskeims oder der krankmachenden Faktoren von
Erregern – nur eben selbst weitgehend ungefährlich. Die Abwehr kann zwischen dem Abbild und dem Original – also
zwischen dem Impfstoff und dem Krankheitserreger – nicht
unterscheiden. Somit tritt eine Impfung im Idealfall eine wir-
kungsvolle Gegenreaktion los. Die Informationen zur Abwehr bleiben gespeichert – und sind bei einem tatsächlichen
Angriff deutlich schneller abrufbar.

Die traditionell eingesetzten Impfstoffe lassen sich in folgende Gruppen unterteilen:

Ähnlich wie Pasteurs Impfstoff für Joseph Meister noch
echte Tollwut-Viren enthielt, die der Forscher in Kaninchen
abgeschwächt hatte, gibt es noch immer sogenannte *Lebendimpfstoffe*. Vakzinen also, die aus ungefährlich gemachten –
attenuierten – Krankheitskeimen bestehen. Diese Lebendimpfstoffe werden zum Beispiel bei der Kleinkind-Impfung
gegen Masern / Mumps / Röteln verwendet. Auch der Pocken-
Impfstoff folgt diesem Prinzip, und der Tuberkulose-Impfstoff BCG (die Abkürzung steht für Bacille Calmette Guérin
und ist nach den französischen Erfindern benannt) wurde
durch Attenuierung aus dem Erreger der Rindertuberkulose
entwickelt. Attenuierte Impfstoffe sind häufig sehr wirksam.
Es kann aber nicht vollständig ausgeschlossen werden, dass
die lebenden Keime durch Rückmutation wieder krankmachende Eigenschaften erwerben, selbst wenn dies durch
strenge Kontrollen praktisch nicht geschehen kann. Zudem

enthalten Lebendimpfstoffe zahlreiche Bestandteile, die Nebenwirkungen hervorrufen können.

Die zweite Gruppe sind die *inaktivierten Impfstoffe*. Hier
werden ebenfalls die ganzen Erreger verwendet, zuvor jedoch
abgetötet. Ein Beispiel ist der Grippe-Impfstoff. Da die Impfviren tot sind, können sie auch keine Infektionskrankheit hervorrufen. Der Grippe-Impfstoff besteht aus einem Cocktail
von Influenzaviren, die Vorhersagen zufolge für die nächste
Grippe-Saison verantwortlich sein werden.

Inaktivierte Impfstoffe enthalten noch immer zahlreiche
Bestandteile, die nicht selbst zum Schutz beitragen und möglicherweise schädlich sind. Daher arbeitet man vermehrt auf
sogenannte *Spaltvakzinen* hin, die möglichst nur die schützenden Antigene enthalten. Man trennt also die Erreger auf
und macht sie selbst dadurch ungefährlich. Jedoch ruft das gereinigte Antigen allein meist keine starke Immunantwort
hervor. Deshalb müssen diese Impfstoffe mit Zusatzstoffen
versetzt werden, die die Reaktion der Abwehr befeuern. Diese
Stoffe heißen auch Adjuvantien. Ein Beispiel für einen Spaltimpfstoff mit Adjuvans ist der Hepatitis B-Impfstoff. Er besteht aus einem künstlich, z.B. in Hefepilzen, hergestellten
Oberflächeneiweiß des Hepatitis-Virus plus einem Adjuvans,
meist Aluminiumhydroxid.

Eine Untergruppe der Spaltvakzinen sind die *Toxoid*-Impfstoffe gegen Erreger-Gifte. Hier werden inaktivierte Toxine,
also Giftstoffe, die ihre schädliche Wirkung verloren haben,
geimpft. Das Immunsystem erkennt diese weiterhin. Die bekanntesten Beispiele sind der Diphtherie- und Tetanus-Impfstoff. Eine weitere Untergruppe der Spaltvakzinen sind die
Konjugat-Impfstoffe. Sie werden angewendet bei bakteriellen
Erregern, die das Immunsystem über Zuckerbausteine auf der
Oberfläche als Eindringlinge erkennt. Dies gilt zum Beispiel

für *Haemophilus influenzae* Typ b, einem häufigen Erreger von Hirnhautentzündungen bei Kleinkindern. Unser Abwehrsystem bildet Antikörper gegen diese Zucker. Aber es merkt sich die Kohlenhydrate nicht, man sagt: es kann kein immunologisches Gedächtnis aufgebaut werden. Als Gedächtnisstütze können aber Eiweißstücke wirken, die man den Zuckern künstlich anhängt. Durch Konjugation solcher Bausteine an das Tetanus- oder Diphtherie-Toxoid können Impfstoffe hergestellt werden, die nicht nur gegen Tetanus und Diphtherie, sondern auch gegen *H. influenzae* schützen. Auch die Impfstoffe gegen Pneumokokken und Meningokokken, typische Erreger des Hals-, Nasen-, Ohrenbereichs sind Konjugat-Impfstoffe.

Für die verschiedenen Krankheitserreger werden unterschiedliche Impfstofftypen benötigt, die sich in ihrer Reinheit und in ihrer Wirksamkeit unterscheiden. Während Lebendimpfstoffe und inaktivierte Impfstoffe noch zahlreiche Bestandteile enthalten, die möglicherweise schädliche Effekte auslösen, sind Spaltvakzinen und mehr noch Impfstoffe aus einem einzigen Antigen sehr viel reiner und weitgehend frei von schädlichen Bestandteilen. Umgekehrt nimmt bei zunehmender Reinheit häufig die Wirkung ab. Ein Impfstoff aus gereinigten Bestandteilen erzielt auf sich selbst gestellt einen schwächeren Immunschutz als ein Lebendimpfstoff, der im Körper für einige Zeit überleben kann. Um hier Abhilfe zu schaffen, wird versucht, wann immer es geht, reine Antigene mit hochwirksamen Adjuvantien zu kombinieren. Derzeit stehen aber noch wenige dieser Unterstützer-Stoffe zur Verfügung. Die Entwicklung von Adjuvantien hat für die Impfstoff-Forschung der Zukunft einen hohen Stellenwert.

Alle wirksamen Impfstoffe verhindern erst einmal nicht die Infektion, sondern den Krankheitsausbruch. Sie tun dies in der

Regel über die Aktivierung von B-Lymphozyten, die in der Folge der Impfung beginnen, Antikörper zu produzieren. Mit anderen Worten: Alle bisher erfolgreichen Impfstoffe verdanken ihre Wirksamkeit hauptsächlich der humoralen Immunität. Damit ist auch die erste Zielrichtung für die Entwicklung neuer Impfstoffe klar: Wir benötigen nun Impfstoffe für jene Krankheiten, bei denen T-Lymphozyten als Träger der Immunität dienen. Dies soll nicht heißen, dass solch ein Impfstoff nur T-Lymphozyten stimulieren soll. Vielmehr sollte er beide Arme – Antikörper und T-Zellen – aktivieren. Leider wissen wir noch immer nicht ausreichend genau, wie wir die zum Schutz benötigten T-Zellen am besten stimulieren.

Ein zweites Problem für die Entwicklung neuer Impfstoffe ist das Erregerspektrum. Einerseits wünschen sich Ärzte und Forscher natürlich, dass die per Impfung angeregte Immunität so effektiv und spezifisch wie möglich gegen einen bestimmten Krankheitserreger wirkt. Andererseits stellen wir fest, dass dies nicht immer ausreicht. Es wäre zum Beispiel besser, einen einzigen Impfstoff gegen alle Pneumokokken zu besitzen, der gegen ein Antigen gerichtet ist, das alle verschiedenen Pneumokokken-Stämme gemeinsam haben. Ähnlich bei der Grippe: Derzeit verlassen wir uns auf spezifische Impfstoffe, die jedes Jahr neu komponiert werden müssen. Wie viel besser wäre doch ein einziger Impfstoff gegen ein solches konserviertes Antigen.

Dies ist durchaus möglich, und wieder wären T-Lymphozyten gefragt, da wir wissen, dass sie es sind, die infizierte Zellen über konservierte Strukturen erkennen, die allen Grippeviren gemeinsam sind. Auch für Erreger wie HIV, die sich im Wirt laufend weiter verändern, wäre ein Impfstoff sehr viel besser geeignet, der gegen Strukturen gerichtet ist, die sich nicht verändern.

Mindestens ebenso wichtig wären Impfstoffe, die nicht den Krankheitsausbruch, sondern bereits die Infektion verhindern. Bei Akutinfektionen mit kurzen Zeiten zwischen Ansteckung und (verhindertem) Krankheitsausbruch mag das nicht so wichtig sein. Aber bei chronischen Infektionen kann die Länge der Inkubationszeit eine entscheidende Rolle spielen: Bei HIV etwa bricht das Immunsystem früher oder später zusammen. In solchen Fällen ist schwer vorstellbar, wie ein per Impfung induzierter Schutz langfristig den Erreger kontrollieren soll. Besser wäre eine Vakzine, die den Erreger gleich am Eindringen und Ansiedeln hindert oder ihn steril eliminiert. Eine Immunität, die HIV lediglich eindämmt, wird bei zunehmender Stärke von AIDS ihre Wirkung verlieren. Solch ein Impfstoff kann also lediglich den Krankheitsausbruch verzögern, aber nicht sicher verhindern.

Eine ähnliche Situation müssen wir heute für die Tuberkulose befürchten. Ein infizierter Mensch kann mitunter zwar die Bakterien über lange Zeit kontrollieren und so den Ausbruch der Tuberkulose verzögern. Ein Impfstoff, der den Krankheitsausbruch verhindert, wäre also schon ein Fortschritt. Was aber, wenn später das Immunsystem zum Beispiel durch eine gleichzeitige HIV-Infektion zusammenbricht? Dann hilft auch der beste Impfstoff nicht. Auch hier wäre eine Vakzine, die die Infektion verhindert, weitaus nützlicher.

Damit sind zwei große Seuchen bereits genannt, die die Impfstoff-Forschung vor große Herausforderungen stellt. Malaria kommt hinzu. Und auch ein Impfstoff, der uns die Furcht vor der Bedrohung durch eine H5N1-Pandemie unter Menschen nehmen kann, wäre wichtig.

Eine gewisse Renaissance erlebt derzeit sogar die passive Impfung, die ursprünglich von Emil Behring (1854–1917) eingeführt wurde. Mit der besorgniserregenden Zunahme an multiresistenten Nosokomialerregern haben sich einige Biotechnologie-Firmen entschieden, Antikörper als Therapeutika zu entwickeln. Nur verwendet man heute nicht mehr Antiseren von experimentell infizierten Tieren wie zu Behrings Zeiten zur Diphtherie- und Tetanus-Therapie. Heute werden sogenannte humanisierte monoklonale Antikörper entwickelt, die unserem Immunsystem nicht fremd vorkommen und die Keime hochspezifisch angreifen.

3.5 Fehlgelenkte Immunität: Allergie und Autoimmunerkrankungen

So exzellent die körpereigene Abwehr auch arbeitet, das System ist störanfällig. Letztlich hat jede Immunantwort auch eine schädliche Seite. Bei Autoimmunerkrankungen und Allergien werden die Schutzmechanismen selbst zum Auslöser von Krankheiten. Statistiken zeigen, dass derartige Fehlprogrammierungen der Abwehr recht häufig vorkommen: In Deutschland leiden bis zu 20 Prozent der Erwachsenen und über 10 Prozent der Kinder an Allergien. Autoimmunerkrankungen wie entzündliche Gelenkleiden, Multiple Sklerose oder Schuppenflechte betreffen laut der Deutschen Gesellschaft für Autoimmun-Erkrankungen mehr als fünf Millionen Menschen in Deutschland, der Schweiz und Österreich. Allergien und Asthma sind das Ergebnis einer fehlgelenkten Immunantwort gegen Parasiten. Autoimmunerkrankungen gehen häufig auf eine missgeleitete Abwehr gegen bakterielle oder virale Angreifer zurück, werden also ausgelöst von T-Helferzellen vom Typ 1. Dabei beeinflussen sich die Systeme, weil sich die beiden Schenkel der Helfer-T-Zellantwort wechselseitig kontrollieren. Die T-Helferzellen vom Typ 1 ge

gen Bakterien und Viren unterdrücken die Antwort gegen
Würmer und umgekehrt. Infolgedessen sollte eine unterent-
wickelte antibakterielle Immunantwort vom Typ 1 eine Typ 2
vermittelte Allergie häufiger auftreten lassen (siehe Abb. 3).
Unter anderem auf diesen Zusammenhang verweisen Vertreter der Hygienetheorie. Dieser zufolge sind die steigenden
Zahlen allergischer Menschen darauf zurückzuführen, dass in
der antibakteriellen Welt moderner westlicher Zivilisationen
das Immunsystem nur selten mit tatsächlichen Bedrohungen
in Kontakt kommt. Weniger echte Abwehr (Typ 1) gegen Bakterien führt, so die Schlussfolgerung, zur vermehrten Typ 2
vermittelten Allergie.

Allergie – … mit Kanonen auf Spatzen

Bei einer Allergie spielt das Immunsystem verrückt. Es zieht
gegen eigentlich völlig harmlose Fremdkörper mit großem
Aufwand ins Feld – und schädigt so den Körper. Grundsätzlich
kann jeder Stoff zum Allergieauslöser werden – vom Graspol-
len oder Latexmolekül bis zum Metall oder Tierprodukt. Je
nach Allergietyp produziert der Körper bei einem ersten Kontakt mit der Substanz Antikörper. Bei Zweitkontakt erkennen
diese das Allergen wieder und bekämpfen es. Die Reaktionen
können je nach Antikörper sofort eintreten oder sich erst innerhalb von Stunden zeigen. Sie reichen von Ausschlag und
Juckreiz bis zum gefährlichen Anschwellen der Schleimhäute
mit Atemnot und Kreislaufkollaps. Bei Kontaktallergien hingegen starten T-Zellen den Angriff auf die vermeintlichen
Eindringlinge. So wird etwa ein Ring, in dem Nickel steckt,
mit einem Ekzem bekämpft.

In fast allen Industrieländern verzeichnen Epidemiologen in den vergangenen Jahrzehnten eine dramatische Zunahme von Allergien. Ältere Zahlen sind schwer zu bekommen. Doch der Status quo stellt sich etwa so dar: Jeder zehnte bis fünfte Erwachsene klagt in Deutschland über eine Allergie. Bei 13 bis 24 Prozent hat ein Arzt jemals Heuschnupfen diagnostiziert, bei etwa drei Prozent der Deutschen sogar Asthma. Bei Kindern ist die Entwicklung deutlicher: Jedes zehnte Kind, das heute in Deutschland geboren wird, entwickelt im Laufe seines Lebens Asthma. Insgesamt betrifft die Krankheit in den meisten Industrieländern zwischen 10 und 30 Prozent der Kinder. In einigen Ländern sind bis zu 40 Prozent aller Kinder von allergischen Reaktionen betroffen. Die drei großen allergischen Problemkreise sind Heuschnupfen, Neurodermitis und Asthma. Für Allergie-Fachleute ist eine Entwicklung besonders spannend – die Unterschiede der Allergiehäufigkeit zwischen Ost und West und die schrittweise Zunahme in Ostdeutschland auf Westniveau. Die Statistiken weisen diese Entwicklung aus. Allein, erklären können Fachleute sie noch nicht genau. Eine Reihe Annahmen gibt es, und es ist klar, dass diese vor allem auf die veränderten Lebensumstände abzielen. Denn in genetischen Faktoren unterscheiden sich die Deutschen beiderseits der Grenze kaum. Den Zeitpunkt, ab dem die fraglichen Einflüsse die Entwicklung auseinanderdriften ließ, benennt das *Weißbuch Allergie in Deutschland* so: »Faktoren, die die Allergieentwicklung in Ost- und Westdeutschland unterschiedlich beeinflussten, wurden vermutlich zwischen 1950 und 1960 wirksam.«

Wichtige Faktoren für die Empfänglichkeit für Allergien sind unter anderem wahrscheinlich Umwelteinflüsse während der Geburt und in den ersten Lebensjahren. Kommt eine Schwan-

gere häufig mit Tiermist und bakteriellen Bestandteilen in
Kontakt, so ist das Allergie-Risiko für das Kind deutlich geringer. Auch wissen wir, dass bestimmte Keime der Darmflora
einer Allergieempfänglichkeit entgegenwirken. Hingegen
sind noch immer keine Umweltfaktoren bekannt, die direkt
die Allergieempfänglichkeit bewirken oder erhöhen. Wir wissen zwar, dass Tabakrauch und Luftverschmutzung sowie
Kontakt mit Allergenen wie etwa Pollen, asthmatische Anfälle
und andere allergische Reaktionen auslösen oder verstärken.
Die pure Empfänglichkeit jedoch beeinflussen sie nicht. So
stellt sich das Problem von Allergien als komplexes System
dar, das durch Umweltfaktoren, Infektionen, die genetische
Konstitution sowie das Immunsystem geprägt wird.

Autoimmunerkrankungen – Abwehrharakiri

Es ist schon wunderbar, wie das Immunsystem Zehntausende
verschiedener Fremdkörper erkennt und unterscheidet, darauf reagiert und trotzdem die körpereigenen Strukturen in
Ruhe lässt. Das ist nicht Ignoranz, sondern aktive Toleranz.
Grundlage dafür ist eine spezielle Phase während der Reifung
der weißen Blutkörperchen. In dieser Zeit erwerben die Ly-
phozyten ihre Toleranz für körpereigene Strukturen, die sogenannten Autoantigene. Die restlichen potenziell selbstzer-
störerischen Zellen werden eliminiert.

Werden jedoch einige Lymphozyten von dieser Kontrolle
ausgespart, ist der erste Schritt zu einer Autoimmunerkrankung getan. Jedoch bedeutet allein das Vorhandensein solcher
auf Autoantigene spezialisierter Lymphozyten noch nichts:
Es zirkulieren immer auch einige dieser Zellen im Blut. Und
selbst ausgereifte Lymphozyten können noch eliminiert oder

inaktiviert werden. Es gibt mithin also auch eine Art natürlicher Autoimmunität.

Jedoch können die Abwehrkämpfer gefährlich werden. Die Liste der Autoimmunerkrankungen ist lang. Sie reicht von organspezifischen Erkrankungen, wie der Multiplen Sklerose (MS) oder dem Diabetes Typ 1, bis zu unspezifischen Autoimmunerkrankungen, wie dem systemischen Lupus erythematosus oder der rheumatoiden Arthritis. Etwa fünf Prozent aller Menschen in den Industrieländern leiden an einer Autoimmunerkrankung. MS ist das häufigste Nervenleiden junger Erwachsener in Europa und Nordamerika. Allein in Deutschland leben etwa 100 000 Menschen mit MS. Die unheilbare Krankheit, bei der sich nach einem Angriff von T-Zellen die Schutzhüllen um Nerven im Gehirn und Rückenmark entzünden, verläuft in Schüben und geht oft mit Sehstörungen, Muskellähmungen und Empfindungsstörungen einher. Die ersten Symptome treten meist zwischen dem 15. und 40. Lebensjahr auf.

Beim Diabetes Typ 1 richtet sich die Immunantwort gegen Autoantigene der Bauchspeicheldrüse. Das Immunsystem zerstört die Insulin produzierenden B-Zellen. Zwar haben die meisten der weltweit mehr als 200 Millionen Diabetiker den Diabetes Typ 2, der vor allem auf Bewegungsmangel und falsche Ernährung zurückzuführen ist. Jedoch stieg in den vergangenen Jahren auch die Zahl der an Typ-1-Diabetes erkrankten Menschen – vor allem unter Jugendlichen – stark an. Derzeit haben von den insgesamt 7,5 Millionen Diabetikern in Deutschland etwa 600 000 Typ 1, der eine Autoimmunkrankheit darstellt. Beim systemischen Lupus erythematosus (SLE) richtet sich die Immunantwort unter anderem gegen Bestandteile des Zellkerns, Antikörper verbinden sich mit diesen überall präsenten Antigenen, lagern sich in Gefäßwänden der Niere und Haut ab und schädigen diese. An SLE leiden in Deutschland bis zu 40000 Menschen, in erster Linie junge Frauen. Rheumatoide Arthritis mit Entzündungen von Gelenken, Gewebszerstörung und Knorpelabbau betreffen etwa ein Prozent der Bundesbürger.

Zahlreiche Autoimmunerkrankungen stehen in Zusammenhang mit Infektionen. Letztere können das Immunharakiri auf vielerlei Wegen auslösen oder seine Entstehung befeuern. Am einfachsten ist der Weg über Kreuzreaktionen. Dabei ähneln Körperstrukturen bestimmten Erkennungsmerkmalen von Erregern. Der Körper sieht sie daher als Eindringlinge an. Ein Beispiel hierfür ist das rheumatische Fieber als Nachkrankheit einer Infektion mit A-Streptokokken. Die Krankheit kann nach eitrigen Infektionen des Nasen-Rachenraumes unter anderem als Herzmuskelentzündung auftreten. Zugrunde liegt eine strukturelle Ähnlichkeit zwischen Herzmuskelzellen und den Streptokokken. Folge: Die Antikörper gegen die bakteriellen Antigene docken an die (zum Verwechseln ähnlichen) Autoantigene. Eine Entzündung entsteht. Die Krankheit ist dank Penicillin und anderen potenten Antibiotika in unseren Breitengraden recht selten geworden. In Indien jedoch, wo A-Streptokokken-Erkrankungen häufig unbehandelt bleiben, sind diese noch immer Hauptursache von Herzerkrankungen bei Kindern. Mehr als eine Million Menschen leiden dort unter rheumatischem Fieber, und jedes Jahr werden es 50000 mehr.

Häufiger als über Kreuzreaktionen aber wirken Infektionen als Kofaktoren. Wir alle tragen autoimmune Lymphozyten mit uns herum, die im Körper aber gut kontrolliert werden. Bei Infektionen, ganz besonders wenn diese chronisch werden, wird die Immunantwort kontinuierlich stimuliert. Dabei können auch Lymphozyten »mitgerissen« werden, die keine oder nur eine geringe Spezifität für den Erreger haben, aber eine hohe Spezifität für körpereigene Strukturen. Solche autoreaktiven Lymphozyten können sich dann unkontrolliert vermehren und körpereigene Strukturen angreifen.

Insbesondere chronische Infektionen stellen die Immun-Kontrolle auf eine harte Probe. Schließlich laufen dabei die Prozesse der Abwehrmobilisierung parallel zum Bremsen der Immunantwort.

4 Zusammenleben von Mensch und Mikrobe

»Es ist nicht der Stärkste seiner Art, der überlebt, und auch nicht der Intelligenteste. Es ist vielmehr der, der sich einer Veränderung am besten anpasst.«

Charles Robert Darwin

4.1 Mensch

Die Geschichte der Menschheit begann vor einigen Millionen Jahren in Afrika. Vor rund sieben Millionen Jahren lebte in Afrika der letzte gemeinsame Vorfahr von Schimpansen und Menschen. Die Gattung *Homo*, der auch wir heute angehören, trat erst viel später auf den Plan. Experten diskutieren noch immer, welche Funde dazu zu rechnen sind und welche nicht. Fakt jedoch ist: Mit ihrem Auftreten ging ein Quantensprung in der Gehirnentwicklung einher. (Auch wenn der erste in Afrika lebende *Homo* erst das Hirnvolumen eines Zweijährigen hatte.) Die Hirnmasse war offenbar ein Erfolgsmotor für die Evolution: Nur so konnte der körperlich im Vergleich mit anderen Großaffen oder Raubtieren nicht gerade eindrucksvoll ausgestattete *Homo* überhaupt überleben und sich verbreiten. Dafür, meinen Anthropologen, war auch seine Ernährungsweise von Vorteil. *Homo* benutzte nicht nur zunehmend Werkzeuge aus Stein, er wurde auch schrittweise zum Fleischfresser. Dabei waren die Menschenartigen zunächst allerdings weniger die mutigen Jäger, die wir uns gern vorstellen. Die Anfänge des Fleischfressertums liegen weit weniger heroisch im Aas-Verzehr. Der hohe Proteingehalt des Fleischs aber war seinerseits wahrscheinlich eine Voraussetzung für die Weiterentwicklung unserer Vorfahren, insbesondere für die überproportional starke Entwicklung des Gehirns.

Andererseits war die bevorzugte Ernährung mit Fleisch – und zumindest anfänglich mit Aas – nicht ohne Risiko. Die Menschenartigen infizierten sich dabei mutmaßlich hin und wieder mit Mikroorganismen. Mit hoher Wahrscheinlichkeit machten ihnen sowohl Protozoen und Wurmerkrankungen als auch Virus- und Bakterieninfektionen zu schaffen.

Große Seuchenausbrüche jedoch sind unwahrscheinlich, solange unsere Vorfahren auf Wanderschaft waren und nicht sesshaft in großen Gruppen lebten. Mit der Sesshaftigkeit und der Tierzucht änderte sich das. Vor etwa 10 000 Jahren war es so weit: Im Vorderen Orient gaben die Menschen ihr Nomadendasein auf – und machten es sich als Ackerbauern und Viehzüchter an einem Ort bequem. Die veränderte Lebensweise breitete sich von dort innerhalb von Jahrtausenden auch bis nach Mitteleuropa aus. Ein gewaltiger Umbruch. Denn der Mensch machte sich von der Natur unabhängig. Er begann, sie seinen Interessen unterzuordnen.

Und die Menschen rückten näher zusammen. Aus Siedlungen wurden Städte. Die Stunde der Seuchen hatte endgültig geschlagen. Liefen um das Jahr Null herum wahrscheinlich erst einige hundert Millionen Menschen auf der Erde umher, knackte die Menschheit schon um 1800 die Milliardengrenze. 1950 lebten bereits mehr als 2,5 Milliarden Menschen auf der Erde, 1975 waren es schon mehr als 4 Milliarden. Und im Oktober 1999 hießen die Vereinten Nationen einen neugeborenen Jungen in Sarajevo symbolisch als den sechsmilliardsten Erdenbürger willkommen. Heute bevölkern etwa 6,5 Milliarden Menschen die Erde. Irgendwann zwischen 2005 und 2010 erreichte oder erreicht auch die Enge dabei neue Dimensionen: Dann wird jeder zweite Mensch der Welt in einer Stadt leben. Kein Wunder, dass bei dieser Bevölkerungsdichte und der zunehmenden Globalisierung der Nährboden für Seuchen besser ist denn je.

In der Tat sprechen manche Wissenschaftler inzwischen von drei großen Krankheitswellen. Die Domestizierung von Tieren und der Ackerbau legten die Saat für die ersten Seuchen. Grob gesprochen können wir den Beginn der Seuchen vor etwa 10 000 bis 20 000 Jahren ansetzen. Das nahe Zusammenleben der Menschen mit Haustieren führte zu einer deutlichen Zunahme an Zoonosen, und der nahe Kontakt der Menschen untereinander ermöglichte die Übertragung über Tröpfchen, direkten Hautkontakt, Schmierinfektionen und Kontamination des Trinkwassers mit Fäkalkeimen. Ackerbau und Viehzucht machten aber auch Moskitos, Fliegen, Flöhen, Zecken und Mücken das Leben leichter und förderten damit die Übertragung von Krankheiten wie etwa Malaria, Gelbfieber oder Dengue durch diese Vektoren. Diese klassischen »ersten« Seuchen klingen in den Industrieländern heute langsam ab, in den Entwicklungsländern aber grassieren sie weiterhin.

Zugleich stecken wir mitten in der zweiten Krankheitswelle. Sie ist insofern besonders, als die modernen Seuchen von Erregern zum Großteil unabhängig sind. Krankheiten wie Krebs, Herzkreislaufleiden, Diabetes und chronische Entzündungen stehen im Vordergrund. Sie traten mit dem Beginn der Industrialisierung zunehmend auf den Plan. Die neuen Epidemien sind erstens durch das Zurückdrängen der alten Seuchen bedingt, zum anderen aber auch durch den geänderten Lebensstil und das steigende Lebensalter in den Industrieländern.

Und am Horizont sehen wir schon eine dritte Erkrankungswelle. Diese wird wieder direkt mit Krankheitserregern zu tun haben. Die Industrialisierung der Tierzucht und Nahrungsmittelverarbeitung, die Annäherung zwischen Zivilisation und Urwald sowie die Globalisierung mit zunehmender Migration bereiten den Weg für neue Pandemien. Ein erster Vorbote war die spanische Grippe zum Ende des Ersten Weltkriegs; HIV / AIDS zeigt, dass die Wende vollzogen ist. Die nächste Bedrohung – möglicherweise mit einem menschenpathogen gewordenen Vogelgrippevirus vom aggressiven Stamm H5N1 – könnte schon dabei sein, sich zu formieren.

4.2 Mikroben – uralte Alleskönner

Ein großer Schritt für die Menschheit, ein kleiner für Keime: In den Dimensionen von Mikroorganismen sind die 20 000 Jahre engen Zusammenlebens mit dem Menschen nur ein Augenblick. Ihre Welt nahm bereits vor mehr als drei Milliarden Jahren ihren Ursprung. Als die Menschheit die Erde betrat, hatten Keime bereits alle Nischen besiedelt, einschließlich unserer Vorfahren. Bakterien leben auf Berggipfeln genauso wie in den Tiefen der Ozeane, im Urwald wie in Großstädten, in den kältesten Gletscherseen und in den heißesten Geysiren. Selbst auf dem tiefsten Meeresboden, wo aus dem Erdinnern bis zu 250 Grad Celsius heiße Quellen sprudeln, finden sich bestimmte Bakterienarten.

Ich weiß nicht, ob man die Masse aller Bakterien auf dieser Erde wirklich genau bestimmen kann. Ich bin aber sicher, dass die Kalkulationen von Tom Gold richtig sind, nach denen Bak-

terien mindestens genauso viel Masse in die virtuelle Waag-
schale der Erde bringen wie alle Pflanzen und Tiere zusammen genommen. In jeder Nische haben sich Keime eingerichtet. Ein kleiner Teil nur hat sich Mensch, Tier oder Pflanze
zum Lebensraum erwählt.

Was ist das Geheimnis der Mikroorganismen? Im Prinzip
ist es ihre rasante Vermehrung und damit ihre rasche Veränderung. Viele Bakterien vermehren sich einmal in einer halben Stunde. Evolutionsleistungen vergleichbar jenen, die der
Mensch mit seiner langen Generationszeit in tausend Jahren
vollzieht, kosten Bakterien nur wenige Tage. Selbst wenn die
meisten Veränderungen für den neu entstandenen Keim
schädlich oder sogar tödlich sind, setzen sich bald die wenigen
vorteilhaften Variationen durch und erobern neue Nischen.
»Darwin at his best.«

Die Entwicklung der Menschen ist einen anderen Weg ge-
gangen, nämlich den der Arbeitsteilung durch Spezialisierung
und Komplexität. Wir sehen uns gerne als das komplexeste aller Lebewesen und bezeichnen uns als die »Krone der Schöpfung«. Die menschlichen Organe übernehmen unterschiedliche Aufgaben im Organismus. Magen, Darm und Leber sind
mit der Verdauung beschäftigt, die Lunge mit der Atmung.
Das Herz treibt die Blutzirkulation an, und das Gehirn dient
der Wahrnehmung und dem Denken. Den Kampf mit den
Krankheitserregern trägt das Immunsystem. Zugleich konnten Menschen dank ihrer Denkleistung unterstützende Maßnahmen entwickeln wie Antibiotika oder Impfstoffe. Geschwindigkeit und Variationsfähigkeit oder Spezialisierung –
die Zeit wird zeigen, welche Strategie langfristig erfolgreicher
ist.

4.3 Miteinander, Nebeneinander, Gegeneinander

Der Darm eines Menschen ist eine der am dichtesten besiedelten Regionen: Grob gesagt leben in den Eingeweiden eines jeden von uns etwa 1000-mal mehr Bakterien als Menschen auf der Erde. In 90 Gramm Masse findet sich die unglaubliche Zahl von einer Billion (10^{12}) bis einer zehntel Billiarde (10^{14}) Bakterien. Doch von Überbevölkerung keine Spur. Ganz im Gegenteil: Erst die Darmflora ermöglicht eine intakte Verdauung. Das Zusammenleben von Keim und Mensch hält ein breites Spektrum der Möglichkeiten bereit. Meist fixieren wir unser Augenmerk auf Krankheiten. Doch sie sind nur eine Seite der Medaille.

Bislang ist es keinem Krankheitserreger gelungen, die Menschheit auszurotten. Doch es gab einige verheerende Seuchenzüge: Im Mittelalter raffte die Pest ein Viertel bis ein Drittel aller Europäer dahin. Nach dem Ersten Weltkrieg kostete die Spanische Grippe rund 50 Millionen Menschen das Leben – innerhalb von nur zwei Jahren. Damit hält die Grippe wahrscheinlich den »Rekord« in Hinblick auf die Zahl der Toten pro Zeit. Aber insgesamt und zeitlich unabhängig gesehen gehen die meisten Todesfälle als Folge einer Krankheit wahrscheinlich auf das Konto der Tuberkulose. Doch AIDS holt erschreckend auf.

Umgekehrt betrachtet ist es auch dem Menschen bislang kaum gelungen, Krankheitserreger von der Erde zu tilgen. Das einzige sicher belegte Beispiel sind die Pocken. Sie wurden 1980 offiziell als ausgerottet erklärt. Doch noch immer lagern in mindestens zwei Labors Pockenviren, nämlich in Atlanta / USA und Novosibirsk / Russland.

Von Desinteresse bis zur Abhängigkeit

Das Wechselspiel zwischen Mikroben und Mensch umfasst ein außerordentlich breites Spektrum. Die meisten Mikroorganismen scheren sich überhaupt nicht um den Menschen. Nur ein verschwindend geringer Bruchteil kommt überhaupt mit dem Menschen in Kontakt, einige leben in uns.

Beginnen wir mit dem angenehmen Teil, jenen Mitbewohnern unseres Körpers, von denen wir profitieren. Das sind die sogenannten Symbionten, Bakterien, die uns nützen, aber auch Nutzen aus uns ziehen. An ein paar von ihnen haben sich die Menschen im Laufe der Jahrmillionen so sehr gewöhnt, dass ein Leben ohne sie gar nicht mehr vorstellbar ist. Die Mitochondrien, die Kraftwerke der Zellen, in denen der Körper die Energie in Form chemischer Verbindungen produziert, sind so ein Beispiel. Irgendwann im Laufe der Evolution schlossen Zellen Bakterien im Innern ein und gingen einen Pakt ein: Die Bakterien erhielten Nährstoffe von der Zelle und gaben im Gegenzug Energie ab. Schritt für Schritt entwickelten sich die Bakterien zurück, um schließlich spezialisiert zu sein auf nur noch eine Aufgabe – die Energieproduktion. Inzwischen hängt unser gesamter Stoffwechsel von Mitochondrien ab. Sie selbst wiederum können auch nicht mehr allein leben. Noch immer aber verfügen sie über ein separates Erbgut. Übrigens beantwortet diese mitochondriale DNS humorvoll betrachtet auch jeden Streit zwischen Mutter und Vater darüber, von wem das Kind wohl mehr geerbt habe. Antwort: Von der Mutter. Die mitochondriale DNS nämlich wird nur von der Eizelle weitergegeben. Die Spermien haben die Kraftwerke zur Fortbewegung in ihren Schwanz ausgelagert und stoßen sie beim Verschmelzen ab. Freilich gibt die mitochondriale DNS keine Eigenschaften im eigentlichen Sinne weiter.

Bei den Pflanzen kam es zu einer ähnlichen Symbiose. Auch ihre Sonnenkollektoren, die Chloroplasten, die über Fotosynthese den Sauerstoff generieren, sind letztendlich Bakterien-Abkömmlinge.

Bei einem Großteil der Mitbewohner unseres Körpers ist uns die Bedeutung des Miteinander schleierhaft. Wir wissen nicht, ob die Keime in uns von Nutzen sind oder schlicht indifferent existieren. Das sind die *Kommensalen*. Symbionten und Kommensalen leben zum Beispiel als normale Darmflora, einige helfen bei der Verdauung, von anderen wissen wir zu wenig, um sie als nützlich zu bezeichnen.

Invasion der Gutartigen

Mit insgesamt etwa 90 Gramm Mikroben ist der Darm der am dichtesten besiedelte Bereich des menschlichen Körpers. Mehr als 400 unterschiedliche Bakterienarten wurden bereits nachgewiesen, und wir schätzen, dass es etwa 500 unterschiedliche Arten sind. Bereits während der Geburt gehen Mikroben aus der mütterlichen Vagina auf das Kind über. Vereinzelt finden auch schon Darmbakterien der Mutter ihren Weg in den Säuglingsdarm. Innerhalb der ersten Lebenstage kommt die Besiedlung schon weitgehend zum Abschluss. Zuerst lassen sich die aeroben Keime nieder, also Keime, deren Leben wie unseres von Sauerstoff abhängt. Wenn diese den Sauerstoff aufgebraucht haben, also anaerobe Bedingungen geschaffen haben, folgen die anaeroben Bakterien, also Keime, die ohne Sauerstoff leben. Schon zu diesem Zeitpunkt kann übrigens die Besiedlung mit antibiotikaresistenten Bakterien einsetzen.

Die Normalflora des Darms ist uns auf vielerlei Art und Weise nützlich. Die vielen Bakterien halten die Andockstellen

zu den Darmzellen besetzt und verhindern damit die Koloni-
sierung mit fremden Eindringlingen. Zugleich erhalten sie ein
darmtypisches Milieu aufrecht, produzieren Substanzen, die
Gegner aktiv hemmen, und verbrauchen Nährstoffe.

Außerdem trainiert die Normalflora das Immunsystem
und bereitet es kontinuierlich auf einen tatsächlichen Angriff
von Krankheitserregern vor. Entsprechend haben komplett
keimfrei aufgezogene Mäuse ein deutlich geschwächtes Immunsystem.

Neben diesem Schutzeffekt ist der Mensch zumindest in
Teilen für seine Verdauung auf die Hilfe der Keime angewiesen: Die menschlichen Enzyme im Magen und Darm können
viele komplexe Zucker, aber auch einige Eiweiße nicht auf-
schließen; andere können nicht gut aufgenommen werden.
Erst die Normalflora bricht solche Nährstoffe auf und ermöglicht deren Verwertung. Die Aufnahme dieser Nährstoffe erfolgt im Dickdarm, dem »Hauptreich« der Bakterien. Darmbakterien produzieren weiterhin Vitamine, also Spurenstoffe,
die wir brauchen, aber nicht selbst herstellen können. U. a.
Vitamin K, Folsäure, Vitamin B12, Vitamin D2, Biotin, Niko-
tinsäure, Thiamin.

Zudem entschärft die richtige Darmflora bestimmte Toxine. Viele Giftstoffe, insbesondere solche, die beim Braten
und Grillen von Fleisch bei hohen Temperaturen aus Aminosäuren entstehen, stehen in Verdacht, die Entstehung von
Krebs zu begünstigen. Eine »gute« Darmflora baut diese Substanzen ab.

Die Darmflora kann durch Probiotika und Präbiotika günstig
beeinflusst werden. *Probiotika* sind lebende Organismen,
zum Beispiel Bifidobakterien oder Lactobazillen. *Präbiotika*
hingegen sind Nährstoffe, die die Zusammensetzung der

Darmflora indirekt beeinflussen, etwa unverdauliche Zucker wie Inulin oder Oligofructose. Sie sind resistent gegen den Abbau in den oberen Bereichen des Verdauungstraktes und können nur von bestimmten, nützlichen Darmbakterien im Dickdarm verwertet werden. So fördert der komplexe Zucker Inulin im Gegensatz zu reiner Fruktose den Anteil an Bifidobakterien, da diese Inulin abbauen können. Probiotische und präbiotische Ernährung sind am wirkungsvollsten, wenn sie gemeinsam eingenommen werden. Diese Kombination wird als symbiotische Ernährung bezeichnet. Pro- und Präbiotika stoßen vor allem bei den Herstellern von sogenanntem *functional food* auf wachsende Begeisterung. Lebensmittel mit Zusätzen, die mehr Gesundheit versprechen, sind en vogue – und ein riesiger Wirtschaftsfaktor. Harte wissenschaftliche Beweise für deren Wirkung sind allerdings häufig knapp. Ob also Joghurtessen neben einem positiven Effekt auf die Darmflora sich auch genereller auf die Gesundheit auswirkt, bleibt noch zu beweisen.

Sanftes Kontra und aggressiver Angriff

Am anderen Skala-Ende stehen Mikroben, die die Schädigung oder Erkrankung ihres Wirts – also des Menschen – in Kauf nehmen. Auch hier ist der Bogen weit gespannt. Einige Erreger lösen ein Krankheitsbild aus, wann immer sie den Mensch befallen. Hierzu gehören die Pockenviren und HIV, obwohl es hin und wieder einen Menschen geben mag, der HIV lange Zeit in sich trägt, ohne zu erkranken. Andere Mikroorganismen lösen nur sehr selten eine Krankheit aus und auch nur dann, wenn sie an den falschen Ort gelangen oder unser Abwehrsystem geschwächt ist. Wir nennen diese Mikroben *Op-*

portunisten. Dazu gehören viele Normalbewohner der Mund-Rachenhöhle, einige aus der Vagina und viele aus dem Darm.

Selbst Erreger lebensbedrohlicher Krankheiten wie der Tuberkulose führen nicht immer zu einer Erkrankung. 90 Prozent der mit dem Erreger Infizierten erkranken nicht, sondern tragen die Mykobakterien unbemerkt in sich. Im Grunde kann also auch jenes Bakterium, auf das die meisten Todesfälle zurückgehen, als Opportunist angesehen werden. Die Kontrolle des Tuberkulose-Erregers ist Aufgabe unserer körpereigenen Abwehr. Wenn diese aber geschwächt ist, bricht die Krankheit aus. Es kommt zu einer offenen Tuberkulose.

Häufig wird argumentiert – und meist stimmt es auch –, dass im Laufe der gemeinsamen Evolution von Keim und Mensch die Mikroorganismen ihre Gefährlichkeit abschwächen. Im Sinne der Evolution ist dies sinnvoll: Am besten verbreitet sich jener Keim, der seinen Wirt nicht sofort tötet, sondern so lange wie möglich ausnutzt und sich von ihm verbreiten lässt. Wissenschaftler bezeichnen Krankheitserreger als *Pathogene*. Diese leben auf Kosten eines Wirtes und nehmen in Kauf, dass ihr Dasein Schädigungen auslöst, die wir als Erkrankung wahrnehmen. Pathogene sind damit auch *Parasiten*. Die Fähigkeit eines Pathogens, eine Erkrankung hervorzurufen, bezeichnen wir als Pathogenität. Entsprechend nennen wir die Krankheitsentstehung Pathogenese. Ergänzend verwenden Experten den Begriff *Virulenz*. Er bezeichnet den Grad der Aggressivität und damit der Stärke des Krankheitsbilds, das Erreger auslösen. Entsprechend sind hochvirulente Keime gefährlich, während avirulente Keime ihre krankmachenden Eigenschaften mehr oder weniger verloren haben. Mit Methoden der *Attenuierung* werden Keime künstlich in ihrer Virulenz abgeschwächt. Sie ist der kritische Schritt bei

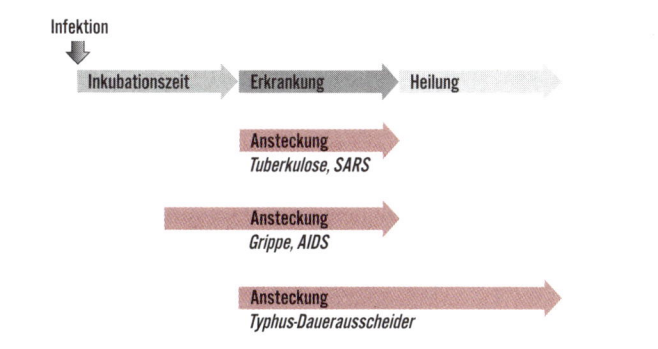

Abb. 6 Von der Infektion über die Erkrankung zur Heilung. Das Eindringen eines Erregers in den Körper und die darauf einsetzende Auseinandersetzung mit dem infizierten Wirt wird als Infektion bezeichnet. Sie beginnt mit der Inkubationszeit, während der sich die Erreger formieren, ohne dass Krankheitssymptome auftreten. Nach der Inkubationszeit folgt die Erkrankung, während der der Patient unter spezifischen Krankheitssymptomen leidet. Während dieser Phase ist die Infektion ansteckend. Die Schwere der Erkrankung hängt wiederum vom Erreger und vom Wirt ab. Nachdem die Erkrankung erfolgreich durchgemacht wurde, setzt die Heilung ein. In einigen Fällen, z. B. beim Typhus, können sich die Erreger in Körpernischen absiedeln, ohne ein Krankheitsbild hervorzurufen. Da sie jedoch ausgeschieden werden, bleibt der sogenannte Dauerausscheider weiter ansteckend.

der Entwicklung eines Lebendimpfstoffs aus ursprünglich gefährlichen, also virulenten Krankheitserregern.

Sobald ein Krankheitserreger in seinen Wirt eingedrungen ist, beginnt die *Infektion*, also die Auseinandersetzung zwischen Keim und Wirt (Abb. 6). Sie verläuft zunächst für eine gewisse Zeit ohne feststellbare Krankheitserscheinungen, Experten sprechen von latenter Infektion. Bei bestimmten Erregern kann diese Phase sehr lange dauern. Manchmal kommt es überhaupt nicht zum Krankheitsausbruch. Schafft es das

Immunsystem dabei nicht, den Erreger abzutöten, verweilt er weiter im Körper. Dann handelt es sich beim Wirt um einen stillen Träger. Viele Tuberkulose-Infizierte gehören zu dieser Gruppe, bevor die Krankheit bei ihnen ausbricht.

Symptome können aber auch sehr rasch nach Infektionsbeginn ausbrechen. Bei vielen Durchfallerregern zeigen sich die Probleme innerhalb von Stunden. Bei den meisten Erregern entwickelt sich das Krankheitsbild nach Tagen bis Wochen. Die Phase zwischen Infektionsbeginn und Krankheitsausbruch wird als *Inkubationszeit* bezeichnet (Abb. 7). Während der Inkubationszeit sind einige Krankheitserreger so abgeschirmt, dass sie nicht nach außen entweichen können, also nicht anstecken können. Dies ist etwa bei Tuberkulose der Fall. HIV ist hingegen bereits übertragbar, bevor sich das Krankheitsbild AIDS ausprägt. Auch Grippeviren werden bereits vor einer Erkrankung von Mensch zu Mensch weitergegeben. Im Umkehrschluss verlief der Ausbruch der Lungenseuche SARS unter anderem deshalb so glimpflich, weil das Virus erst nach Krankheitsausbruch ansteckend war. Wie sich ein Krankheitserreger in der Inkubationsphase verhält, kann entscheidend die Ausbreitung von Seuchen beeinflussen.

Auch nach der Genesung gibt es verschiedene Verläufe. Im günstigsten Fall hat das Immunsystem es geschafft, den Keim zu eliminieren. Doch einige Erreger persistieren auch weiter im Gesunden.

Solche Dauerausscheider müssen Ärzte an die Gesundheitsämter melden. Die Betroffenen werden dann unter Aufsicht bis zur endgültigen Eliminierung des Erregers behandelt. Bis dies sichergestellt ist, dürfen sie nicht in Berufen arbeiten, bei denen sie mit Menschen in näheren Kontakt kommen.

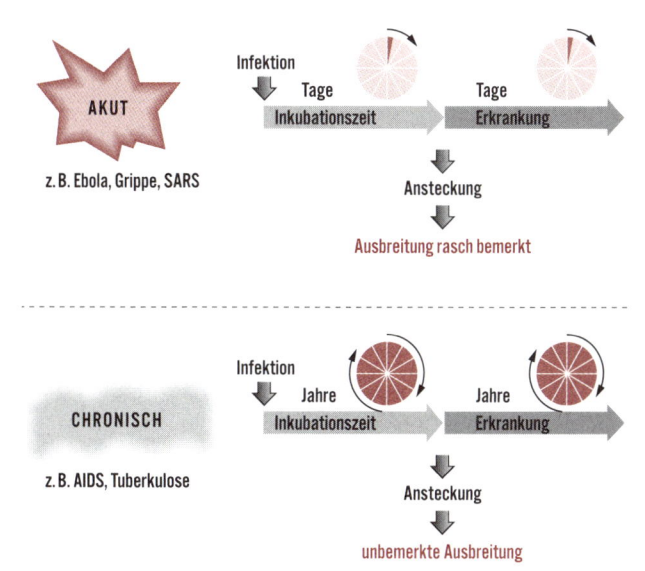

Abb. 7 Prinzipien akuter und chronischer Infektionen. Akute Infektionen sind eine Sache von Tagen bis Wochen. Auf die kurze Inkubationszeit (Stunden bis Tage) folgt die Erkrankung (Tage bis Wochen). Tödliche Akutinfektionen wie Ebola, die Spanische Grippe oder SARS breiten sich rasant aus, werden aber meist frühzeitig erkannt. Chronische Erkrankungen verlaufen schleichend. Nach der Infektion kann der Erreger über Jahre im Infizierten schlummern. Wenn der Erreger aber wie bei HIV / AIDS ansteckend ist, gelingt ihm die unbemerkte Ausbreitung. Meist schließt sich an die lange Inkubationszeit eine langwierige Krankheit an, die ansteckend bleibt. Die unbemerkte Ausbreitung während der langen Inkubationszeit war der Grund für die weltweite Ausbreitung von HIV / AIDS.

Manche Erreger haben ein sehr enges Wirtsspektrum. Der Syphilis-Erreger etwa befällt nur den Menschen. Andere Erreger können Tiere und Menschen gleichermaßen krank machen und auch zwischen ihnen hin- und herspringen. Solche Krankheiten bezeichnen wir als *Zoonosen*. Das Grippe-Virus zum Beispiel fühlt sich nicht nur im Menschen wohl, sondern auch im Schwein und manchen Geflügelarten. Ebola-Viren töten Schimpansen, Gorillas und Menschen gleichermaßen. Dreiviertel aller neu entstehenden Infektionskrankheiten sind Zoonosen.

Hierzu noch eine spekulative Annahme über das Zusammenleben zwischen Mensch und Mikrobe, die der Mediziner und Autor Frank Ryan als »aggressive Symbiose« bezeichnet: Im Urwald von Borneo haben bestimmte Ameisen eine besondere Art des Zusammenlebens mit Pflanzen entwickelt. Sie trinken den süßen Pflanzensaft und beschützen die Pflanzen im Gegenzug vor Pflanzenfressern. Um ihre Nährstoffquelle zu erhalten, attackieren sie den Pflanzenfresser. Ähnliches kann man für bestimmte Infektionskrankheiten postulieren. Ein Keim fühlt sich im Wirt wohl und schädigt ihn nicht. Wenn aber ein Feind den Wirt auffrisst, erkrankt und stirbt er – gewissermaßen aus Rache oder Bestrafung für ein Verhalten, das nicht nur dem Opfer, sondern auch dem Keim schadet. Der Keim versucht letztlich, das infizierte Tier zu schützen, um seinen Lebensraum zu erhalten. Nach dieser Hypothese der aggressiven Symbiose lassen Ebola-Viren ihren Primärwirt – den Wissenschaftler noch immer nicht identifiziert haben – in Ruhe, um ihn als Lebensraum zu nutzen. Für Affen aber, die diesen Primärwirt vernichtet haben, sind sie tödlich. Ähnlich auch bei HIV: Affen, in denen das Virus ursprünglich vorkommt, werden weitgehend in Ruhe gelassen, der Mensch dagegen vernichtet. Ob die »Bestrafung« nach Vollendung des Schadens in der Tat einen Selektionsdruck im Sinne der Darwin'schen Lehre ausübt, bleibt allerdings spekulativ.

Fragiles Gleichgewicht über Jahrtausende

Bei all dieser Komplexität ist nicht verwunderlich, dass die verschiedenen Erreger unterschiedliche Strategien zum Überleben entwickelt haben. Ähnliches geschieht auch ununterbrochen auf der Wirtsseite. Mit Darwin gesprochen: Es kommt zur Selektion derer, die gegen einen Krankheitserreger besser geschützt sind. Bei der Entwicklung des Menschen haben diese Mechanismen eine große Rolle gespielt.

Malaria ist hierfür ein eingängiges Beispiel. Die Erreger, Malaria-Plasmodien genannte Einzeller, leben in den roten Blutkörperchen und nutzen den roten Blutfarbstoff Hämoglobin als Nahrungsquelle. Menschen aber, die an einer erblich bedingten Sichelzellanämie leiden, haben ein verändertes Hämoglobin. Die Malaria-Erreger können dieses nur schlecht nutzen. Daher sind Menschen, die unter Sichelzellanämie leiden, gegen Malaria zum Teil geschützt. Träger der Sichelzellanämie sterben deutlich seltener an Malaria. Damit hat die Seuche zur Verbreitung zumindest einer Form der Sichelzellanämie in Westafrika beigetragen. Tragen weltweit im Durchschnitt 5 Prozent der Bevölkerung das Merkmal, sind es in den westafrikanischen Ländern Ghana und Nigeria 15 bzw. 30 Prozent. In bestimmten Stämmen Ugandas gar knapp die Hälfte der Menschen.

Auch bei Infektionskrankheiten wie der Tuberkulose, bei denen der Körper den Erreger kontrolliert, bevor es zu einem Ausbruch kommt, besteht für beide Seiten, also Erreger und Mensch, ein starker Selektionsdruck. Noch Anfang des 19. Jahrhunderts war die Tuberkulose die Todesursache Nummer eins in den Großstädten Europas. Zugleich wurden in Europa resistente Individuen selektioniert. Indianer und Eskimos aber hatten bis Mitte des 20. Jahrhunderts mit der Tuber-

kulose keinen Kontakt – und sind gegenüber dieser Krankheit
heute sehr viel empfänglicher.

Strategien der Mikroben

Gemeinsamkeit schafft Abhängigkeiten. Mikroben haben im
Laufe der Jahrmillionen etliche Methoden entwickelt, um ihr
Überleben zu sichern. Ähnlich wie bei der Beschreibung des
Immunsystems bieten sich militärische Metaphern zur Ver-
deutlichung der Angriffsstrategien an. Der Mensch hat sie lediglich in größere Zusammenhänge transferiert – von der biologisch-chemischen Kriegsführung bis zum Grabenkampf.

Einige Erreger legen den Menschen nicht direkt und selbst
lahm. Sie bilden, wie bereits erwähnt, Toxine und verfolgen
eine Art biologisch-chemischen Angriff. Zu dieser Gruppe gehören die Erreger der Diphtherie, des Milzbrands oder des
Wundstarrkrampfs. Streng genommen braucht es diese Erreger gar nicht zum Krankheitsbild; das Toxin reicht aus. Impfstoffe gegen Toxine kennen wir seit langem. Auch hier greifen
Antikörper den Erreger selbst gar nicht an, sondern schalten
lediglich die Gifte aus.

Auch die Blitzkrieg-Strategie ist vertreten: Bestimmte Viren und Bakterien attackieren den Wirt rasch und sehr direkt.
Hierzu gehören Ebola-Viren, genauso wie Grippe-Viren,
Schnupfen-Viren, andere Erreger von Atemwegserkrankungen sowie die Verursacher von Durchfallerkrankungen. Dies
ist die mit Abstand größte Erregergruppe. Zusammen genommen verursacht sie jährlich etwa 8 Millionen Tote – mehr als
Tuberkulose, HIV / AIDS und Malaria zusammen, die gemeinsam auf etwa 6 Millionen Tote kommen.

Zur Verbreitung kommen den Erregern die Symptome natürlich häufig zupass: Schnupfen und Durchfall sind geradezu ideal. Beim Niesen werden Viren mit Orkangeschwindigkeit herausgeschleudert. Auch Husten, Spucken und Schnäuzen sind aus Sicht der Erreger ideal. Bei Durchfall werden Keime in Massen frei und können direkt durch Schmierinfektion oder aber über verseuchtes Trinkwasser schnell neue Wirte finden. Ebola-Viren und Erreger ähnlicher Krankheiten schädigen Blutgefäße – und finden über äußere Blutungen den Weg in die Umwelt.

All diese Strategien sind außerordentlich effektiv. Der Blitzkrieg-Angriff überrumpelt unser Abwehrsystem. Bei einer Zweitinfektion jedoch sind die Erreger für das Immunsystem dann leicht zu erkennen und angreifbar. Daher können gegen viele Blitzkrieg-Keime Impfungen helfen. Gegen diese wiederum wehren sich die Erreger mit Gegenmaßnahmen. So verändern sich die Grippe-Viren rasant, entwickeln permanent neue Tarnkappen und tauchen im Körper vom Immunsystem ungesehen unter. Daher bieten nur die jährlich angepassten Impfungen mit neu komponierten Impfstoffen ausreichend Schutz.

Gegen andere Angreifer sind Antikörper machtlos: Solche Keime haben eine Art *Grabenkampf* entwickelt. Sie verstecken sich gut geschützt vor Angreifern des Immunsystems in Wirtszellen und leben in scheinbar friedlicher Koexistenz mit dem infizierten Menschen. Häufig schädigen sie die Wirtszellen zunächst nicht. Einige Erreger, etwa Herpes-Viren, verschwinden mitunter für Jahre aus dem Blickfeld des Immunsystems und persistieren in Verstecken, bis die Erkrankung unter Stress ausbricht. Der Lippen-Herpes ist vielen ein bekanntes und ungeliebtes Beispiel dieser Strategie. Auch die meisten Hepatitis-Viren persistieren über lange Zeiträume.

Einige beeinträchtigen die Leberfunktion nicht; andere führen nach vielen Jahren zu einer Zirrhose oder sogar zu Leberkrebs.

Auch das *Mycobacterium tuberculosis* gehört zu den Grabenkämpfern. Der Keim überlebt in Abwehrzellen des Menschen, die das Wachstum dieses robusten Erregers zwar in Schach halten, ihn aber nicht abtöten. Gegen Antikörper ist der Erreger im Zellinnern geschützt. Jedoch machen T-Lymphozyten die infizierten Zellen ausfindig. T-Killerzellen töten gekaperte Zellen direkt ab, T-Helferzellen mobilisieren Abwehrmechanismen in den infizierten Zellen.

Eine andere Erregergruppe geht noch einen Schritt weiter. Sie verhalten sich wie *Guerilla-Kämpfer* und unterwandern gezielt die Abwehrkräfte. So schaltet etwa HIV die zentrale Koordinationsstelle des Immunsystems aus. Es entert T-Helferzellen über deren CD4-Marker und eliminiert diese Immunzellen langfristig komplett, sodass die körpereigene Abwehr zusammenbricht. Typischerweise stirbt der AIDS-Patient daher nicht an der HIV-Infektion, sondern an Sekundär-Infektionen, wie Tuberkulose oder Pilzkrankheiten. Noch dazu ändert das HIV laufend sein Erscheinungsbild und entschlüpft so permanent den Erkennungsmechanismen der Immunabwehr. Der Gestaltwechsel ist ein Haupthemmnis für die Entwicklung eines effektiven Impfstoffs gegen HIV.

Eine ähnliche Strategie ist das Anzetteln eines *Bürgerkriegs*. Erreger, die nach diesem Prinzip vorgehen, tricksen die Immunantwort aus, wenden sie gegen körpereigene Zellen und lösen auf diese Weise autoaggressive Reaktionen aus. Der Parasit und Auslöser der Chagas-Krankheit, *Trypanosoma cruzi*, gehört zu dieser Gruppe. Die chronische Erkrankung führt unter anderem zu zunehmender Herzschwäche. Laut

Ärzte ohne Grenzen sind etwa 18 Millionen Menschen vor allem in Südamerika mit dem Erreger infiziert.

Wahrscheinlich zählen weitere mehr oder weniger gefährliche Keime zu den Guerilla-Kämpfern. Wir wissen, dass zahlreiche Autoimmunerkrankungen durch Infektionen entweder ausgelöst oder gefördert werden. Ein früher häufiges, aber heute in Deutschland selten gewordenes Beispiel ist das rheumatische Fieber als Folgekrankheit einer Streptokokken-Infektion. Diese Krankheit beruht auf einer Ähnlichkeit bestimmter Oberflächenstrukturen von Streptokokken und Herzmuskelzellen. Infolge der Infektion greifen die gebildeten Antikörper gegen die Keime auch Herzmuskelzellen an und lösen eine Entzündung aus.

4.4 Pandemie, Epidemie oder was? ... Das Fachchinesisch der Epidemiologen

»Bei einer schweren Grippeepidemie gibt es in deutschen Krankenhäusern einer Studie zufolge zu wenig Plätze auf Intensivstationen. Die Experten gehen dabei von menschlichen Influenzaviren oder einer für den Menschen gefährlichen Vogelgrippe-Variante aus. Wie die Hamburger Wochenzeitung *Die Zeit* berichtet, könnte es vor allem in Großstädten zu Engpässen kommen. Bei einer mittelschweren Epidemie mit einer Erkrankungsrate von 30 Prozent der Bevölkerung sei die Zahl der Intensivbetten nur in Sachsen-Anhalt ausreichend, heißt es in der Studie der Allianz-Versicherung (München) und des Rheinisch-Westfälischen Instituts für Wirtschaftsforschung (RWI, Essen). Das Bruttoinlandsprodukt würde je nach Schwere einer sogenannten Pandemie um 1 bis 3,6 Prozent einbrechen.«

Dies ist der Anfang einer Meldung, wie sie jederzeit in jeder

Zeitung erscheinen könnte, in diesem Fall stammt der Text
aus dem Juli 2006. Sein Vokabular ist bemerkenswert: Epidemie, Pandemie, Erkrankungsraten – medizinische Fachter-
mini haben die Krankenhäuser und Spezialistenzirkel verlassen. Ob sie aber von allen richtig verstanden werden, steht auf
einem anderen Blatt. Wir sprechen zwar ständig von Epi- und
Pandemie – aber was ist das denn eigentlich? Schauen wir uns
einige Begriffe, die für die Seuchen-Problematik zentral sind,
daher einmal genauer an. Im Fall der Pressemeldung von oben
handelt es sich um Fachbegriffe der Epidemiologie, der Wissenschaft also, die die Ausbreitung von Krankheiten, also
auch von Infektionskrankheiten, untersucht. Die Ausbreitung, das haben wir an vielen Beispielen gesehen, hängt ab
vom Erreger, vom Wirt und von Umweltfaktoren.

Über *Erregerfaktoren* haben wir schon gesprochen. Deshalb
sollen hier nur die wichtigsten Punkte aufgelistet werden: Das
Wirtsspektrum beschreibt, für welche Organismen ein Keim
gefährlich werden kann. Ist es eng wie etwa das Katzen-AIDS-
Virus, das zwar Katzenartige befällt, uns Menschen aber
nicht. Oder ist es weit wie etwa bei Salmonellen, die Hühner,
Menschen, Hunde gleichzeitig infizieren können? Hierzu ge-
hören auch die krankmachende Kraft bzw. Virulenz sowie das
Ansteckungspotenzial bzw. die Infektiosität. Weiterhin zu
nennen sind Faktoren, die das Überleben des Erregers in
Mensch oder Tier (einschließlich Zwischenträgertieren, also
Vektoren) ermöglichen wie auch das Überleben in der Umge-
bung. Dazu gehören zum Beispiel die Resistenzen gegen
Seife, Waschmittel oder Desinfektionsmittel, aber auch die
Resistenz gegen die Immunabwehr – sei sie durch die Infektion oder durch eine Impfung hervorgerufen – sowie natür-
lich auch die Resistenz gegen Antibiotika.

Wirtsfaktoren zeichnen den Träger von Keimen aus. Hierzu gehören genetisch festgelegte Resistenzen sowie die natürliche Resistenz und die unterschiedlichen Immunabwehrmechanismen. Immer wichtiger werden hier aber auch kulturelle und soziale Gegebenheiten bzw. Verhaltensweisen wie Armut, Ernährungszustand, Reisen, Migration, Sexualverhalten, Hygieneverhalten und Zusammenleben mit anderen Menschen.

Umweltfaktoren beeinflussen das Überleben der Erreger in der Umgebung. Zu ihnen zählen Klimaverhältnisse, einschließlich Temperatur und Niederschläge, aber auch der Einsatz von Antibiotika und Pestiziden in der Landwirtschaft. Eine große Rolle spielen sie auch für Überträgertiere. Aktuell wird der Einfluss des Klimawandels, also der Erwärmung der Erde, auf viele Insekten diskutiert. So können sich bestimmte Mücken- und Zeckenarten weiter ausbreiten. Erst 2006 erreichte eine von bestimmten Mücken übertragene afrikanische Tierseuche, die Blauzungenkrankheit, erstmals Deutschland. 2002 breitete sich das für Menschen gefährliche West-Nil-Fieber in den USA aus. Es wird von Mücken übertragen, schlummert aber auch in Vögeln – und stammt ursprünglich aus Afrika und Nahost. Auch die Malariamücke kann sich dank Klimawandel weiter ausbreiten. Mit Hilfe des Insektengiftes DDT wurde die Malaria-Mücke in den 50er und 60er Jahren bekämpft. Wegen starker Bedenken bezüglich der Umweltschäden, die DDT anrichten kann, wurde sein Einsatz dann 20 Jahre lang nicht mehr empfohlen. 2006 schwenkte die Weltgesundheitsorganisation um. Seither ist der gezielte Einsatz des Giftes in Wohnungen zur Malariabekämpfung wieder angezeigt (siehe auch Kasten: DDT und Malaria-Kontrolle, S. 158). Genauso wichtig sind die Trockenlegung von Sümpfen, die Abfallentsorgung und Umweltverschmutzung in Städten. Klar ist: Im weitesten Sinne sind viele Umweltfaktoren auch Wirtsfaktoren, da sie vom Menschen ausgehen, sei es zum Guten oder zum Schlechten. Noch ein Beispiel zur Illustration: Zigarettenrauch schädigt die Lunge und ist somit ein Risikofaktor für Infektionskrankheiten der Atemwege. Für den Raucher ist es ein Wirtsfaktor, für den Passivraucher ein Umweltfaktor.

Seuchen sind nicht gleich Seuchen. Um die Schwere einer Seuche genauer zu beschreiben, unterscheidet die Epidemiologie drei Begriffe – zumindest zwei davon tauchen immer wieder in Berichten über Krankheitsgeschehen auf.

Die *Epidemie* (von griechisch: epi = über, demos = Volk), die einen räumlich und zeitlich begrenzten Seuchenausbruch beschreibt, wie z. B. die Pest im Mittelalter.

Die *Endemie* (von griechisch en = innerhalb, demos = Volk) ist eine räumlich begrenzte, aber über einen langen Zeitraum grassierende Seuche, wie z. B. die Pocken, die bis in die 70er Jahre in einigen Regionen der Erde wüteten.

Der Terminus *Pandemie* (von griechisch: pan = alles, demos = Volk) steht für einen zeitlich begrenzten, aber weltweiten Infektionsverlauf. Das eindrucksvollste Beispiel einer Pandemie aus neuester Zeit ist HIV / AIDS. Häufiger aber tauchte der Begriff im Zusammenhang mit der befürchteten Geflügelgrippe-Pandemie durch H5N1-Viren auf; auch die Spanische Grippe war eine Pandemie. Hierüber wird später noch mehr zu reden sein.

Auch Ausbrüche von Infektionskrankheiten in überschaubaren Gebieten, also Ausbrüche, die kurzfristig und lokal entstehen, können unterschiedlich verlaufen:

- Manche Infektionsketten gehen zu einem bestimmten Zeitpunkt von einer bestimmten Person, dem *Indexfall*, aus. Je kürzer die Inkubationszeit, also die Zeit zwischen Infektionsbeginn und Krankheitsausbruch, umso schneller können Epidemiologen den Fall aufklären – dann nämlich hat der Erkrankte auch Beschwerden. Ein Beispiel ist der später beschriebene SARS-Ausbruch im Metropol-Hotel in Hongkong, der durch einen einzigen infizierten Hotelgast ausgelöst wurde (siehe Kapitel 5.9).

- Es gibt auch Infektionsketten, die ihren Ursprung in einer Quelle haben, aber über einen längeren Zeitraum bestehen bleiben. Ein Beispiel sind kontaminierte Lebensmittel in Heimen, die zu Durchfällen führen. Häufig sind dies Eierprodukte, die mit Salmonellen verunreinigt sind, oder etwa ein Koch mit einer eitrigen Wunde, der Salat mit den Händen durchmischt. Bei einem Heptatis A-Ausbruch unter deutschen Urlaubern in einem ägyptischen Hotel war der Ausgang der Kette ein infizierter Angestellter, der frischen Orangensaft presste. Auch Hepatitis B-Ausbrüche durch kontaminiertes Besteck bei Tätowierern sind schon häufig vorgekommen.

- Häufig breiten sich Krankheiten von mehreren Personen über mehrere Ketten lawinenartig aus. Auf diese Art stecken sich – viel zu häufig, weil vermeidbar – Kinder in Schulen mit Masern an. Im Herbst 2006 in Nordrhein-Westfalen zählten Statistiker bei einem solchen Ausbruch über 2200 Fälle.

Der Vollständigkeit halber seien im Folgenden ein paar weitere Begriffe erläutert:

Die *Morbidität* beschreibt die Zahl der Erkrankten meist pro 100 000 Einwohner. Wie viele Menschen an einer Krankheit sterben, gibt die *Mortalität* an, ebenfalls meist mit Toten pro 100 000 Menschen. Die *Inzidenz* benennt die Zahl der Neuerkrankungen in einem Zeitraum, typischerweise in einem Kalenderjahr und meist pro 100 000 Einwohner. Und schließlich legt die *Prävalenz* die Zahl der Erkrankten zu einem bestimmten Zeitpunkt fest, meist ebenfalls pro 100 000 Einwohner.

Angaben der Weltgesundheitsorganisation über Krankheiten und die aus ihnen folgenden sozioökonomischen Belastungen erfolgen meist mittels dreier Faktoren: Tod, verlorene Lebensjahre und DALY. Aussagekräftiger als die Angabe reiner Todesfälle ist die Berechnung »verlorener Lebensjahre«, jener Jahre also, die Menschen beim vorzeitigen Sterben verlieren. Hierbei wird der Tod in frühen Lebensjahren stärker gewichtet als ein (verfrühtes) Sterben im hohen Lebensalter. Am aussagekräftigsten aber ist der »DALY«, der auch im Folgenden häufig benutzt werden soll. Der Begriff DALY steht für Disability Adjusted Life Years. Er beschreibt also den Verlust von gesunden Lebensjahren aufgrund von Invalidität oder Erkrankung. Damit ist der DALY in erster Linie ein Maß der Gesundheit, lässt aber auch Direktschlüsse auf den Rückgang der Produktivität einer (von Krankheiten heimgesuchten) Gesellschaft zu. Beim DALY wird ebenfalls das Lebensalter mitberücksichtigt. Die ersten Lebensjahre, wie auch die Lebensjahre im hohen Alter, werden leichter gewichtet als die Lebensjahre des arbeitsfähigen Alters. Schließlich wird auch die Stärke der Erkrankung bis zum Tod in die Berechnung einbezogen. Damit beschreibt das Maß sehr viel aussagekräftiger die wirtschaftliche und gesellschaftliche Bedeutung einer Erkrankung als die Mortalität, Morbidität etc.

4.5 Unerwünschte Koalitionen: Wie Infektionserreger an Krebs und anderen Krankheiten mitwirken

Krebs

Jedes Jahr diagnostizieren Ärzte bei elf Millionen Menschen weltweit Krebs. Im Jahr 2005 starben an bösartigen Tumoren und deren Folgen laut Weltgesundheitsorganisation 7,6 Millionen Menschen, mehr als zwei Drittel davon in ärmeren Ländern. Damit war Krebs verantwortlich für 13 Prozent aller Todesfälle.

Was jedoch kaum bekannt ist: Jeder fünfte Krebs beim Menschen ist auf Krankheitserreger zurückzuführen. Und es könnten mehr sein. Denn wir wissen bei lediglich 10 Prozent aller Krebsformen sicher, dass sie nichts mit Mikroorganismen zu tun haben. Bei den verbleibenden 70 Prozent gibt es also durchaus noch Raum für Krankheitserreger als Karzinogene oder Co-Karzinogene.

Die bekanntesten Krebserreger sind das Bakterium *Helicobacter pylori*, der Auslöser von Magengeschwüren und bestimmten Formen von Magenkrebs; humane Papillom-Viren (HPV) als Auslöser des Gebärmutterhalskrebses und Hepatitis B und C Viren als Auslöser von Leberkrebs. Es gibt jedoch eine Vielzahl mehr.

Wie genau Viren, Bakterien oder Parasiten Zellen in die Entartung treiben, ist höchst unterschiedlich und nicht bis ins letzte Detail geklärt. Viren etwa benutzen die Zelle als Vermehrungsplattform. Dazu stellen sie die Zellfabrik auf den Kopf und bringen sie dazu, massenhaft das Viruserbgut und virale Eiweiße zu produzieren. Normalerweise sterben die Zellen dabei früher oder später ab – und Viren werden in gro-

ßen Mengen freigesetzt. Manchmal jedoch stirbt eine Zelle
nicht. Wenn gleichzeitig andere Kontrollwege der Zelle ausgeschaltet sind, kann die Zelle entarten. Die erste Stufe auf dem
Weg zum Krebs ist erreicht. Denn prinzipiell kann aus einer
einzigen entarteten Zelle eine Geschwulst wachsen. Zugleich
ist ein Teufelskreis geschaffen: Die entartete Zelle ist auch anfälliger für Störeinflüsse von außen. Im Idealfall erkennt das
Immunsystem den Störenfried und schaltet ihn aus, bevor er
sich vermehrt. Bei kranken Menschen ist dieses Gleichgewicht
aus dem Lot. Bei AIDS etwa ist das Immunsystem nur noch
ein Schatten seiner selbst. Ein Grund, warum manche AIDS-
Kranke zugleich auch mit Krebs zu kämpfen haben.

Helicobacter pylori, Magengeschwüre und Magenkrebs

Helicobacter pylori hat es unter den Bakterien als Krebsauslöser inzwischen zur Berühmtheit geschafft. Es war das erste
Bakterium, dem die Weltgesundheitsorganisation den Titel
bakterielles Karzinogen verlieh. Die Entdeckung des Keims in
den 80er Jahren war folgenschwer, musste doch die Ärzteschaft das Magengeschwür, das bis dato als Folge von Stress,
Nervosität, unterdrücktem Ärger und falscher Ernährung
galt, umdeuten – zur Infektionskrankheit. War die Behandlung zuvor darauf ausgerichtet, die Symptome zu behandeln,
also die enormen Mengen Magensäure zu neutralisieren,
werden nun Antibiotika verschrieben. Damit können Ärzte
Magengeschwüre häufig heilen – und so auch Magenkrebs erfolgreich vorbeugen. Jedoch reicht dies nicht immer, die Ma-
gensäureproduktion bleibt bei einigen Patienten auch nach erfolgreicher Bekämpfung des Erregers erhöht. Auch Alkohol
und Aspirin sind in der Lage, eine Gastritis auszulösen.

Weltweit dürften etwa 3 Milliarden, also knapp die Hälfte aller Menschen, *H. pylori* infiziert sein – in Entwicklungsländern sind es laut Weltgesundheitsbehörde bis zu sieben von zehn Menschen, in industrialisierten Ländern etwa jeder fünfte bis dritte. Rund 25 Millionen aller US-Amerikaner und 4 bis 6 Millionen der Deutschen entwickeln irgendwann in ihrem Leben ein Magengeschwür. Bei etwa einem von hundert Infizierten entsteht Magenkrebs. *H. pylori*-infizierte Menschen haben ein sechsfach höheres Magenkrebsrisiko als solche, in deren Magen das Bakterium nicht siedelt. Jährlich sterben hierzulande rund 8000 Menschen an Magenkrebs. Anfang des letzten Jahrhunderts gehörte die bösartige Geschwulst zu den häufigsten Krebsformen in den industrialisierten Ländern. Heute gehen dort die Magenkrebsraten deutlich zurück – wegen verbesserter Hygiene und vermehrtem Einsatz von Antibiotika.

Eine Erfolgsgeschichte also? So schien es zunächst. Doch es könnte auch komplizierter sein. Es häufen sich Hinweise, dass die massenhafte Antibiotika-Therapie und die Hygiene in westlichen Ländern einem Austreiben des Teufels mit dem Beelzebub gleichkommt:

Parallel mit der Abnahme der Magenkrebsfälle gewinnt ein früher fast unbekannter, besonders aggressiver Krebs immer mehr an Bedeutung, der Speiseröhrenkrebs. In den USA etwa werden es jedes Jahr knapp 10 Prozent mehr Fälle. Und Betroffene überleben oft nur wenige Jahre, Speiseröhrenkrebs gehört zu den tödlichsten Karzinomen.

Wie ist dieser Anstieg zu erklären? Epidemiologische Studien zeigen, dass das Risiko an Speiseröhrenkrebs zu erkranken nach erfolgreicher *H. pylori*-Bekämpfung erhöht ist. Das Bakterium senkt nämlich auch die Spitzenproduktion von aggressiver Magensäure. Diese wiederum ist über ein Zurückfließen in die Speiseröhre hauptverantwortlich für die Entartung dieser Zellen. Gerade jene Bakterienstämme, die am häufigsten Krebs auslösen, können das am besten. Sie traktieren die Magenschleimhautzellen mit speziellen Spritz-Apparaten auf ihrer Oberfläche, schützen aber indirekt die Schleimhaut der Speiseröhre. Das Eingreifen von Ärzten könnte also ein im Laufe von Jahrmillionen Evolution entstandenes, ausgeklügeltes Wechselspiel zwischen Erreger und Wirt durcheinandergebracht haben.

Bevor aber Missverständnisse aufkommen, hier die Sequenz der Ereignisse noch einmal. *H. pylori* löst in der Magenschleimhaut Entzündungsreaktionen aus, die zu Magenkrebs führen können. Frühzeitige Eradikation dieser Keime verhindert die Entzündungsreaktion und die Bildung des Magenkrebses. Gleichzeitig aber kommt es nach *H. pylori*-Eradikation zu Schädigungen der Speiseröhre durch aufsteigende Magensäure. Diese wiederum kann dann zu Speiseröhrenkrebs führen. Weil aber der Ausfluss der Magensäure in die Speiseröhre medikamentös geblockt werden kann, kann auch der mögliche Teufelskreis zwischen *H. pylori*-Eradikation und Speiseröhrenkrebs unterbrochen werden.

Virale Krebsauslöser

Humanes Papillomvirus, HPV: Auch dieser Krebserreger machte Schlagzeilen, besonders im Jahr 2006 wieder. Damals wurde eine Impfung gegen bestimmte Stämme der Warzenviren in Deutschland erhältlich. Die drei Spritzen könnten, so meinen Befürworter, unzählige Krebsfälle und auch Todesopfer verhindern. Denn die Viren können Krebs des Gebärmutterhalses auslösen. Allein in Deutschland erkranken rund

6000 bis 6500 Frauen jährlich daran; 1800 von ihnen sterben. Ein viel größeres Problem aber ist das Virus in Entwicklungsländern: weltweit trifft die Krankheit rund eine halbe Million Frauen. Die Hälfte von ihnen stirbt an der Krankheit.

HPV wird durch Sexualkontakt übertragen. Und zwar nicht selten. Mehr als zwei Drittel aller Frauen wird in ihrem Leben zumindest einmal mit einem oder mehreren Typen des Erregers infiziert. In den USA tragen 20 Millionen Männer und Frauen HPV in sich, jedes Jahr kommen über 6 Millionen neue Fälle hinzu. Die Viren kommen unbemerkt. In den meisten Fällen tötet das Immunsystem sie ab. Bei manchen Frauen aber versteckt sich der Erreger im Körper, manche bekommen Warzen im Genitalbereich. Auch Männer können davon betroffen sein. Ein geringer Teil entwickelt Krebs. Oft vergehen zwischen Infektion und Krebs Jahre, manchmal Jahrzehnte. HPV ist der häufigste Auslöser von Gebärmutterhalskrebs, der zweithäufigsten Krebsform bei Frauen überhaupt.

Der neue Impfstoff könnte bis zu 70 Prozent aller Todesfälle durch Zervikalkrebs verhindern, da er gegen jene Viren wirkt, die für etwa 70 Prozent des Krebses verantwortlich sind. Aber er stimuliert lediglich Antikörper, die die Erreger-Absiedlung in der Zervix-Schleimhaut verhindern. Haben sich die Viren erst einmal in Zellen eingenistet, ist der Impfstoff nicht mehr wirksam. Im Klartext: Mädchen müssten in sehr jungem Alter, vor dem ersten Geschlechtsverkehr, gespritzt werden.

Für bereits Infizierte werden T-Zellen benötigt, genauer gesagt T-Killerzellen. Derzeit wird an einer nächsten Generation von HPV-Impfstoffen gearbeitet, die infizierte Zellen mit den eingenisteten HPV-Erregern zerstören und daher für die Postexpositions-Eradikation geeignet sind.

Hepatitis-Viren: Hepatitis-Viren haben eines gemeinsam: Sie lösen eine Lebererkrankung aus. Prinzipiell können alle von ihnen eine akute Leberentzündung mit Gelbsucht, dunklem Urin, Übelkeit und Erbrechen sowie Bauchschmerzen verursachen. Doch abgesehen davon unterscheiden sich die Erreger stark voneinander – auch in Hinblick auf ihre Bedeutung als Krankheitserreger.

Weltweit sind chronische Lebererkrankungen für runde 1,5 Millionen Todesfälle jährlich verantwortlich; etwa 660 000 davon durch primären Leberkrebs. (D. h. der Tumor entwickelte sich in der Leber und ist keine Metastase einer anderen Geschwulst.) Knapp 800 000 Menschen leiden an chronischer Leberzirrhose.

Hepatitis A-Viren sollen hier nur der Vollständigkeit halber erwähnt werden, denn sie lösen keinen Krebs aus, sondern lediglich eine akute Leberentzündung, die nicht chronisch wird und meist spontan ausheilt. Die Erreger werden im Stuhl ausgeschieden, häufige Übertragungswege sind kontaminierte Nahrungsmittel oder Schmierinfektionen. Mit Hepatitis A steckt man sich relativ leicht auf Reisen an, z. B. beim Verzehr von ungewaschenem Gemüse und Obst, nicht abgekochtem Wasser oder Meeresfrüchten. Nicht selten streut infiziertes Küchenpersonal die Keime. Weltweit registrieren Statistiker jährlich rund 1,4 Millionen akute Leberentzündungen wegen Hepatitis A. In Deutschland meldeten Ärzte 2006 rund 1200 Fälle. Gegen die Krankheit gibt es einen Impfstoff, der Reisenden in Entwicklungsländer zu empfehlen ist.

Hepatitis B ist weltweit betrachtet einer der bedeutendsten Erreger von Leberentzündungen beim Menschen. Gesunde Hepatitis B-Träger sind die Hauptansteckungsquelle. Da die

Übertragung typischerweise durch Blut oder Geschlechtsverkehr geschieht, kommt Hepatitis B etwa bei Drogenabhängigen und Homosexuellen gehäuft vor. Insgesamt haben etwa 2 Milliarden Menschen auf dem Globus, also jeder dritte Mensch, eine Infektion mit dem Erreger durchgemacht. Rund 350 Millionen Menschen sind chronisch infiziert. Die meisten von ihnen bleiben ohne Symptome. Jeder Zehnte jedoch entwickelt irgendwann eine Zirrhose, manche auch Leberkrebs. An Letzterem sterben jährlich 1 Million Menschen.

Eine große Rolle spielt das Virus in China und Subsahara-Afrika, während in Mitteleuropa und den USA die Prävalenz eher gering ist. In Deutschland wurden 2006 knapp 1200 offizielle Fälle gezählt. Auch gegen Hepatitis B gibt es einen Impfstoff. Er ist nicht ganz billig, aber für Risikopersonen sehr zu empfehlen.

Ein Beispiel für die schützende Wirkung flächendeckender Impfungen in Hochrisiko-Gebieten liefert Taiwan. Das Land gehört zu den asiatischen Staaten, in denen Hepatitis B weltweit am meisten verbreitet ist. Im Juli 1984 führten die Behörden dort die obligatorische Impfung aller Kinder gegen das Virus ein. Schon wenige Jahre später war ein drastischer Rückgang der Leberkrebsfälle bei Kindern zwischen 6 und 14 Jahren zu verzeichnen: Zwischen 1981 und 1986 erkrankten rund sieben von 1 Million Kindern an Leberkrebs. Zehn Jahre später hatte sich diese Zahl fast halbiert.

Hepatitis C: Die Weltgesundheitsorganisation tituliert das Virus hin und wieder als »virale Zeitbombe«. Etwa 3 Prozent der Weltbevölkerung, also rund 200 Millionen Menschen, tragen es in sich, bei einem Großteil davon besteht die Gefahr, dass sich die Infektion zur Leberzirrhose oder zum Krebs ausweitet.

Jeder fünfte aller Todesfälle durch chronische Lebererkrankungen (knapp 300000 Todesfälle) geht auf Hepatitis C zurück. Und es gibt weder eine zufriedenstellende Therapie noch eine Impfung. Ja, sie ist momentan nicht einmal in Sicht, weil sich das Virus – ähnlich wie HIV – permanent verändert. Sollte sich Hepatitis C weiter wie bisher ausbreiten, ist zu befürchten, dass Hepatitis C bald mehr Menschen auf dem Gewissen hat als HIV. (Rund 40 Millionen Menschen sind mit HIV infiziert, bislang sind 25 Millionen Menschen an AIDS gestorben.)

Das Hepatitis C-Virus wird per Blut übertragen, weshalb bei Drogenabhängigen ein deutlich erhöhtes Risiko besteht. Die Übertragung beim Geschlechtsverkehr ist selten. In Deutschland trat Hepatitis C im Jahr 2006 etwa 7500-mal auf.

Es gibt noch weitere Hepatitis-Erreger, die dann Hepatitis G, Hepatitis H, Hepatitis I etc. bezeichnet werden. Wir aber wollen es dabei belassen. Wichtig ist, dass Krankheitserreger Krebsauslöser sein können, entweder direkt oder als Kofaktoren, und dass durch Impfung gegen solche Krankheitserreger letztendlich die Krebsentstehung verhindert werden kann. Derzeit verhindern die Impfstoffe die Absiedlung der Erreger. Längerfristig aber sollte es auch möglich sein, Impfstoffe zu entwickeln, die infizierte Zellen und die darin siedelnden Erreger zerstören und daher auch Infizierten mit erhöhtem Krebsrisiko oder sogar Krebspatienten helfen können.

Andere Krankheitsbilder

Viel wird darüber spekuliert, ob Keime auch an anderen chronischen Erkrankungen, bei denen zunächst niemand an eine Infektion denkt, beteiligt sind – entweder ursächlich oder als

Kofaktoren. Einige Forscher gehen so weit, dass sie die bekannten Infektionskrankheiten als Spitze des Eisbergs ansehen und glauben, dass die Beteiligung von Mikroben für die Mehrzahl aller Erkrankungen noch unbekannt ist und auf Aufklärung wartet. Für einige Autoimmunerkrankungen ist das bestimmt richtig. Auch wurde kürzlich die Bedeutung der Normalflora des Darms für die Fettsucht, eine Krankheit von zunehmender Bedeutung in Entwicklungs- und Schwellenländern, aufgezeigt.

Dies zeigt, dass wir uns häufig nicht mehr in einem eindimensionalen System (Erreger bewirkt direkt die Erkrankung) befinden. Es ist vielmehr ein mehrdimensionales System, in dem das Zusammenwirken unterschiedlicher Mikroorganismen in komplexe Wechselwirkungen tritt mit Umweltfaktoren und der individuellen, genetisch determinierten Empfänglichkeit des Menschen. Dies wird ein außerordentlich spannendes Untersuchungsfeld für die Infektionsbiologie werden. Doch das Gebiet ist derzeit noch hochspekulativ. Hier soll nur erwähnt werden, dass die Gedankenspiele um eine Verbindung von *Chlamydia pneumoniae* mit Herz-Kreislauferkrankungen und der Alzheimer-Erkrankung wie auch über eine Rolle des Einzellers *Toxoplasma gondii* bei der Schizophrenie noch lange nicht abgeschlossen sind.

5 Mehr als ein Bodycount – die großen Seuchen

»Ein infizierter Mann konnte das Gift auf andere übertragen und durch den Blick allein Menschen und Orte mit der Erkrankung anstecken. Kein Mensch fand ein Mittel zur Gegenwehr. Fast jeder, der im Osten war wie auch in den Gebieten weiter südlich und nördlich, wurde daher Opfer des plötzlichen Todes, nachdem er sich die Pestilenz zugezogen hatte, als wäre er von einem tödlichen Pfeil getroffen, der ein Geschwür in seinem Körper hervorrief.«

Historia de Morbo, Gabriele de Mussis (ca. 1280 – ca. 1356), Anwalt aus Piacenza, Zeitzeuge der Schwarzen Pest in Europa

»Gestorben wird immer«, hieß der griffige Slogan einer Serie. Und, banal wie er sein mag, trifft er den Nagel dennoch auf den Kopf. 2005 zum Beispiel starben auf unserem Planeten laut UN knapp 58 Millionen Menschen. Angesichts der Zahlen der Lebenden und Geburten scheint diese Zahl fast gering: Es lebten im gleichen Jahr immerhin 6 514 751 000 Menschen, also gut 6,5 Milliarden. Und etwa 136 Millionen Babys wurden geboren. Doch Zahlen bleiben staubiges Werk von Statistikern, füllt man sie nicht mit Details. Denn von den 58 Millionen Toten waren etwa 11 Millionen Kinder unter fünf Jahren. Ein Großteil starb an einigen wenigen Krankheiten, viele davon ansteckend. Diese großen Seuchen sollen uns hier näher beschäftigen. Wenn wiederholt die Zahlen der Toten und Kranken genannt werden, dann nicht als eine Art morbider Bodycount, sondern um die Dimensionen zu verdeutlichen. Denn letztlich zeigen die Daten auch den dringenden Handlungsbedarf im Gesundheitssystem weltweit.

5.1 Von Schnupfen bis Lungenentzündung – Atemwegsinfektionen sind Nummer eins

Alle Jahre wieder walzt die Schnupfen-Husten-Heiserkeit-Welle durch Deutschland. Ein paar Tage fühlen wir uns mies und schlapp, die Knochen schmerzen, der Kopf dröhnt, und die Nase läuft. Und nach ein paar Tagen ist meist alles vorüber. So verläuft der häufigste Kontakt mit Viren oder Bakterien der Atemorgane bei Menschen hierzulande. Im Durchschnitt erwischt eine Atemwegserkrankung jeden zweiten Deutschen einmal im Jahr. Kein großes Problem also? Mitnichten. Denn weltweit sterben 4 Millionen Menschen jährlich an akuten Atemwegsinfektionen. Darunter sind auch die Grippe-Toten gelistet, nicht aber all jene, die an Tuberkulose sterben. Tuberkulose ist eine chronische Atemwegsinfektion und wird von der Weltgesundheitsorganisation getrennt geführt. Die Liste der Atemwegserkrankungen ist lang. Sie reicht von Beschwerden der oberen Atemwege – der besagten Erkältung oder dem Schnupfen – bis zu Entzündungen des Mittelohrs und der Nasennebenhöhlen. Erkrankungen der tieferen Atemwege wie Lungenentzündungen (Pneumonien) kommen hinzu. Auch die Erreger sind eine riesige Gruppe. Für Schnupfen und Erkältungen spielen Viren die Hauptrolle, insbesondere Rhino-Viren, Influenza- und Parainfluenza-Viren und Corona-Viren. Bei den Bakterien führen die Erreger von Keuchhusten, Diphtherie und bakteriellen Lungenentzündungen die Top Ten der bedeutendsten Seuchen an. Für einige von ihnen, etwa Diphtherie und Keuchhusten, stehen wirk-

same Impfstoffe zur Verfügung. War die Diphtherie im vor-
letzten Jahrhundert in vielen Ländern Europas noch Ursache
Nummer eins für die hohe Kindersterblichkeit, wurde sie mittels Impfungen dort weitgehend zurückgedrängt. Inzwischen
führt eine steigende Impfmüdigkeit dazu, dass in mehreren
Regionen der Erde die Diphtherie sporadisch wieder ausbricht. An Keuchhusten erkranken weltweit jährlich noch immer 17 Millionen Menschen, knapp 300 000 sterben sogar
daran – 90 Prozent davon in Entwicklungsländern.

Gesondert betrachten müssen wir außer der Tuberkulose
und der Grippe, die an anderer Stelle eigene Kapitel erhalten
haben, die Pneumokokken als Erreger von Lungenentzündungen. Diese Art der Streptokokken, also Eitererreger, befällt hauptsächlich junge Kinder (unter zwei Jahren) und alte
Menschen über 65 Jahren. In Industrieländern überwiegen die
Pneumokokken-Pneumonien der Älteren. Und in den USA
sterben mehr Menschen an Pneumokokken als an jeder anderen Infektionskrankheit, die mit Impfungen verhinderbar
wäre. Für Deutschland sind die Zahlen nicht klar. Hier sterben
jedes Jahr bis zu 22 000 Menschen an einer Lungenentzündung. Welche Fälle davon auf das Konto von Pneumokokken,
welche auf jenes von Grippeviren gehen, ist schwierig festzu-
stellen. Meist wird primär keine exakte Diagnose gestellt. Zudem infizieren Pneumokokken häufig bereits durch Grippe
geschwächte ältere Menschen zusätzlich. Zunehmend spielen
Infektionen mit Pneumokokken auch bei HIV-infizierten
Menschen eine Rolle.

In den Entwicklungsländern liegt der Fall anders: Dort sind
Pneumokokken wahrscheinlich die bedeutendsten Todesengel
für kleine Kinder. Schätzungen zufolge sind die Bakterien
dort verantwortlich für bis zu 20 Prozent aller Todesfälle unter Kleinkindern. Weltweit betrachtet sind unter den 1,6 Mil-

lionen Menschen, die jährlich an Pneumokokken sterben, 1 Million Kinder unter fünf Jahren. Und das, obwohl wir seit einiger Zeit einen wirksamen Impfstoff gegen die Erreger haben.

Die Entwicklung der Vakzine war langwierig. Denn die Keime schützen sich mit einer Zuckerkapsel vor dem Austrocknen an der Luft und dem Gefressenwerden von Abwehrzellen. Zugleich kann das Immunsystem gegen die Zuckerbausteine keine lang anhaltende Immunität aufbauen; diese ist also auch per Impfung nicht auslösbar. Erst durch Anfügen der Zuckerbausteine an Eiweiße für einen Impfstoff wurde dies möglich. Weltweit gibt es mehr als 90 verschiedene Pneumokokken-Stämme, die sich alle in den Zuckerbausteinen der Kapsel unterscheiden. Die vorhandenen Pneumokokken-Vakzinen enthalten 7 bis 13 Zuckerbausteine und schützen gegen 50 bis 80 Prozent aller Pneumokokken, die bei Kleinkindern Lungenentzündungen auslösen.

Eine weitere Erregergruppe, die Meningokokken, besiedelt ebenfalls den Mund-Rachen-Raum. Zwar breiten sich die Keime dann auf andere Körperregionen aus und rufen in erster Linie eitrige Hirnhautentzündung hervor, manchmal verbunden mit Befall des Gehirns und häufig mit außerordentlich hoher Sterblichkeitsrate. Da sie aber nur im Menschen überleben, und zwar meist im Mund-Rachen-Raum, ohne eine Erkrankung hervorzurufen, sollen sie an dieser Stelle mit besprochen werden. Auch Meningokokken schirmen sich mit einer Kapsel ab, und auch gegen sie steht uns erst seit kurzem ein Konjugat-Impfstoff zur Verfügung. Bei den Meningokokken können aufgrund der unterschiedlichen Zuckerbausteine 13 Typen unterschieden werden, von denen fünf für die überwiegende Mehrheit der Erkrankungen verantwortlich sind.

Der Konjugat-Impfstoff beinhaltet vier der fünf häufigsten Erregertypen. Gegen den in Deutschland häufigsten Stamm B ist allerdings bislang kein Impfstoff verfügbar, da der verantwortliche Zuckerbaustein mit Bestandteilen des menschlichen Gewebes kreuzreagiert und so Autoimmunerkrankungen auslösen könnte. Kürzlich wurde jedoch ein Impfstoff entwickelt, der gegen einen Eiweißstoff gerichtet ist, der in Meningokokken vom Typ B vorkommt.

Zwar berichten Zeitungen hin und wieder von Meningokokken-Ausbrüchen in deutschen Schulen, und dies sorgt häufig für große Aufregung. Doch der eigentliche Meningitis-Gürtel liegt in Zentralafrika. Hier kommt es häufig zu größeren epidemischen Ausbrüchen, so z. B. 1996 / 1997 als 200 000 Menschen erkrankten. Allein in Burkina Faso wurden seit Anfang 2007 mehr als 22 000 Fälle gemeldet, knapp 1500 Menschen starben an der Infektion. Auch bei Pilgerreisenden nach Mekka brachen in der Vergangenheit gehäuft Meningokokken aus. Inzwischen verlangt Saudi-Arabien von Pilgern daher einen Impfnachweis. Die sogenannten Konjugat-Impfstoffe sind recht teuer. Es ist daher erfreulich, dass ein großes Pharmaunternehmen angekündigt hat, einen Kombinations-Impfstoff für Babys in afrikanischen Ländern kostengünstig bereitzustellen. Dieser schützt nicht nur gegen Diphtherie, Tetanus, Keuchhusten und Hepatitis B, sondern auch gegen die in Zentralafrika verbreiteten Meningokokken.

5.2 Durchfallerkrankungen und Lebensmittelvergiftungen

Durchfallerkrankungen

Wer eine Urlaubsreise in ein Entwicklungsland unternimmt, kann von eindrucksvollen Erlebnissen berichten. Weniger angenehm ist es, unterwegs an Durchfall zu erkranken. Und immerhin die Hälfte aller Touristen oder Geschäftsreisenden, die aus Industrie- in Entwicklungsländer reisen, trifft es. Knapp die Hälfte dieser Reisedurchfälle wiederum sind auf eine Ansteckung mit bestimmten Stämmen des Bakteriums *Escherichia coli*, kurz *E. coli*, zurückzuführen. Jeder fünfte Durchfall geht auf Viren zurück, insbesondere auf Noroviren. Und in 10 Prozent der Beschwerden machen Einzeller Probleme, etwa Giardien. Die restlichen Durchfallkranken haben sich andere bakterielle Erreger eingefangen, insbesondere Shigellen und Salmonellen spielen hier eine Rolle.

Die Ansteckung stammt fast immer vom Essen oder Trinken: Hauptquellen sind kontaminierte Nahrungsmittel wie Fisch, Schinken, Eiersalat, Meeresfrüchte, aber auch ungewaschenes Gemüse, Obst und nicht abgekochtes Wasser bzw. Eis, das daraus hergestellt wurde. Ein kalter Imbiss auf der Straße empfiehlt sich in jenen Ländern eigentlich nie. Aber selbst in Deutschland mit seinem hohen Hygienestatus haben jedes Jahr weit über 200 000 Menschen mit Diarrhöen durch die genannten Erreger zu kämpfen. Wen solch ein Durchfallkeim erst einmal erwischt hat, der wird selbst zur Erregerschleuder. Hunderte von Millionen, manchmal bis zu 1 Milliarde Keime scheiden wir bei starken Durchfällen pro Tag aus.

Während ein Durchfall hierzulande in den allermeisten Fällen für den Erkrankten zwar unangenehm, aber nicht dramatisch ist, bedeutet die Krankheit für viele Menschen in ärmeren Ländern tagtägliches Leiden und bringt nicht selten den Tod. Millionen Menschen haben noch immer keinen Zugang zu sauberem Wasser und geeigneten Sanitäreinrichtungen. Weltweit sterben jährlich 2 Millionen Menschen an Durchfall und seinen Folgen, das sind etwa so viele wie an Tuberkulose.

Sorgfältiges Waschen der Hände mit Seife kann das Risiko einer Infektion deutlich verringern, und zwar auf knapp die Hälfte. Über den Einfluss des Händewaschens auf die Todesfälle durch Diarrhöen gibt es zwar wenige belastbare Untersuchungen. Doch Schätzungen zufolge könnten mit solch primitiven Mitteln allein etwa eine halbe bis 1 Million der 2 Millionen Todesfälle vermieden werden.

E. coli ist eigentlich ein ungefährlicher Bewohner unseres Darms, und aufgrund seiner Harmlosigkeit nutzen Wissenschaftler ihn gern für Experimente. Inzwischen ist *E. coli* der Organismus auf Erden, über den wir am meisten wissen. Wir kennen viele Stämme des Bakteriums bis auf den letzten Erbgutbaustein genau, können die meisten der Eiweiße – Kanäle, Poren, Transporter, Andockstellen für Moleküle u. v. m. – in seiner Membran beim Namen nennen und sagen, unter welchen Bedingungen sie wie arbeiten. Forscher lassen die Eiweiße als 3-D-Animationen in ihren Computern drehen, zoomen auf jedes Atom und schauen, wie sich *E. coli* verändert, wenn etwa nur ein Atom ausgetauscht wird. Wir wissen Unmengen darüber, wie die Proteine gebildet werden, welche Gene die Informationen für ihre Produktion verschlüsseln, wo im Erbgut sie liegen, und oft haben wir zumindest Theorien dazu, woher der Keim die Gene irgendwann erhielt. So unterscheiden wir heute viele verschiedene Gruppen von *E. coli*. Doch nicht alle sind harmlose Darmkeime. Vielmehr ist *E. coli* durchaus in der Lage, zahlreiche Krankheiten auszulösen. Bestimmte Gruppen der Erreger haben – ähnlich wie schon zuvor beschrieben – Gene von verwandten Krankheitskeimen importiert. Manche dieser Gene verleihen *E. coli* Fähigkeiten, die ihn zum gefährlichen Angreifer machen. Daher heißen diese, meist von außen erworbenen Erbgutstücke auch Virulenzgene. Ein Beispiel sind die sogenannten Enterotoxinbildenden *E. coli* Stämme, die mit ihrem Gift Darm- und Magenkrämpfe sowie heftige Diarrhöen auslösen, die manchmal auch von Erbrechen begleitet sind. Die Krankheit mit dem blumigen Namen »Montezumas Rache« ist meist schlichtweg eine Infektion mit solchen ETEC (für *Enterotoxigene E. coli*). Wie bei den meisten Durchfallerregern stecken sich die Menschen über kontaminierte Nahrungsmittel an. Und eine geringe Keim-Dosis reicht aus, um uns einen kapitalen Durchfall zu verschaffen.

Eine Reihe anderer Darmbakterien grassieren in vielen Ländern. Und die Krankheitsnamen sind auch hierzulande – vor allem aus früherer Zeit – den meisten noch geläufig. Etwa die *Ruhr*. Meist verstehen wir darunter von Bakterien namens Shigellen ausgelöste Durchfälle. In Deutschland fangen sich derzeit etwa 1000 Menschen jährlich die Ruhr ein, viele bringen sie von Reisen mit nach Hause. Weltweit gesehen aber ist die Shigellenruhr eine Seuche bedeutenden Ausmaßes: Etwa 160 Millionen Menschen erkranken jedes Jahr daran. Rund 1 Million davon sterben an den Durchfällen, der Austrocknung und Auszehrung, meist Kinder in Entwicklungsländern.

Auch *Cholera* ist so ein Name, bei dem die meisten wissen, dass es sich um gravierende Durchfälle handelt. Der Erreger *Vibrio cholerae* stellt die Funktion der Darmzotten auf den Kopf: Er klinkt sich in den Zellstoffwechsel ein und bewegt die Darmzellen dazu, Wasser und Elektrolyte in den Darm zu pumpen, anstatt – was zumindest in der Bilanz betrachtet ihre eigentliche Aufgabe wäre – es aus dem Darminneren gemeinsam mit Nährstoffen ins Gewebe und ins Blut zu saugen. Cholerakranke verlieren so oft mehr als 5 Liter Flüssigkeit pro Tag. Aufgrund des enormen Wasserverlusts sterben an der Krankheit mehr Menschen als an anderen Durchfällen. Europa erlebte Mitte des 19. Jahrhunderts große Cholera-Seuchenzüge. Inzwischen ist die Krankheit hier selten geworden. Ganz anders als in Entwicklungsländern. Seit 1961 ist eine neue Epidemie in Gange. Die Welle schwappte von Indonesien aus über Ostasien, die Sowjetunion, Iran und Irak. 1970 erreichte sie Westafrika – und damit eine Gegend, in der die Menschen sich seit mehr als 100 Jahren nicht mehr mit Cholera auseinandergesetzt hatten. Die Seuche verbreitete sich über den ganzen Kontinent und noch immer bricht sie regelmäßig aus. 1990 kam die Cholera in Lateinamerika an, erneut in einer Gegend, die ein Jahrhundert lang von ihr verschont geblieben war. Ist die nötige medizinische Versorgung vorhanden, stirbt an Cholera nur etwa 1 Prozent der Erkrankten. Ohne ausreichende Gaben von Flüssigkeit und Elektrolyten hingegen rafft Cholera schnell die Hälfte aller Betroffenen dahin. Auch bei der Cholera sind sauberes Wasser und einfachste Hygienemaßnahmen der Schlüssel zur Bekämpfung.

Die krankmachende Eigenschaft bzw. die Information für deren Herstellung halten die Vibrionen übrigens auf einem separaten Erbgutring, einem sogenannten Plasmid, in ihrem Inneren gespeichert. Und auch der Cholera-Erreger kann sie sozusagen als Gesamtpaket auf verwandte Keime übertragen – indem er mit anderen Bakterien die ganzen Ringe austauscht und dann einfach im Inneren ablegt. Die Ablesemaschinerie wird auch dieses Erbgutstückchen wie ein eigenes behandeln, es übersetzen und an die Eiweißfabrik weitergeben – fertig ist der Virulenzfaktor.

Auch Einzeller – genauer gesagt *Amöben* – sind häufige Verursacher von Durchfallerkrankungen. In Deutschland werden bis zu 5000 Durchfallerkrankungen pro Jahr durch diesen Einzeller hervorgerufen.

Die Spitzenstellung unter den Durchfallerregern in Deutschland aber nehmen Viren ein, hauptsächlich *Noroviren* und Rotaviren. Besonders Noroviren haben in den vergangenen Jahren häufiger für Schlagzeilen gesorgt. Vereinzelte Todesfälle, vor allem in Altenheimen, schreckten einige Menschen auf. Viele Eltern sorgten sich um ihre Kinder, dabei treffen Noroviren vor allem Erwachsene. Die Durchfälle sind äußerst unangenehm – innerhalb weniger Stunden äußern sie sich gepaart mit schwallartigem Erbrechen. Meist ist nach spätestens drei Tagen der Spuk wieder vorbei. Über 60 000 Menschen jährlich fangen sich Noroviren ein. Für Kinder und Säuglinge bedeutender sind Rotaviren. Weltweit betrachtet sterben eine halbe bis eine Million Kinder an Durchfällen durch diesen Erreger. Wahrscheinlich machen fast alle Kinder vor ihrem dritten Lebensjahr mindestens einmal eine Rotavirus-Infektion durch. Auch hier ist die Bekämpfungsstrategie im Grunde banal: Sauberes Wasser und einfachste Hygienemaßnahmen würden den Großteil der Todesfälle verhindern. Gegen Rotaviren steht nun auch ein Impfstoff bereit.

Nahrungsmittelerkrankungen

Was die Diarrhöen aufgrund ungenügender Hygiene für die Entwicklungsländer sind, das sind nahrungsmittelbedingte Erkrankungen und Vergiftungen für die Industrieländer. Und die Kosten durch Nahrungsmittelerkrankungen sind enorm: In den Industrieländern übersteigen sie bereits 50 Milliarden

Euro pro Jahr. Dabei muss man gar nicht so weit ausholen wie
bis zu den Skandalen um Gammelfleisch mit umdatierten
Hackfleischchargen oder tiefgefrorener und wieder aufgetau-
ter Ware aus den vergangenen Jahren. Unsere Lebensmittel
sind zum Teil grotesk billig. Dass Fleisch und Milch zu solchen
Preisen auf den Tisch kommt, sichern die Massentierhaltung
und die industrialisierte Nahrungsmittelverarbeitung. Klar
ist aber auch, dass sich in Ställen mit Hunderten, wenn nicht
Tausenden Rindern oder Schweinen auf engstem Raum und
in Schlachthöfen, die mitunter 10 000 Hähnchen pro Stunde
oder 10 000 Schweine pro Tag töten, bestimmte Krankheitserreger wie ein Lauffeuer ausbreiten können. So schwap-
pen Tierseuchen oft rasant von Stall zu Stall – und werden
nicht selten mit Massentötungen bekämpft. Jüngstes Beispiel
ist etwa ein Ausbruch der Schweinepest im März 2005 in
Nordrhein-Westfalen. Außerhalb des größten deutschen
Bundeslandes ging es fast unter, dass dort in wenigen Wochen vorsorglich mehr als 100 000 Schweine getötet wurden.
Schweinepest allerdings ist für den Menschen völlig harmlos.
Es gibt eine Reihe anderer Tierseuchen, die auch dem Menschen gefährlich werden. Nicht zuletzt zeigte die BSE-Krise –
wenn auch aus heutiger Sicht in der unübersichtlichen An-
fangszeit zum Teil hysterisch überbewertet –, wie unser
heutiger Umgang mit Nutztieren sogar ganz neue Seuchen
heranzüchtet. Selbst ohne gleich an Seuchen zu denken, bestehen in Industrieländern genügend Möglichkeiten, sich eine
schwere Darminfektion einzufangen. Bei der zentralen Verar-
beitung von Fleisch verbreiten sich Keime schnell von einem
einzigen infizierten Tier auf eine ganze Charge, seien es Listerien, die ein Problem bei der Produktion von Hackfleisch für
Hamburger sind, oder Salmonellen in Eierprodukten.

Allein für die USA schätzt man, dass rund 80 Millionen Menschen jährlich an Nahrungsmittelvergiftungen erkranken. Knapp 350 000 davon müssen in Kliniken behandelt werden. Bis zu 7000 Betroffene sterben. Allzu oft jedoch sind derartige Erkrankungen auch auf einen falschen oder zumindest unvorsichtigen Umgang mit Fleisch in der Küche zurückzuführen. Wegen mehrerer Salmonellenausbrüche mit Todesfällen warnte im Herbst 2006 sogar das Bundesinstitut für Risikobewertung offiziell vor unachtsamem Umgang mit Geflügelfleisch in der Küche. So sollte dieses ohne Verpackung im Kühlschrank aufgetaut werden und immer – auch beim Grillen – durchgegart werden. Zum Schneiden eignen sich Holzbrettchen nicht, weil sich diese schlecht reinigen lassen. Außerdem ist das Fleisch vor der Zubereitung abzuwaschen, das Besteck, mit dem das rohe Fleisch bearbeitet wurde, gehört sofort in den Abwasch, die Hände müssen zwischendurch häufiger mit heißem Wasser und Seife gewaschen werden. Allzu oft wiegen wir uns in falscher Sicherheit und meinen, die Ware aus dem Supermarkt käme steril auf unseren Tisch. Doch auch solange der Eidotter in einem Spiegelei flüssig ist, können darin Erreger überleben.

Auch wirtschaftlich betrachtet schlagen Nahrungsmittelkontaminationen beträchtlich zu Buche. 1989 wurde in den USA eine riesige Fleischcharge mit Listerien kontaminiert. 76 Millionen US-$ allein kostete der Rückruf der Hamburger, 200 Millionen US-$ addierten die Verkaufseinbrüche für den Produzenten zu der Rechnung.

Welche Erreger sind hier besonders im Blickfeld? Wir unterscheiden mehr als 2500 nahe verwandte Salmonellen-Typen. *Salmonella typhi* und *S. paratyphi* sind die Erreger des Typhus und Paratyphus. Bei diesem schweren Krankheitsbild befällt der Erreger die inneren Organe. Die meisten anderen

Salmonellen rufen Diarrhöen, Magenkrämpfe, Schwindel und Erbrechen hervor. Ihre Übertragung erfolgt über kontaminierte Nahrungsmittel und unreines Wasser. Immer wieder kommt es durch die Verwendung von kontaminierten Produktchargen aus der Lebensmittelindustrie zu Ausbrüchen bei Gemeinschaftsverpflegungen in Kantinen, Heimen etc. Hauptschuld daran trägt die starke Verbreitung der Salmonellen in der Massentierhaltung, insbesondere bei der Geflügelzucht. Derzeit ist laut Bundesinstitut für Risikobewertung jede sechste Masthähnchenherde und etwa jeder dritte Legehennenbetrieb in Deutschland mit Salmonellen infiziert. Damit steht Deutschland im Europavergleich nicht gut da. In vielen skandinavischen Ländern sind die Zahlen deutlich geringer. Auch Schweinefleisch ist oft mit den Zoonose-Keimen kontaminiert. Ausbrüche unter Menschen sind, vor allem im Sommer, nichts Seltenes: Im Durchschnitt machen Salmonellen mehr als 50 000 Menschen in Deutschland pro Jahr zu schaffen. Erschwerend kommt hinzu, dass Antibiotika-Resistenzen bei den Bakterien deutlich zugenommen haben: In Deutschland zwischen 1990 und 1996 von etwa 1 Prozent auf 17 Prozent (siehe auch Kapitel 6.2).

Noch häufiger erkranken Menschen in Deutschland an Durchfällen durch *Campylobacter jejuni*. Mindestens 60 000 Fälle pro Jahr weisen Statistiken aus. In den Industrieländern sind 5 bis 15 Prozent aller Durchfallerkrankungen auf den Campylobacter zurückzuführen. Allein in den USA schlägt der Erreger etwa 2 Millionen Mal pro Jahr zu. Auch hier erkranken einige Betroffene lebensgefährlich. Campylobacter-Infektionen können in seltenen Fällen das Guillain-Barré-Syndrom auslösen, bei dem schwere Lähmungen auftreten, die allerdings häufig nach einigen Wochen wieder abklingen.

Bei älteren Patienten jedoch können sie monatelang andauern, manchmal mit tödlichem Ausgang. Wie Salmonellen kommt auch Campylobacter im Tierreich weit verbreitet vor, entsprechend steckt man sich in erster Linie über kontaminierte Lebensmittel an, typischerweise durch ungenügend gegartes oder rohes Fleisch.

Eine weitere häufige Ursache für Nahrungsmittelvergiftungen sind schließlich Staphylokokken. Diese Bakterien sind in erster Linie als Eitererreger bekannt. Viele Staphylokokken produzieren aber auch ein Arsenal von Toxinen, die Brechdurchfälle auslösen. Das Tückische daran ist, dass das Toxin hitzeresistent ist und ihm so selbst Erhitzen der Nahrungsmittel nichts anhaben kann. Das typische Szenario der Ansteckung ist ein Angestellter in der nahrungsmittelverarbeitenden Industrie mit einer eitrigen Wunde an den Händen, der zum Beispiel eine Süßspeise herstellt. Die Speise bleibt noch einige Zeit stehen, und die Staphylokokken können sich vermehren. Selbst wenn die Süßspeise später noch einmal erhitzt wird, hilft das nichts. Die Erreger sind zwar tot, haben aber zuvor genug Toxin produziert. Für knapp 250 000 Nahrungsmittelvergiftungen pro Jahr sind Staphylokokken allein in den USA verantwortlich.

Neben Durchfallerregern, insbesondere Salmonellen und Campylobacter, kommen auch Grippeviren aus der Tierzucht. Dem ist ein besonderes Kapitel gewidmet. Das ganze Problem ist aber noch komplexer, und der Masseneinsatz von Antibiotika bei der Tierzucht ist für Resistenzen gegen Antibiotika, die beim Menschen eingesetzt werden, mitverantwortlich. Mehr zu diesem Problem an anderer Stelle.

5.3 Weit mehr als nur ein schwieriger Start – Kinderkrankheiten

Zur Fußball-Weltmeisterschaft 2006 warnten Gesundheitsexperten US-Bürger davor, blauäugig und ohne Schutz nach Deutschland zu reisen. Das US-Regionalbüro der Weltgesundheitsorganisation gab eine offizielle Mitteilung heraus, in der es Fußballfans dringend riet, sich vor der Reise zu dem sportlichen Großereignis impfen zu lassen – gegen Masern. In Deutschland nämlich flackerte die lange fast vergessene Kinderkrankheit 2006 stark auf. Hatten die Gesundheitsämter noch 2005 nur knapp 780 Fälle gemeldet, stiegen die Erkrankungszahlen im Jahr 2006 rapide auf knapp 2300 Fälle an. Die überwiegende Mehrheit der betroffenen Kinder und Erwachsenen war nicht geimpft oder hatte keinen ausreichenden Impfschutz. Der Masernausbruch kurz vor der Weltmeisterschaft ist symptomatisch, zeigt er doch deutlich, wie viele Menschen in westlichen Ländern Kinderkrankheiten heute wahrnehmen: Dank vorhandener Impfungen und deren jahrelanger konsequenter Anwendung wurden die einstmaligen Seuchen zurückgedrängt – auch aus dem Bewusstsein. Resultat ist eine Impfmüdigkeit, die derzeit laut Robert-Koch-Institut bei Kindern vor allem in zu selten verabreichten Auffrischungsimpfungen gegen Masern und geringen Raten bei der Hepatitis B-Impfung deutlich wird.

So kommt es auch in unseren Breiten hin und wieder zum Ausbruch so »alter Bekannter« wie Masern. Dabei haben diese aktuell vielen Menschen auch die Bedrohung wieder vor Augen geführt – etwa als bekannt wurde, dass an den Spätfolgen der Krankheit im Zeitraum von 2003 bis Mitte 2007 bundesweit 17 Kinder und Jugendliche starben.

Allgemein verstehen wir unter Kinderkrankheiten Infektionskrankheiten mit hohem Ansteckungspotenzial, die sich in

einer ungeschützten Bevölkerung wie ein Flächenbrand ausbreiten. Wer eine Kinderkrankheit durchgemacht hat, behält
hingegen eine sehr lange Immunität dagegen – häufig lebenslang. Daher sind Erwachsene im Allgemeinen viel seltener
von diesen Krankheiten betroffen. Sollten sie aber keinen Immunschutz haben, weil sie nicht geimpft sind und die Krankheit als Kinder nicht durchmachten, so sind auch Erwachsene
ähnlich hoch empfindlich wie Kinder. Außer den Masern sind
die wichtigsten von Viren verursachten Kinderkrankheiten
Windpocken, Mumps, Röteln und Kinderlähmung (Poliomyelitis). Unter den bakteriellen Kinderkrankheiten spielen
Diphtherie, Tetanus und Keuchhusten die größte Rolle. Gegen all diese Erreger gibt es inzwischen wirksame Impfstoffe.
Das lässt uns hoffen, dass einige in den nächsten Jahren von
der Erde verdrängt werden können.

Fast erreicht ist dieses Ziel bei der Kinderlähmung, obwohl
wir in letzter Zeit Rückschläge verzeichnen mussten. Bei dem
von Polio-Viren hervorgerufenen Krankheitsbild fallen Lähmungen besonders der Arme und Beine relativ früh auf.
Manchmal setzen dabei auch die Atemmuskeln aus, was zum
Tod durch Atemlähmung führen kann. Nicht selten verläuft
die Infektion mit Polio-Viren allerdings ohne die klassischen
Symptome. Diese als stille Feiung bezeichnete Form führt zu
einer natürlichen Immunisierung und bringt auch einen
Schutz gegen eine Neuinfektion mit sich. Dieser natürliche
Schutz fehlt in Europa, da das Polio-Virus nun weitgehend zurückgedrängt ist. Daher bleibt Impfen weiterhin auch hier nötig – bis der Erreger vollständig von der Erde verschwunden
ist.

   Eigentlich hatte die Weltgesundheitsorganisation vorausgesagt, dass dies bis 2005 erreicht sein würde. Die Chancen

schienen auch durchaus gut. Waren es 1988 noch 350 000 Poliofälle, gelang es durch massive Impfkampagnen deren Zahl bis 2001 auf 483 Fälle zurückzudrängen. Dann aber wurde die Polio-Vakzinierung im Grenzgebiet zwischen Nigeria und Niger aufgehoben, da absurde Gerüchte in die Welt gesetzt worden waren, nach denen die Impfung Sterilität auslöse und AIDS übertrage. In der Folge kam es in diesem Gebiet schnell wieder zu Polioausbrüchen: 430 Erkrankungen dort, 83 im gesamten Rest der Welt. Und Polio griff schnell um sich. Das Virus breitete sich vom Grenzgebiet Niger-Nigeria in zahlreiche afrikanische Staaten aus und von dort weiter nach Asien. Im August 2005 wurden in Indonesien 225 Fälle von Kinderlähmung festgestellt, im Mai 2006 in Namibia 34 Polio-Fälle gemeldet. Zum Ende 2006 zählten Statistiker weltweit wieder 1874 Fälle. Heute kommt die Kinderlähmung in Pakistan, Indien, Nigeria und Afghanistan regelmäßig vor; in zwölf weiteren Ländern werden sporadisch Ausbrüche beobachtet.

Trotz Impfung und obwohl das Polio-Virus sich lediglich im Menschen vermehren kann, ist seine Ausrottung ein schwieriges Unterfangen. Denn der Erreger wird in Fäkalien ausgeschieden und hält sich dann lange Zeit etwa in Abwässern.

Ähnlich zeigen auch die Masernimpfungen ermutigende Erfolge, die aber immer wieder von Rückschlägen getrübt werden. Masern-Viren erzeugen Fieber, Schnupfen und Husten, die nicht selten in eine schwere Entzündung der Hirnhäute und des Rückenmarks übergehen und dann auch häufiger tödlich enden. Masern bremsen aber auch das Immunsystem und ziehen so nicht selten Folgeerkrankungen wie Lungenentzündungen und Durchfälle bakterieller Entstehung mit sich. Mehr als die Hälfte aller Todesfälle durch Masern gehen letztendlich auf Lungenentzündungen zurück, die entstehen, wenn andere Bakterien sich zusätzlich auf den geschwächten Organismus propfen. Noch Anfang der 1960er Jahre wiesen Statistiken jedes Jahr 135 Millionen Masernfälle mit über 6 Millionen Toten aus. Die Einführung der Masernimpfung war bald von außerordentlichem Erfolg gekrönt: 1987 war die Zahl der Todesfälle bereits auf 1,9 Millionen zurückgegangen. Drei Jahre später waren es mit 875 000 Todesfällen noch weniger als die Hälfte, und 2005 starben weltweit an Masern noch knapp 350 000 Menschen, überwiegend Kinder. Etwa 60 Prozent davon sind Menschen in Afrika, 25 Prozent in Südostasien. Kein Wunder, dass fast alle Länder mit den niedrigsten Masernimpfraten in Afrika liegen.

An sich stehen die Chancen, dass die Masern vollständig von der Erde verschwinden, nicht schlecht. Der Erreger besitzt kein Tierreservoir und kann nur von Mensch zu Mensch übertragen werden. Epidemiologische Untersuchungen zeigen, dass die Viren für ihr Überleben mindestens eine Viertelmillion empfänglicher Menschen benötigen, die miteinander in engem Kontakt stehen. Zudem verändern sich die Masernviren kaum, was eine hochwirksame Impfung erst möglich macht. Dennoch setzt das hohe Ansteckungspotenzial des Virus eine dichte Impfdecke voraus. Dies ist die Voraussetzung dafür, dass diese Kinderkrankheit bis zum Jahr 2015 ausgerottet oder wenigstens fast vollständig zurückgedrängt sein wird.

5.4 HIV / AIDS

Ein Vierteljahrhundert im Leben eines Virus

Wenn das Lampenfieber unerträglich wird, kurz bevor der
Vorhang sich hebt, sagen die Männer des ältesten Schwulen-
Chores der Welt sich gegenseitig: »I sing for two.« – Ich singe
für zwei. Und egal, wo der San Francisco Gay Men's Chorus
singt, eine rote Rose steht immer dabei. »Wenn wir auftreten,
sind wir mehr als die Männer, die auf der Bühne erscheinen«,
ist auf der Internetseite des Chores zu lesen. Auf jeden sin-
genden Mann kommt einer, der an AIDS gestorben ist. Seit
der Chor sich Ende 1978 gründete, um stimmgewaltig für die
Rechte Homosexueller einzutreten, ist die Liste der Toten auf
mehr als 250 Männer angewachsen und damit inzwischen
länger als die Liste der aktiven Mitglieder. In manchen Zeiten
wurde jede Woche ein weiteres Opfer betrauert. Zwischen
1980 und den frühen 1990ern gab es bei jeder Probe eine fast
ritualisierte Ansage, wie die Zeitung San Francisco Chronicle
berichtete: Wer liegt in welchem Krankenhauszimmer und
wann steht wo die nächste Beerdigung an.

Wenn heute ein weiterer Name auf die Liste der Gestorbe-
nen kommt, passiere es schon mal, dass jüngere Mitglieder
Anfang 20 sich gegenseitig zuflüstern, dass sie noch nie je-
manden mit AIDS oder HIV kannten. Die Seuche hat zumin-
dest für hochentwickelte Industrieländer ihren größten
Schrecken verloren. Man stirbt nicht mehr unbedingt an
AIDS. Kurz vor dem 30. Jubiläum kehrt eine nie gekannte
Normalität ein beim San Francisco Gay Men's Chorus.

Seine – auch schon verfilmte – Geschichte erzählt einen Teil
der Geschichte der Seuche HIV / AIDS, die zwischen 1979 und
1980 begann, sichtbar in Erscheinung zu treten. Damals beob-

achteten die Gesundheitsämter in San Francisco und New York unter Homosexuellen und Drogenabhängigen auffallend häufig Krankheitsbilder, die sie bislang so gut wie nie gesehen hatten. Einmal waren es Infektionen mit dem äußerst seltenen Keim *Pneumocystis jirovecii* der nur bei immungeschwächten Menschen Krankheiten verursacht, und zum anderen eine seltene Krebsform, Kaposi-Sarkom genannt. *P. jirovecii* ist, wie wir heute wissen, ein Pilz, der sich bei Immunschwäche in den Lungenzellen festsetzt und dort Entzündungen hervorruft, die durch trockenen Husten und Fieber charakterisiert sind. Das Kaposi-Sarkom ist ein bösartiger Tumor, ausgelöst durch eine Veränderung der Gefäßwände. Die rötlich bis bräunlichen Flecken finden sich in der Haut, Schleimhaut und häufig auch in der Lunge und im Darm.

Erstmals wurden diese Fälle von den Centers for Disease Control (CDC) der USA am 5. Juni 1981 beschrieben. Schnell stellte man fest, dass beiden Krankheitsbildern eine bislang unbekannte Immunschwäche zugrunde lag. Dies führte zur Bezeichnung des Krankheitsbildes: »Acquired Immunodeficiency Syndrome (AIDS)« (oder in Deutsch »Erworbene Immunschwäche-Krankheit«). Bereits zwei Jahre später war der Erreger ausfindig gemacht: ein Retrovirus, das auch kurz darauf einen Namen erhielt: »Human Immunodeficiency Virus (HIV)« oder »Humanes Immundefizienzvirus«. Wenige Jahre später fand man einen zweiten, ähnlichen Erreger, der hauptsächlich bei Patienten aus Westafrika vorkam. Seither heißt das zuerst beschriebene Virus HIV-1, das zweite HIV-2. HIV-1 war weit durchsetzungsfähiger und breitete sich über den gesamten Globus aus.

In den darauf folgenden Jahren haben wir außerordentlich viel über HIV und AIDS gelernt; nie zuvor wurde in so kurzer Zeit so viel Wissen über einen einzelnen Erreger und das

durch ihn verursachte Krankheitsbild angehäuft. Ohne jeden
Zweifel ist HIV die Ursache von AIDS, obwohl das Krankheitsbild nicht ganz einfach zu beschreiben ist. Hierbei handelt es
sich, wie der Name sagt, um eine Immunschwäche. Und meist
sterben die Patienten an anderen Krankheiten. In den Industrieländern sind dies meist Infektionen mit sogenannten Opportunisten – Keime, die nur Menschen mit geschwächter Abwehr oder anderen Wunden oder Krankheiten krank machen,
wie z. B. die Pilze *Candida*, *Cryptococcus* und *P. jirovecii*. In
Entwicklungsländern steht als zusätzliche und häufig tödliche
Infektion die Tuberkulose an erster Stelle. Auf die teuflische
Liaison beider Seuchen werden wir noch genauer eingehen.
Der Kasten »Chronologie einer neuen Seuche: HIV / AIDS«
gibt einen Überblick über die Ereignisse bis heute.

Chronologie einer neuen Seuche: HIV / AIDS

Um 1945:   Schimpansen übertragen ein Virus, das später HIV
           heißen wird, auf den Menschen.
1959:   Ein Mann im heutigen Kongo hat HI-Viren im Blut.
1981:   Erste AIDS-Fälle bei homosexuellen Männern und
           Drogenabhängigen in den USA.
1982:   Klinische Definition von AIDS; Übertragungswege
           werden aufgeklärt.
1983:   Dr. Luc Montagnier isoliert in Frankreich bei Kran-
           ken ein Virus, das später als HIV bezeichnet wird.
           Erste Anzeichen für eine AIDS-Epidemie unter He-
           terosexuellen in Zentralafrika.
1985:   AIDS ist ein weltweites Problem. Erste HIV-Anti-
           körpertests in den USA und Europa.
1986:   Entdeckung eines zweiten »Humanen Immundefi-
           zienzvirus« (HIV-2) im Blut westafrikanischer Pa-
           tienten.

1987: AIDS wird als erste Erkrankung in der UN-Vollversammlung diskutiert. In den USA wird ein erstes Medikament gegen AIDS zugelassen (AZT = Azidothymidin).

1988: Die WHO ruft den 1. Dezember als Welt-AIDS-Tag aus. In Subsahara-Afrika sind inzwischen genauso viele Frauen wie Männer mit dem Virus infiziert.

1990: 1 Million Kinder sind aufgrund von AIDS Waisen.

1994: Erste Möglichkeiten zur Prävention der Übertragung von Mutter zu Kind.

1995: Zunehmende HIV-Ausbrüche unter Drogenabhängigen in Osteuropa.

1996: Brasilien bietet als erstes ärmeres Land Menschen antiretrovirale Kombinationstherapie über öffentliches Gesundheitswesen an.

1998: 39 Pharmafirmen klagen gegen den Vertrieb kostengünstiger AIDS-Medikamente in Südafrika, ziehen aber ihre Klage zurück.

1999: AIDS erstmalig Thema im UN-Sicherheitsrat.

2000: Der Millennium-Entwicklungsplan der UN will Ausbreitung von AIDS bis 2015 zurückdrängen.

2001: UN-Vollversammlung erklärt AIDS zur globalen Katastrophe.

2002: Global Fund to fight AIDS, TB and Malaria gegründet.

2003: US-Präsident George W. Bush verspricht 15 Milliarden US Dollar für die AIDS-Bekämpfung.

2005: 1,3 Millionen Menschen in Entwicklungs- und Schwellenländern erhalten Therapie.

2006: 40 Millionen Menschen leben mit HIV; 25 Millionen Menschen an AIDS verstorben.

2007: 21 Medikamente aus vier Wirkstoffklassen zur Therapie von HIV / AIDS zugelassen; in Industrieländern zunehmend Probleme mit resistenten Viren.

Status quo

Heute leben etwa 40 Millionen Menschen mit HIV. Allein im Jahr 2006 haben sich 4 bis 5 Millionen Menschen neu mit dem Virus infiziert. Seit der Erstbeschreibung der Krankheit vor etwas mehr als 25 Jahren hat HIV 25 Millionen Menschen dahingerafft. Eine Epidemie von unglaublichem Ausmaß hat sich breitgemacht – ihr Ende ist noch lange nicht in Sicht.

In allen Regionen der Welt steigt die Zahl jener, die mit HIV leben. Besonders dramatisch ist dies derzeit in Osteuropa, Ostasien und Zentralasien. Bereits 4 Millionen Inder und knapp 1 Million Chinesen sind mit HIV infiziert. In Russland dürften ebenfalls bereits knapp 1 Million Menschen mit HIV leben.

Während in China und Russland Drogenabhängige die HIV-Welle in Gang setzten und diese besonders in China durch risikoreiches Sexualverhalten weitergetragen wurde, ist HIV dort nun (wie auch in Indien) zunehmend unter Frauen, insbesondere Prostituierten verbreitet. In Moskau sind mehr als 10 Prozent aller Drogenabhängigen HIV-positiv, in der indischen Stadt Mumbai leben mehr als die Hälfte aller Prostituierten mit dem Virus.

Am dramatischsten aber ist die Lage nach wie vor in Subsahara-Afrika: Dort leben knapp Zweidrittel aller Menschen mit HIV, fast drei von vier Todesfällen gehen auf AIDS zurück. Die Seuche hat dort die Lebenserwartung dramatisch gedrückt. Ein Kind, das heute in Botswana geboren wird, hat keine große Chance, älter als 30 Jahre zu werden.

Abbildung 8 zeigt die Zahl der Menschen mit HIV / AIDS, Abbildung 9 die Zahl der Neuinfizierten und Abbildung 10 die Zahl der AIDS-Toten in den verschiedenen Weltregionen im Jahr 2006.

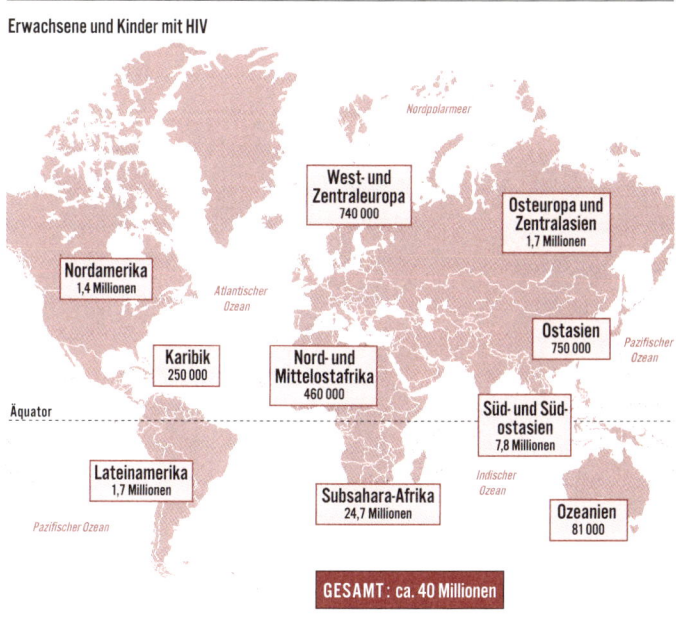

Erwachsene und Kinder mit HIV

West- und
Zentraleuropa
740 000

Osteuropa und
Zentralasien
1,7 Millionen

Nordamerika
1,4 Millionen

Ostasien
750 000

Karibik
250 000

Nord- und
Mittelostafrika
460 000

Süd- und Süd-
ostasien
7,8 Millionen

Lateinamerika
1,7 Millionen

Subsahara-Afrika
24,7 Millionen

Ozeanien
81 000

GESAMT : ca. 40 Millionen

Abb. 8 Anzahl der Erwachsenen und Kinder mit HIV im Jahr 2006 in den verschiedenen Regionen der Welt. Quelle: Weltgesundheitsorganisation und UNAIDS.

Deutschland hat dagegen das AIDS-Problem einigermaßen unter Kontrolle. 2006 haben die Gesundheitsbehörden HIV bei mehr als 2700 Menschen neu diagnostiziert. Das ist zwar der höchste Wert seit der differenzierten Aufzeichnung, jedoch wird ein Großteil des Anstieges auf bessere Statistiken und mehr und einfachere Tests zurückgeführt. 620 Infizierte erkrankten 2006 an AIDS, und etwa 600 Menschen starben daran. Derzeit leben geschätzte 56 000 Menschen in Deutschland mit HIV. Die Zahl mag hoch erscheinen; aufgrund der

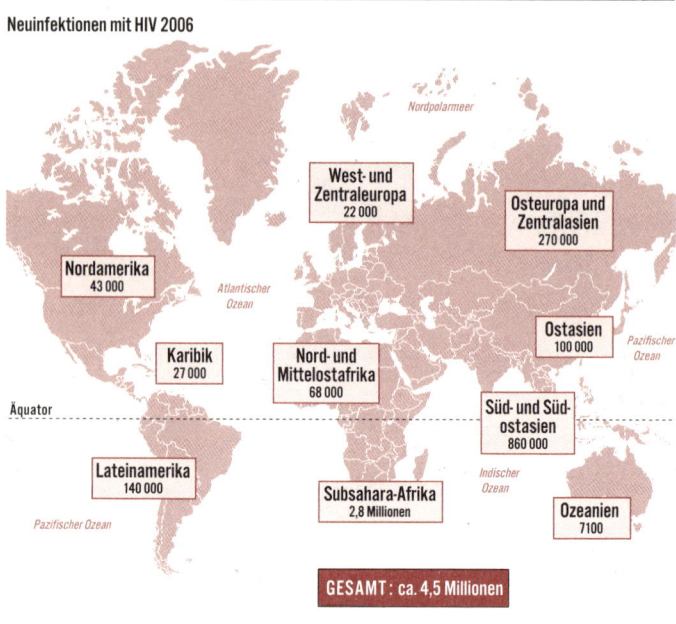

Neuinfektionen mit HIV 2006

Abb. 9 Erwachsene und Kinder in den verschiedenen Regionen der Welt, die sich 2006 mit HIV angesteckt haben. Quelle: Weltgesundheitsorganisation und UNAIDS.

immer besser wirkenden Medikamente können viele aber wieder ein einigermaßen normales Leben führen. Allerdings: AIDS ist nur behandelbar, nicht heilbar, und deshalb werden die Zahlen der Infizierten weiter ansteigen. Es besteht kein Grund zur Entwarnung: Auch die Nebenwirkungen der Medikamente sind beträchtlich, und Patienten müssen einige Beschwerden in Kauf nehmen. Zudem nehmen Übertragungen mit multiresistenten Viren zu, sodass die Behandlungen schwieriger werden.

Erwachsene und Kinder, die 2006 an AIDS starben

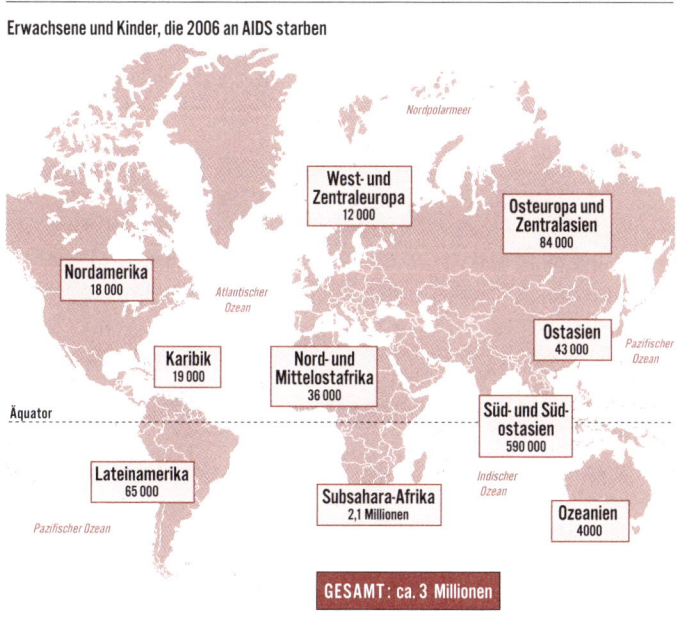

Abb. 10 Todesfälle von Kindern und Erwachsenen mit AIDS im Jahr 2006 in den verschiedenen Regionen der Welt. Quelle: Weltgesundheitsorganisation und UNAIDS.

Aus der Trickkiste eines Virus

Im Prinzip ist die Perfidie von HIV auf zwei Eigenschaften zurückzuführen:

1. Der Erreger befällt die zentralen Schaltstellen der Immunantwort. Dies sind die CD4⁺ T-Helferzellen. Von ihnen hängt in jedem Fall die Immunantwort ab – seien es CD8⁺ T-Killerzellen, die Viren-infizierte Zellen töten; Makropha-

gen, die Bakterien, Pilze und Parasiten eliminieren, oder die Antikörperfabriken der B-Lymphozyten. Werden CD4$^+$ T-Zellen ausgeschaltet, bricht früher oder später das gesamte Immunsystem zusammen.

2. Das Virus ist ein Wandlungskünstler. Es ändert laufend sein Erscheinungsbild im Patienten. Das Geheimnis dafür liegt wie so oft in einer fehleranfälligen Vermehrungsmaschinerie: Als Retrovirus speichert HIV seine Informationen in der RNS, die in der Zelle in DNS rückübersetzt werden muss. Dies geschieht mit recht geringer Präzision. Weil sich HIV außerdem sehr rasch vermehrt, mutiert das Virus am laufenden Band – und entweicht der Immunantwort so immer wieder aufs Neue. Auch die Gefahr der Resistenzentwicklung ist wegen der hohen Mutationsraten bei HIV viel höher als bei vielen anderen Krankheitserregern.

3. Die Erbinformation der Erreger wird als sogenanntes »Provirus« in die Wirtszelle eingebaut. So überdauert der Erreger in langlebigen Zellen und verschwindet selbst bei wirksamer antiretroviraler Therapie nie ganz aus dem Körper.

Ein Virus allein macht noch keine Krankheit

Entsprechend der zentralen Bedeutung der CD4$^+$ T-Helferzellen ist ihre Anzahl im Blut ein entscheidendes Kriterium für das Fortschreiten der Erkrankung. Während bei gesunden Menschen mehr als 1000 davon in jedem Mikroliter Blut schwimmen, fällt dieser Wert mit zunehmender Schwere der Erkrankung kontinuierlich ab. Grob gesagt werden vier Stufen unterschieden: Auch wenn viele Menschen die Infektion kaum bemerken, kann sie sich in der akuten Phase, also in den ersten Tagen nach dem Eindringen des Virus in den Körper, mit allgemeiner Schwäche, Fieber, geschwollen Lymphknoten zeigen. Manche Betroffenen bekommen Durchfall oder Schluckbeschwerden – selten nur geht jemand deshalb zum Arzt und wenn, denkt dieser oft nicht an HIV. Danach kehrt Ruhe ein: Das asymptomatische Stadium verläuft mehr oder weniger ohne Krankheitszeichen, jedoch kann Virus-RNS nachgewiesen werden – der Mensch ist HIV-positiv. Später folgt die Phase der chronischen Infektion. Die Infizierten fühlen sich hin und wieder unwohl, die Haut oder Schleimhaut verändert sich, Magen-Darm-Beschwerden kommen hinzu, bei manchen auch neurologische Probleme. Von AIDS spricht man, wenn Opportunisten zugeschlagen haben. Dann werden Keime, die für Gesunde unproblematisch sind, schnell zur lebensbedrohenden Krankheit. Bei weniger als 200 CD4$^+$ T-Helferzellen pro Mikroliter Blut und Superinfektion mit anderen Krankheitserregern leidet der Betroffene an schwerem AIDS.

Der Weg des Virus – und wie man ihn abschneiden kann

AIDS wird, das lernt heute jedes Kind in der Schule, mit Körperflüssigkeiten übertragen. Wichtigster Weg ist der Geschlechtsverkehr. Insbesondere Sex, bei dem es zu Blutungen kommt, birgt ein hohes Übertragungsrisiko, etwa Analverkehr oder Vaginalverkehr bei bestehenden Geschlechtskrankheiten mit Schleimhautverletzungen. Andererseits sind Kontakte, bei denen es nicht zum Austausch von Körperflüssigkeiten, insbesondere Blut, kommt, nicht risikobehaftet.

Kondome können bei richtiger Anwendung die Übertragung von HIV beim Sex mit 80- bis 90-prozentiger Sicherheit verhindern und auch gegen andere Geschlechtskrankheiten schützen. In Thailand konnten mit Kondomen in den Jahren zwischen 1993 und 2000 Schätzungen zufolge rund 200 000 Ansteckungen mit HIV vermieden werden. Übrigens sind Kondome neben Abstinenz auch eine kostengünstige Maßnahme.

Voraussetzung für die Nutzung von Kondomen ist jedoch eine hohe Akzeptanz bei der Bevölkerung. Vor allem in Subsahara-Afrika ist noch viel Aufklärungs- und Überzeugungsarbeit zu leisten. Nicht zuletzt stehen der regelmäßigen Kondom-Nutzung auch die Männer im Wege. Viel besser wäre es deshalb, wenn auch Frauen selbst aktiv und völlig unabhängig vom Mann Schutzmaßnahmen ergreifen könnten. Große Hoffnung wird auf Schaum- und Gelpräparate gesetzt, die Viren in der Scheide abtöten. Leider endete die erste großangelegte klinische Studie mit einem solchen Mikrobizid-Gel gegen HIV in einem Fiasko: In der behandelten Gruppe infizierten sich sogar mehr Frauen mit dem Erreger, als in der Kontrollgruppe. Dennoch sollte dieser Weg weiter verfolgt werden. Interessant sind auch Studien, denen zufolge sich beschnittene Männer beim Sex mit Frauen seltener anstecken als nichtbeschnittene Männer – und zwar etwa um die Hälfte seltener. Ursächlich dafür, so glaubt man, ist die hohe Dichte an HIV, die sich in Immunzellen in der Vorhaut ansammeln.

Die zweite Möglichkeit zur Ansteckung mit HIV ist Blutkontakt – über kontaminierte Injektionsnadeln bei Drogenabhängigen, bei mangelhafter Hygiene im Krankenhaus oder bei Transfusionen. Die Bereitstellung sauberer Nadeln an Fixer kann daher einen wesentlichen Beitrag zur Eindämmung der Epidemie leisten. Die weitverbreitete Mehrfachnutzung von Injektionsnadeln unter Drogensüchtigen war Ausgangspunkt der AIDS-Epidemie in Osteuropa und Asien. In China steckte sich wahrscheinlich knapp die Hälfte aller Patienten auf diesem Weg an, in Osteuropa waren es deutlich mehr.

Injektionsbesteck wird auch in zahlreichen Krankenhäusern der Welt noch mehrfach verwendet. Nicht selten sind kleine Kinder die Opfer. Solche katastrophalen Hygienezustände dürften auch die Ursache für die HIV-Infektion von mehr als 400 Kindern in einer Kinderklinik in der libyschen Hafenstadt Bengasi gewesen sein, von denen bereits mehr als 50 an AIDS gestorben sind. Im Mai 2004 verhängte ein libysches Gericht gegen fünf am Krankenhaus tätige Krankenschwestern aus Bulgarien und einen Arzt aus Palästina mit abstruser Begründung die Todesstrafe. Inzwischen wurden die Angeklagten nach Bulgarien ausgewiesen, wo sie umgehend begnadigt wurden.

Ähnlich problematisch ist die Sicherheit von Transfusionen von Blutprodukten in solchen Ländern zu beurteilen. In Westeuropa und den USA schließen die vorgeschriebenen Tests und Vorkehrungen das Risiko einer HIV-Infektion durch Bluttransfusion u. Ä. weitestgehend aus.

Angriff auf einen Killer

Heute ist AIDS behandelbar, aber nicht heilbar. Kombinationstherapien aus verschiedenen antiretroviralen Medikamenten können die Virusvermehrung effektiv bremsen, aber eben den Erreger nicht eliminieren. Wenn möglich, greift man heute bevorzugt zur aggressiven Chemotherapie aus unterschiedlichen Medikamenten, die sich verstärken und als HAART (Highly active anti-retroviral therapy) bezeichnet werden. Diese Verstärkung der ursprünglichen ART (Anti-Retrovirale Therapie) durch Kombination von bis zu fünf Medikamenten befreit AIDS-Patienten weitgehend von den Krankheitssymptomen (allerdings oft zum Preis von bisweilen erheblichen Nebenwirkungen) und erschwert die Entstehung resistenter Viren.

In ärmeren Ländern verhindern neben kulturellen Barrieren vor allem die hohen Kosten noch immer eine flächendeckende Behandlung der AIDS-Patienten. Derzeit erhalten weniger als 2 Millionen Menschen in den armen Ländern ART, 1 Million davon in Afrika. Abbildung 11 zeigt den Anteil der Menschen mit HIV / AIDS in Subsahara-Afrika, die zwischen 2002 und 2005 ART erhielten. Wenn sich nichts ändert, werden allein wegen mangelnder Medikamente in den kommenden ein bis zwei Jahren 7 Millionen AIDS-Kranke in Entwicklungsländern sterben.

Allerdings sind die Nebenwirkungen der AIDS-Therapie beträchtlich, und je mehr Menschen behandelt werden, desto mehr resistente Viren entstehen. Diese Gefahr besteht vor allem bei Kindern, die das Virus bereits seit ihrer Geburt in sich tragen, weil die Mutter HIV-positiv ist. Die Behandlung solcher Stämme ist dann sehr schwer oder sogar unmöglich.

2004 tauchte in New York etwa ein Virus auf, das gegen 19 von 20 Medikamenten resistent war. Ein »Mitvierziger«, wie die Zeitungen den Patienten nannten, hatte sich den äußerst resistenten Erreger auf einer bare-back-party (nackte Hintern Party) eingefangen – und wurde schon wenige Wochen nach der Infektion schwerkrank.

Abb. 11 Anstieg der antiretroviralen Therapie für Menschen mit AIDS zwischen den Jahren 2002 und 2005 in Subsahara-Afrika. Anteil aller Behandelten in Prozent, die eine Behandlung benötigen. Quelle: Weltgesundheitsorganisation.

Anteil der AIDS-Patienten mit Behandlung

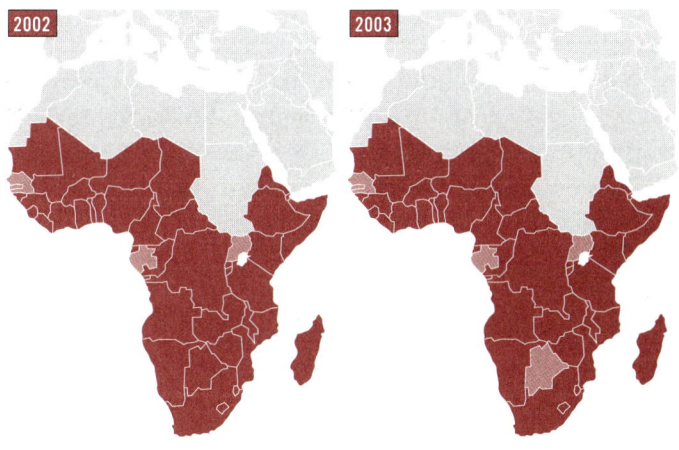

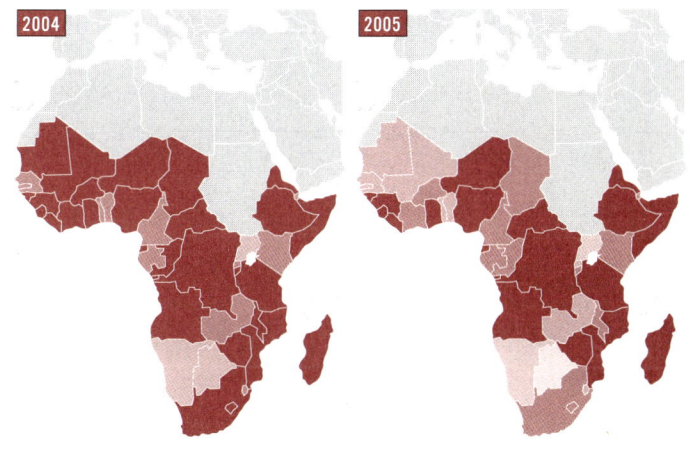

Anteil in Prozent

☐ 75 – 100 ☐ 50 – 74,9 ☐ 25 – 49,9 ☐ 10 – 29,9 ■ weniger als 10

Blockade auf mehreren Ebenen

Ähnlich wie Antibiotika greifen auch Medikamente gegen HIV / AIDS das Virus auf verschiedenen Stufen im Körper an: So blockieren künstliche Erbgut-Bausteine die Vermehrung des Erreger-Genoms. Die sogenannten Nukleosid-Analoga machen jenes Enzym, das die Virus-RNS in DNS umschreibt, die Reverse Transkripase, arbeitsunfähig. Wichtige Vertreter dieser Medikamenten-Gruppe sind: Azidothymidin (AZT) und Zidovudin. Nevirapin hemmt ebenfalls diesen Schritt, ist aber kein Nukleosid-Analogon.

Protease-Inhibitoren greifen auf der Ebene der Eiweiße an, sie hemmen nämlich die Spaltung eines großen Proteins des HIV in seine Untereinheiten. Die Spaltung wiederum ist Voraussetzung für die Bildung infektiöser Viruspartikel. Hierzu gehört Saquinavir.

Auch die Virusaufnahme bzw. die Fusion der Zelle mit den Viruspartikeln kann durch entsprechende Medikamente geblockt werden. Enfuvirtide ist eines davon.

Vielversprechend sehen auch klinische Studien mit Mitteln aus, die verhindern, dass eine Zelle die Virusgene in ihr Genom einbaut. Ein solcher Integrase-Inhibitor ist Raltegravir.

Eine Frage des Preises

Auch und gerade beim Thema AIDS rückte die Diskussion über erschwingliche Medikamente für Menschen in ärmeren Länder und die Rolle von Pharmafirmen schon oft in den Mittelpunkt des öffentlichen Interesses. Inzwischen sind Generika, also billige Nachahmermittel, den meisten ein Begriff. Die Diskussion ist noch längst nicht ausgestanden.

In den vergangenen Jahren erhielten etwa 300 000 AIDS-Patienten, und damit die Hälfte aller überhaupt behandelten AIDS-Patienten in den Entwicklungsländern, preisgünstige generische Medikamente. Seit 2001 stellen indische Generika-Produzenten AIDS-Medikamente viel billiger her als die großen Pharmakonzerne. Die patentierten Mittel der Pharmariesen bewegen sich pro Patient und Jahr etwa in der Größenordnung von 15–20 000 US-$ – Generika kosten weniger als 500 US-$. Fast genauso wichtig: Die kleineren Firmen stellen die wirksamsten Kombinationen her, unabhängig davon, wer die Medikamente ursprünglich entwickelt hat und patentieren ließ. Kein Wunder, dass dies den Pharmariesen nicht gefällt. Über die Welthandelsorganisation wurde auf Indien massiver Druck ausgeübt, die Gesetzgebung dahingehend zu verschärfen, dass die Patentrechte der Industrieländer nicht angegriffen werden. Auch hatten 39 Pharmafirmen einen Prozess gegen die südafrikanische Regierung um die Aufrechterhaltung der Patentrechte für AIDS-Medikamente und gegen deren kostengünstigen Vertrieb angestrebt, diesen Antrag aber schließlich zurückgezogen. Hierauf werden wir später noch einmal zu sprechen kommen.

Von Geburt an schwerkrank

Bei der Geburt kommt es zum Blutaustausch zwischen Mutter und Neugeborenem, und somit ist das Risiko, dass eine HIV-infizierte Mutter den Erreger auf ihr Neugeborenes überträgt, äußerst hoch. Durch rechtzeitige medikamentöse Behandlung der HIV-positiven Mutter, Entbindung per Kaiserschnitt und eine Ernährung des Neugeborenen mit Milchprodukten anstelle von Muttermilch kann die HIV-Übertragung in den meisten Fällen verhindert werden. So konnte in den Industrieländern das Risiko der Mutter-Kind Übertragung von 30 bis 40 Prozent auf 2 bis 3 Prozent gesenkt werden. In Entwicklungsländern bleibt die Situation dagegen weiterhin tragisch: Weniger als jede zehnte Schwangere, die mit HIV lebt, erhält dort die Möglichkeit, die Übertragung der Krankheit auf ihr Neugeborenes zu verhindern. Ein Drittel der HIV-positiv geborenen Neugeborenen stirbt innerhalb des ersten Lebensjahres, fast die Hälfte im zweiten. Wer überlebt, hat nicht nur mit der schweren Krankheit zu kämpfen, sondern ist nicht selten auch bald Waise oder Halbwaise.

Impfung

Zwar wird seit Jahren versucht, einen Impfstoff gegen HIV / AIDS zu entwickeln. Die bisherigen Ergebnisse sind jedoch ernüchternd. Prinzipiell werden drei Wege begangen.

1. Impfstoffe, die Antikörper stimulieren: Grundsätzlich wäre es ideal, wenn Menschen nach einer Impfung so viele neutralisierende Antikörper trügen, dass diese eine Infektion mit HIV schlichtweg verhindern. Dazu müssen vor allem in den Schleimhäuten von Penis, Enddarm und / oder Vagina hohe Antikörper-Konzentrationen erreicht werden. Die bisher unternommenen klinischen Studien mit Impfstoffen, die neutralisierende Antikörper gegen HIV stimulieren, sind allerdings fehlgeschlagen und deuten darauf hin, dass das Problem nicht so leicht zu lösen ist.

2. Impfstoffe, die die zelluläre Immunität, besonders T-Killerzellen, stimulieren: Diese Strategie versucht, HIV-Antigene in geeignete Trägersysteme einzupflanzen, die dann

eine effektive Killer-T-Zellantwort stimulieren. Wahrscheinlich sind die T-Killerzellen nicht in der Lage, den Erreger vollständig zu eliminieren, sondern können lediglich die HIV-Konzentration niedrig halten. Es ist ungewiss, ob solch ein Schutz langfristig ausreicht, denn HIV unterdrückt schließlich die zentrale Schaltstelle der Immunantwort – die CD4$^+$ T-Helferzellen.

Ein zweites Problem bei diesen Impfstoffen ist die hohe Variationsfähigkeit des Erregers, die befürchten lässt, dass das Virus früher oder später der erreichten Immunantwort entweicht und sich dann wieder ungehemmt vermehrt. Die Resultate der klinischen Studien waren bislang nicht überwältigend, geben aber zumindest geringen Grund zur Hoffnung. Eine große klinische Studie mit solch einem Impfstofftyp wurde aufgrund mangelnder Sicherheit und Effizienz frühzeitig abgebrochen.

3. Impfstoffe, die eine breite, zelluläre und humorale Immunität stimulieren: Aufgrund der schlechten Erfahrungen mit den beiden genannten Impfstofftypen versucht man nun, Trägersysteme zu entwickeln, die sowohl neutralisierende Antikörper als auch T-Killerzellen stimulieren und ein möglichst breites Antigen-Spektrum des Erregers abdecken. Bei der Suche nach neutralisierenden Antikörpern baut man auf die neuesten Befunde der Strukturbiologie und Peptidchemie. Gesucht sind jene Zielstrukturen im HIV, die von Antikörpern während der Infektion erkannt werden. Zur Stimulation der T-Killerzellen verlässt man sich auf virale Vektoren, von denen bekannt ist, dass sie eine hochwirksame und möglichst breite T-Zell-Antwort stimulieren. Schließlich versucht man die Impfwirkung durch spezielle Impfschemata zu verbessern. So werden für die erste (Prime-) Impfung und die zweite Gabe (Boost)

unterschiedliche Impfstoffträger eingesetzt, die aber dieselben Antigene exprimieren. Dies sind alles aufwendige
und langwierige Ansätze. Erschwerend kommt der Trick-
reichtum des HIV hinzu. Selbst Berufsoptimisten glauben
daher nicht, dass wir in den nächsten zehn Jahren einen erfolgreichen Impfstoff gegen AIDS in den Händen haben
werden.

5.5 Tuberkulose – die weiße Pest

Überblick

Die Tuberkulose ist die ausdauerndste Seuche überhaupt. Wie
oft wurde sie schon für besiegt erklärt – immer wieder kehrte
sie zurück, meist heftiger als zuvor. Heute sterben mehr Men-
schen an der Seuche als je zuvor. Und HIV / AIDS hat dem
Keim *Mycobacterium tuberculosis* den Weg weiter geebnet.
Die Zahlen sind erschreckend: Jeder dritte Mensch auf der
Welt, also 2 Milliarden Menschen, tragen den Tuberkulose-
Keim in sich.

Fast 15 Millionen sind erkrankt, und jährlich kommen
knapp 9 Millionen neue Fälle hinzu. Fast 2 Millionen Menschen sterben jedes Jahr an Tuberkulose. Nur um die Ausmaße zu verdeutlichen: Jeden Tag erkranken 25 000 Menschen, 6000 sterben – alle 15 Sekunden ein Toter.

Die absolut höchsten Zahlen an Tuberkulose hat Indien mit
ca. 1,1 Millionen gemeldeten und rund 5 Millionen geschätz-
ten Fällen zu verzeichnen. Es folgt China mit knapp einer halben Million gemeldeten und runden dreimal so vielen ge-
schätzten Fällen. Am schlimmsten betroffen aber ist Afrika.
Dort sind von 1 Milliarde Menschen 2,5 Millionen tuberkulo-

sekrank. Die Tuberkulosezahlen für die verschiedenen Weltregionen zeigt Abbildung 12.

Und Resistenzen erschweren die Lage. Die Erreger werden
zunehmend resistent gegen Medikamente. Wir kennen nicht
nur Mykobakterien, gegen die viele Mittel nichts mehr ausrichten können (MDR = multi drug resistant), sondern auch
Stämme, gegen die so gut wie keine der üblichen Medikamente mehr wirken (XDR = extensively drug resistant). Etwa
50 Millionen Menschen sind mit MDR-TB Stämmen infiziert, und jährlich kommt eine halbe Million hinzu. Als die
Weltgesundheitsorganisation 1993 das Problem erkannte und
den globalen Gesundheitsnotstand für die Tuberkulose aus-
rief, war es fast schon zu spät. Die Krankheit wird uns auch
dieses Jahrtausend nicht in Ruhe lassen. Und wenn wir nicht
in der ersten Dekade dieses Jahrhunderts durchschlagende
Erfolge erleben, werden allein in diesem Zeitraum 100 Millionen Menschen an der Seuche erkranken und 20 Millionen
sterben.

Bangen in Jahrtausenden – Geschichte der Tuberkulose

Erste Hinweise auf Tuberkulose finden wir bereits um
5000 v. Chr. Auch in ägyptischen Mumien (ca. 2400 v. Chr.)
fand man Anzeichen von Tuberkulose. Mittels molekulargenetischer Methoden wurde auch der Erreger in einigen Fällen
nachgewiesen. Beschreibungen in der Bibel und in jahrtau-
sendealten indischen und chinesischen Schriften unterstrei-
chen die Furcht vor der Seuche – über die Jahrtausende hinweg. Ausführlich beschrieben wurde die Krankheit im ersten
und dritten Buch der hippokratischen Schriften, einer Schule
um den griechischen Philosophen und Arzt Hippokrates

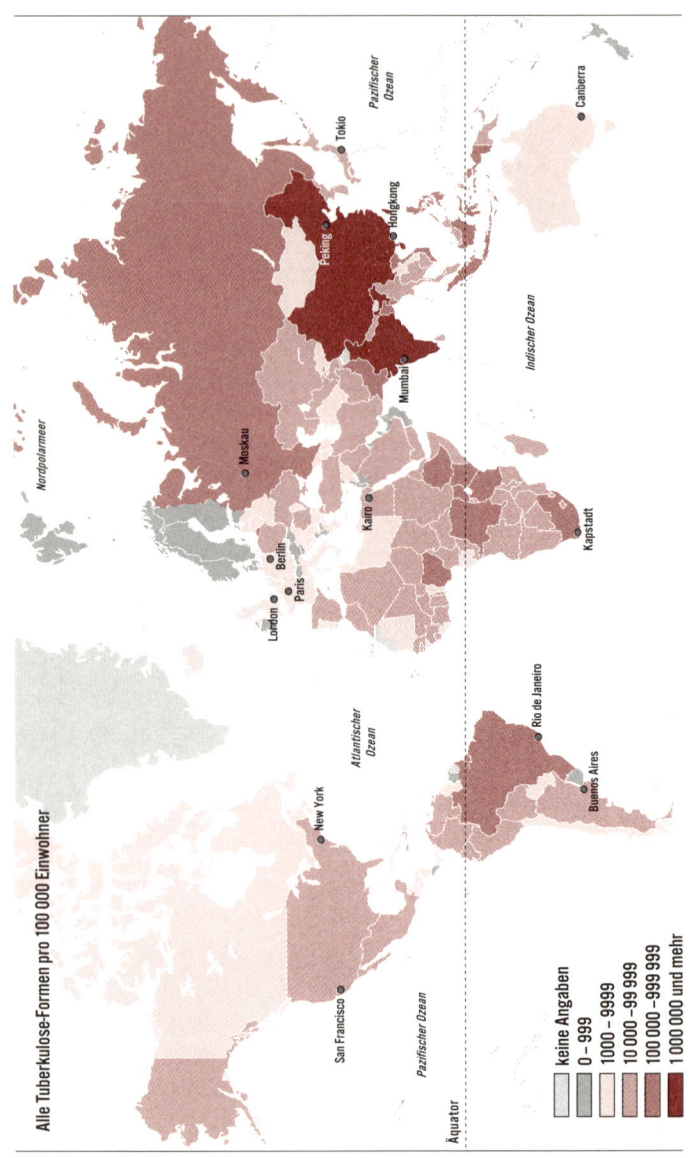

Alle Tuberkulose-Formen pro 100 000 Einwohner

Nordpolarmeer

Pazifischer Ozean

Indischer Ozean

Atlantischer Ozean

Pazifischer Ozean

Äquator

Tokio
Hongkong
Peking
Mumbai
Moskau
Kairo
Kapstadt
Berlin
Paris
London
Rio de Janeiro
Buenos Aires
New York
San Francisco
Canberra

keine Angaben
0 – 999
1000 – 9999
10 000 – 99 999
100 000 – 999 999
1 000 000 und mehr

(460–370 v. Chr.). Darin taucht auch der Begriff Phthisis für Schwindsucht erstmals auf.

In seiner Schrift *Problemata* hinterfragte der griechische Philosoph Aristoteles (384–322 v. Chr.) die Übertragbarkeit der Erkrankung: »Warum erkranken diejenigen an Phthisis, Ophthalmia, Psoriasis [Schwindsucht, Augenentzündung, Juckreiz], die mit jemandem in Kontakt kamen, der von diesen Krankheiten befallen war?« Auch Girolamo Fracastoro (1478–1553), der große Infektionsforscher der Renaissance, sah die Ansteckung der Tuberkulose voraus. Dies ist insofern bemerkenswert, als Tuberkulose häufig erst lange Zeit nach der Ansteckung ausbricht, mitunter Jahre später. Fracastoro jedenfalls erkannte sowohl die Übertragbarkeit als auch die Empfänglichkeit des Menschen als entscheidende Faktoren – und das zu einer Zeit, zu der die Könige von Frankreich und England voller Überzeugung und unter großer Bewunderung des Volkes die Handauflegung zur Heilung der Tuberkulose zelebrierten. Zwischen 1662 und 1682 legte König Charles II. von England (1616–1685) mehr als 90 000-mal seine Hand auf einen erkrankten Untertan. Glaubt man den Berichten der Zeitgenossen, mit großem Erfolg. Auch der zehnjährige Louis XIII. in Frankreich segnete zu seiner Krönung 800 Tuberkulöse. Ganz so wirksam kann der Segen nicht gewesen sein. Denn Louis XIII. erkrankte später selbst an der Seuche.

Abb. 12 Tuberkulose-Inzidenzen im Jahr 2005 in den verschiedenen Regionen der Welt. Angaben aller Tuberkulose-Formen pro 100 000 Einwohner. Quelle: Weltgesundheitsorganisation.

Skrofulose und Schwindsucht – zwei Bilder einer Erkrankung

Tuberkulose ist nicht gleich Tuberkulose: Da ist der vergeistigt wirkende Schwindsüchtige, der in der Romantik fast Kultstatus erlangte. Auf der anderen Seite gab es die abstoßend wirkenden Skrofulösen, Menschen mit aufgeplatzten, geschwürig entzündeten Halslymphknoten. Letztere Form ist heute selten. Nicht zuletzt weil sie wohl einem heute seltenen Ansteckungsweg entsprang. Der Erreger enterte über kontaminiertes Essen oder Getränke den Körper. Häufig war es Milch tuberkulöser Rinder. Mit der Pasteurisierung und dem erfolgreichen Aufbau tuberkulosefreier Rinderbestände verschwand dieses Problem – und das Krankheitsbild – in Deutschland von der Bildfläche. In anderen Teilen der Welt besteht es fort (siehe Kasten: Tuberkulose wütet unter den Löwen Südafrikas).

Tuberkulose wütet unter den Löwen Südafrikas

Zu den eindrucksvollsten Erlebnissen auf Reisen durch Afrika zählen die Wanderungen im Krüger-Nationalpark. Besonders im Süden des Parks sind die Chancen groß, Löwen beim Sonnen zu bewundern. Noch spannender ist natürlich zu sehen, wie die Raubtiere sich zur Jagd formieren, um ihr Opfer zu schlagen. Im Dezember 1998 begegnete uns zum ersten Mal ein Löwe, der sich ungewöhnlich verhielt. Er war ausgemergelt, nur noch Haut und Knochen. Er schlich ohne Scheu und scheinbar ohne Aufmerksamkeit träge vor uns her. Auf meine Erkundigungen hin erfuhr ich, dass dies einer der zahlosen Löwen im Süden des Parks ist, die unter Tuberkulose leiden und dem Tode geweiht sind. 80 Prozent aller Löwen im Süden des Krügerparks haben sich inzwischen mit dem Erreger der Rindertuberkulose, *Mycobacterium bovis*, angesteckt.

Nach Südafrika kam die Rindertuberkulose wahrscheinlich mit den Rinderherden der weißen Einwanderer vor allem im 18. Jahrhundert. In den frühen 60er Jahren des 19. Jahrhunderts kam es immer wieder zu Kontakten zwischen Viehherden und einheimischen wilden Büffeln des Krüger-Nationalparks. Über Tröpfcheninfektion steckten sich die Tiere an, ganz ähnlich wie sich auch der Mensch die Tuberkulose einfängt. Als der Nationalpark später umzäunt wurde, war die Seuche schon in den Büffelherden angekommen. Zwar breitet sich die Krankheit unter Büffeln langsam aus, und die meisten infizierten Büffel erkranken gar nicht – ganz ähnlich wie der Mensch. Doch gerade so wurden die Herden im südlichen Krügerpark zu einem riesigen Reservoir für den Erreger der Rindertuberkulose. Die Seuche tötet nur wenige der Tiere, allerdings schwächt sie sie, vor allem in der Trockenzeit.

Dies wiederum bringt die Seuche in der Nahrungskette ein Glied höher. Denn Löwen vermeiden bei der Jagd unnütze Anstrengungen und wählen nicht selten einen erkrankten und damit geschwächten Büffel als Opfer. Beim Verzehr stehen den Leittieren dann die delikatesten Teile zu. Dazu gehört auch die Lunge, die Unmengen Erreger enthält. So erkranken die Löwen rasch, typischerweise an einer Magen-Darm-Tuberkulose, die umgehend zur Auszehrung führt. Das Dahinsiechen der Leittiere wirkt sich auch auf den Zusammenhalt der Löwenfamilien aus, da nun Jungtiere verfrüht versuchen, die Leitung zu übernehmen. Im Krügerpark beobachten die Ranger ein dramatisch sinkendes Durchschnittsalter der Rudel, eine Verschiebung der Geschlechterverteilung und deutlich weniger Nachwuchs. Tuberkulose könnte dort das gesamte Ökosystem kippen.

Auch andere Großkatzen wie Geparden und Leoparden sind infiziert. Im August 1998 ließ sich ein von der Tuberkulose geschwächter Gepard von einem Baum direkt auf einen Wildhüter fallen. Er tötete ihn – sicher auch, weil er zur Jagd auf Wildtiere zu schwach war.

Zurzeit sterben jedes Jahr etwa 25 der etwa 2200 Löwen im Krügerpark an Tuberkulose. Die Parkverwaltung steht dem Problem weitgehend hilflos gegenüber. Als einziger Ausweg bietet sich an, den nördlichen und südlichen Teil des Krügerparks mit einem Zaun zu teilen, sodass die Tuberkulose im Süden bleibt und sich nicht auf den Norden ausbreitet. Doch immer wieder reißen Elefanten die Zäune nieder. Und inzwischen sorgen sich Experten auch, dass die Rindertuberkulose ein Risiko für die Menschen darstellt. Das Szenario lautet: Büffel übertragen die Seuche auf Hausrinder. An diesen wiederum könnten sich Menschen anstecken. Eine Vorstellung, die angesichts Millionen HIV-Infizierter und damit immungeschwächter Menschen an Brisanz gewinnt.

Die Schwindsucht indes ist heute die meistverbreitete Form: Eine Auszehrung, bei der die Patienten meist unter chronischem Fieber, Nachtschweiß und Husten leiden. Später kommt blutiger Auswurf hinzu. Obwohl alle Organe des Körpers befallen sein können, ist bei Schwindsüchtigen heute typischerweise die Lunge befallen. Die Erreger werden über Tröpfchen, also durch Husten und Spucken, übertragen. Ein Patient mit offener Tuberkulose steckt auf diese Weise im Durchschnitt 10 bis 15 weitere Menschen im Jahr an.

Infektion und Erkrankung

Die infektiöse Ätiologie der Tuberkulose klärte der Berliner Arzt und Wissenschaftler Robert Koch (1843–1910) auf. Zu Kochs Zeiten waren in Berlin, Paris, London und den anderen Großstädten Europas ein Drittel aller Todesfälle auf Tuberkulose zurückzuführen. Von Robert Koch stammt auch der Tu-

berkulin-Test: Bakterienprodukte werden in die Haut gespritzt. Entsteht ein größerer roter Fleck, deutet dies auf eine
Infektion oder eine Impfung hin.

Von solchen Reihenuntersuchungen wissen wir, dass 2 Milliarden Menschen mit *Mycobacterium tuberculosis* infiziert
sind. In einigen osteuropäischen Staaten, in Südostasien und
sicher in Afrika ist mehr als die Hälfte der Einwohner betroffen. In »Hot Spots« dürften so gut wie alle Bewohner mit dem
Erreger leben. Das ist übrigens nicht neu. Als Anfang des
20. Jahrhunderts in Zürich eine große Zahl Gestorbener untersucht wurde, fand man, dass alle Erwachsenen Tuberkulose-Erreger in der Lunge bargen – selbst wenn sie nicht als
tuberkulös diagnostiziert waren und aus anderen Gründen
gestorben waren. Heute ist die Situation in den Townships der
großen Städte in Subsahara-Afrika, in den Gefängnissen und
Arbeitslagern Russlands und den Slums der Großstädte In-
diens ganz ähnlich (siehe auch Kasten: Totenhäuser mit Gittern – Tuberkulose in russischen Gefängnissen).

**Totenhäuser mit Gittern –
Tuberkulose in russischen Gefängnissen**

In Russland hat die Tuberkulose eine spezielle Brutstätte: Gefängnisse. Dort leben Menschen auf engstem Raum und unter
katastrophalen Hygienebedingungen. Ideale Voraussetzungen
für die Ausbreitung des Erregers.

Im letzten Jahrzehnt des 20. Jahrhunderts nahm die Zahl der
Gefängniseinweisungen in Russland enorm zu. Auf etwa 100 000
Einwohner kamen bis zu 1000 Häftlinge; knapp 1 Prozent der Be-
völkerung. Rasch waren die Arbeitslager und Gefängnisse mit
etwa 1 Million Insassen überfüllt. Berichten von Radio Freies
Europa zufolge steht einem Menschen in einem russischen Ge-

fängnis etwa die Größe eines Sarges zur Verfügung – rund 60 Quadratzentimeter. In dieser Enge leidet etwa jeder zehnte Gefangene, also ungefähr 100 000 Menschen im ganzen Land, unter der hochansteckenden offenen Tuberkulose. Aus den Gefängnissen heraus verbreiten die Betroffenen die Seuche. Denn jedes Jahr werden etwa 300 000 Menschen neu eingewiesen. Und aufgrund der Überfüllung werden auch etwa genauso viele entlassen. Rechnet man das weiter, wird klar: Jedes Jahr treten etwa 30 000 Menschen mit offener Tuberkulose vor die Tore russischer Gefängnisse. Derzeit ist die Tuberkuloserate in den russischen Haftanstalten rund 40-mal höher als außerhalb der Gitter.

Hinzu kommt das gravierende Problem der Multiresistenzen. Derzeit trägt nämlich schon ein Viertel der kranken Ex-Häftlinge MDR-TB (multi drug resistant tuberculosis). Früher oder später wird auch unter anderem in Afrika um sich greifende XDR-TB (extensively drug resistant tuberculosis) hinzukommen. Auch die AIDS-Welle hat Russland erreicht. Rund 35 000 russische Gefangene leben bereits mit HIV und sind deshalb besonders anfällig für Tuberkulose.

Impfung

Ein Impfstoff gegen Tuberkulose wurde von Albert Calmette (1863–1933) und Camille Guérin (1872–1961) entwickelt. Bis heute trägt er ihnen zu Ehren den Namen BCG für Bacille Calmette-Guérin. Das Mittel wurde zum Schutz von Neugeborenen, die in eine tuberkulöse Familie geboren wurden, entwickelt. Dort hat der Impfstoff bis heute seine Berechtigung, da er die schlimmsten Formen der Tuberkulose bei Kleinstkindern verhindert. Auch seine hohe Sicherheit ist nunmehr erprobt: Rund 4 Milliarden Mal wurde BCG verabreicht. Aber er schützt – wie wir heute wissen – nicht gegen die am häufigsten vorkommende Form der Tuberkulose, die Lungenform der jungen und älteren Erwachsenen. Derzeit arbeiten Forscher in zahlreichen Instituten an neuen Tuberkulose-Vakzinen. Einige der Kandidaten werden bereits in klinischen Studien erprobt. Drei Strategien werden dabei verfolgt:

1. Ersatz für BCG: Mittels molekulargenetischer Eingriffe soll BCG verbessert werden. Ihm werden weitere Antigene eingepflanzt, die schützende T-Zellen bevorzugt erkennen. Zum anderen versucht man, den BCG-Impfstoff so zu verändern, dass er eine stärkere Immunantwort hervorruft. Neben den wichtigen T-Helferzellen sollen auch T-Killerzellen stimuliert werden. Diese Impfstoffe sollen dann anstelle von BCG kurz nach der Geburt verabreicht werden. Voraussetzung für ihre Zulassung wird sein, dass sie sicherer als BCG sind und/oder einen effektiveren Schutz bewirken.

2. Impfstoffe, die auf dem BCG-Schutz aufbauen: Die zweite Gruppe versucht, den durch BCG-Impfung erzielten Impfschutz zu verstärken. Hierzu werden Spaltvakzinen komponiert, die einerseits Antigene enthalten, die T-Zellen bevorzugt erkennen, und andererseits mittels neuer Adjuvantien die T-Zellantwort verstärken. Solche T-Zell-stimulierenden Adjuvantien wurden erst in den vergangenen Jahren entwickelt. Bisher zeigt keiner dieser Impfstoff-Kandidaten stärkeren Schutz als BCG. Doch wenn die Mittel im Anschluss an BCG verabreicht werden, können sie den BCG-Schutz verstärken. Diese Strategie wird als heterologe Prime-/Boost-Impfung bezeichnet. Derzeit befinden sich mehrere Spaltvakzine-Kandidaten in klinischen Studien.

3. Kombination neuer Impfstoffkandidaten zu einem heterologen Prime-/Boost-Schema: Natürlich ist es auch möglich, beide Impfstrategien zu vereinen. Wahrscheinlich erzielt

eine Kombination aus einer Prime-Impfung mit einem verbesserten BCG und einer Booster-Impfung mit einer Spaltvakzine die besten Effekte. Um dies herauszufinden, bedarf es jedoch aufwendiger klinischer Studien. Zunächst müssen die einzelnen Impfstoff-Kandidaten getestet werden, dann die Kombinationen. Ein neues Impfstoff-Schema gegen Tuberkulose ist daher frühestens in zehn Jahren zu erwarten.

Chemotherapie und Resistenzentwicklung

Tuberkulose ist behandelbar. Aber die Therapie ist nicht ganz trivial. Der Erreger wächst sehr langsam. Und bei offener Tuberkulose sammelt sich eine enorme Keimzahl an: Bei einem Erwachsenen können dann in der Lunge weit mehr als 1 Billion (10^{12}) Bakterien wachsen. Herkömmliche Antibiotika wirken nicht.

Für die Behandlung der Tuberkulose braucht es besondere Medikamente. Mindestens drei, meist vier Anti-Tuberkulotika müssen zusammen verabreicht werden, und zwar über ein halbes Jahr. Nicht selten scheitert die Therapie am Durchhaltevermögen der Patienten oder einer falschen Einnahme der Mittel. Um die Tuberkulosebehandlung zu verbessern, hat die WHO das DOTS-Programm aufgelegt. DOTS steht hierbei für »Directly Observed Treatment Short Course«. Dabei müssen die Patienten ihre Medikamente im Beisein von medizinischem Personal nehmen. Seit 1995 erhielten mehr als 15 Millionen Menschen DOTS. In Regionen, in denen die Tuberkulose-Diagnostik funktioniert und resistente Erreger selten sind, ist das Verfahren erfolgreich.

Doch die lange Behandlungsdauer und starke Nebenwirkungen der Medikamente lassen viele Patienten zu früh ab-

brechen – wir sprechen von ungenügender Compliance. Die
Folge: eine dramatische Zunahme an MDR-TB. Bei Betroffenen schlägt auch DOTS leicht fehl. Mehr noch: DOTS unterstützt dann oft die Zunahme an Resistenzen. Denn der klassische Medikamenten-Cocktail lässt einfach resistente Erreger
schnell Multiresistenzen bilden. Dann helfen nur noch Medikamente der zweiten Ordnung.

MDR-TB hat in beängstigendem Maße zugenommen, besonders bei Patienten, die bereits eine gescheiterte Therapie
hinter sich haben. 14 der 20 Länder mit den höchsten MDR-
TB-Raten liegen in Europa und Zentralasien: In Kasachstan ist
mehr als jeder zweite TB-Kranke mit MDR-TB infiziert. Es
folgt Estland mit über 45 Prozent und der Bezirk Tomsk in
Russland mit über 43 Prozent. In den Industrieländern werfen
die resistenten Stämme in erster Linie Finanzprobleme auf, da
die Kosten für die Therapie dann 100- bis 1000-mal höher liegen als bei empfindlichen Erregern. In Entwicklungsländern
bedeutet dieser Kostenanstieg für die meisten Betroffenen,
dass es keine wirksame Therapie mehr gibt.

Noch beängstigender ist die Zunahme an sogenannten XDR-
TB-Fällen, gegen die auch die Reichsten keine Behandlungs-
möglichkeiten haben. Im Sommer 2007 wurde XDR-TB bereits
in 38 Ländern der Erde nachgewiesen. Nicht nur in Entwicklungsländern, sondern auch in den USA und zahlreichen EU-
Ländern, darunter auch Deutschland, ist XDR-TB bereits auf-
getreten. In den USA sind bereits vier von 100 MDR-TB-Fällen
extrem resistent. In Lettland ist es jeder fünfte MDR-TB-Fall.

Die Weltgesundheitsorganisation hat XDR-TB »Ebola mit
Flügeln« getauft. Sie stuft den Erreger als genauso gefährlich
ein, wie das H5N1-Virus der Vogelgrippe. Die Welt wurde
aufgeschreckt, als 2006 in einem Krankenhaus in der süd-
afrikanischen Provinz Kwazulu Natal unter HIV-Infizierten

XDR-TB ausbrach. Von 53 Erkrankten starben 52. In der Zwischenzeit, so muss befürchtet werden, hat sich XDR-TB von Südafrika auf Kenia, Tansania und Uganda ausgebreitet. Dies hat die Frage aufgeworfen, ob es nicht besser wäre, XDR-TB-Patienten unter Quarantäne zu stellen. Genau dies hat die amerikanische Gesundheitsbehörde Ende Mai 2007 bei einem Patienten mit XDR-TB US-weit angeordnet. Zum letzten Mal war in den USA eine Quarantäne 1963 bei einem Pockenfall angeordnet worden.

Rückkehr der Tuberkulose: Ergebnis verpasster Gelegenheiten

Ende des 20. Jahrhunderts trat die Tuberkulose in Russland und vielen Nachfolgestaaten der Sowjetunion wieder auf den Plan. Zum Ende des 20. Jahrhunderts wurden 85 Kranke pro 100 000 Einwohner in Russland gemeldet. In Kasachstan kamen sogar 126 Tuberkulosefälle auf 100 000 Menschen, in Kirgisien waren es 123, in Georgien 96 Fälle und in Turkmenistan 90 Fälle. Selbst das heutige EU-Mitglied Lettland verzeichnete mehr als 80 Tuberkulosefälle auf 100 000 Einwohner.

Aber auch in Problembezirken von Großstädten westlicher Industrieländer flackerte die Seuche in jüngerer Vergangenheit auf. So in Central Harlem, einem Stadtteil von New York. Dort erkrankten 1990 von 100 000 Einwohnern bereits 230 Menschen an Tuberkulose. Zwei Jahre später waren fast 4000 New Yorker mit Tuberkulose gemeldet. Danach gingen die Inzidenzen wieder zurück – auf etwa 1500 Fälle im Jahr 2000. Genau um diese Zeit aber wuchsen die Probleme in London. Im Jahr 2000 waren dort etwa 4000 Menschen mit Tuberkulose gemeldet. Überbelegte Wohnungen, die Abrisse ganzer

Häuserreihen, die zunehmende Zahl an Wohnsitzlosen, zunehmende Einwanderungen und Verwahrlosung und nicht zuletzt der Anstieg an HIV-Infizierten sind die wesentlichen Ursachen für dieses Wiederaufflackern. Übrigens geht man genau aus diesen Gründen von einer hohen Dunkelziffer aus.

Was lief schief?

Der Erreger ist seit mehr als 125 Jahren bekannt. Es gibt Diagnostika, Therapien und einen Impfstoff gegen Tuberkulose. Wieso also ist die Krankheit heute noch solch ein Problem? Die beschämende Wahrheit lautet: In Industrieländern galt das Problem als so gut wie gelöst. Hier wurde die Krankheit weitgehend zurückgedrängt. Das gilt auch für Deutschland, selbst wenn 2006 knapp 5400 neue Tuberkulosefälle gemeldet wurden und knapp 600 Menschen an Tuberkulose starben. Die Situation in anderen Teilen der Welt sah immer anders aus: Besonders in Afrika, Südostasien und im Pazifik war das Problem nie gelöst. Doch das falsche Sicherheitsgefühl im Westen führte zu einem nahezu vollständigen Forschungs- und Entwicklungsstopp. Effekt: Aus dem Westen nichts Neues. Noch heute wird die Tuberkulose so diagnostiziert, wie es Robert Koch vor über 125 Jahren tat, nämlich mittels Nachweis säurefester Erreger im Sputum. Auch der Tuberkulin-Test ist mehr als 100 Jahre alt. Der BCG-Impfstoff stammt aus den ersten zwei Jahrzehnten des 20. Jahrhunderts. Und die meisten Anti-Tuberkulotika kamen zwischen 1945 und 1970 auf den Markt. Was folgte, war Funkstille. Von den knapp 1400 Medikamenten, die im letzten Viertel des 20. Jahrhunderts zugelassen wurden, waren lediglich drei für die Tuberkulosebehandlung gedacht.

Heute rächt sich diese Ignoranz. Der Nachweis säurefester Stäbchen ist für viele Tuberkulosefälle nicht empfindlich genug. Der BCG-Impfstoff schützt zwar Kleinkinder, aber nicht deren Eltern, und gegen die vorhandenen Medikamente werden die Erreger immer häufiger resistent. Das Tuberkuloseproblem ist also nicht zuletzt ein Problem verpasster Möglichkeiten. HIV heizt derzeit seine Ausbreitung in vielen Ländern, besonders in Afrika, enorm an. Ein Ende ist nicht in Sicht.

Leider wird gerade die Tuberkulose aufgrund ihrer Ausdauer von vielen unterschätzt und fällt dadurch häufig auch durch das Raster der Hilfsorganisationen. Lediglich 3,5 Millionen US-$ gab die Weltbank 2005 zur Tuberkulose-Bekämpfung aus. Für HIV/AIDS flossen 1,2 Milliarden US-$. Malaria-Programme in Afrika erhielten 167 Millionen US-$.

5.6 Zwei Krankheiten, ein Patient – AIDS und Tuberkulose

Weltweit sind etwa 15 Millionen Menschen mit HIV plus dem Tuberkulose-Erreger infiziert. Jedes Jahr kommen 2 Millionen Doppelinfizierte hinzu. Allein in Südafrika sind es bereits 2 Millionen Menschen. Abbildung 13 zeigt die Zahl der Tuberkulosekranken, die mit HIV infiziert sind. Tuberkulose ist eine der häufigsten Todesursachen für HIV-Infizierte, vor allem in Afrika. Und es ist diese Verbindung mit HIV, die die Zahl der Tuberkulosefälle ungebrochen ansteigen lässt.

Abb. 13 Geschätzter Anteil der Menschen mit Tuberkulose, die gleichzeitig mit HIV infiziert sind, im Jahr 2005 in den verschiedenen Regionen der Welt. Anteil in Prozent der HIV-Infizierten unter den 15- bis 49-Jährigen mit Tuberkulose. Quelle: Weltgesundheitsorganisation.

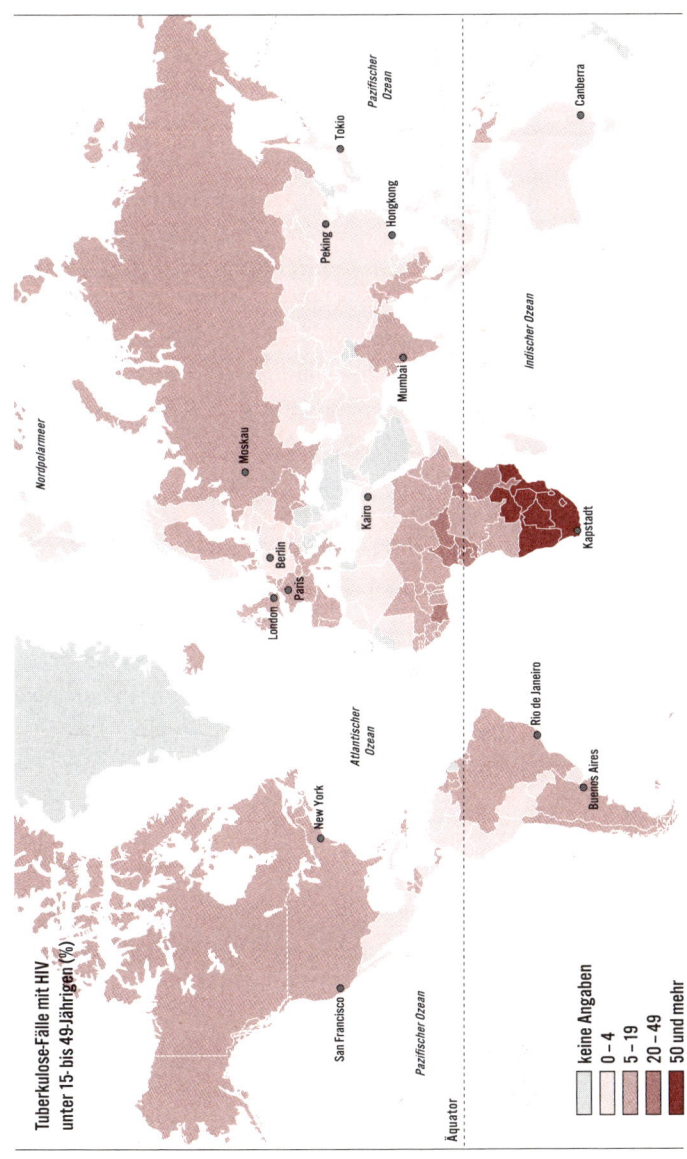

Tuberkulose-Fälle mit HIV unter 15- bis 49-Jährigen (%)

keine Angaben
0 – 4
5 – 19
20 – 49
50 und mehr

Wieso ist die Liaison zwischen AIDS und Tuberkulose so ver-
heerend? Hier ergänzen sich zwei Erreger auf derart hinter-
hältige Weise, dass die resultierende Erkrankung schlimmer
ist als die einzelne für sich genommen. Ein Drittel der Weltbevölkerung ist mit dem Tuberkulose-Erreger infiziert. Seit
Jahrtausenden lebt der Erreger im Menschen und hat sich auf
eine scheinbar friedliche Koexistenz eingerichtet, bei der bis
zu 90 Prozent der Infizierten gesund bleiben. Doch der Keim
persistiert – vom Immunsystem aktiv in Schach gehalten – im
Körper der Infizierten lebenslang. Jede Schwächung der Immunität kann daher einen Tuberkulose-Ausbruch lostreten,
und zwar meist noch bevor ein opportunistischer Erreger Fuß
fassen kann. HIV legt die Schaltstellen der Immunantwort
(die CD4+ T-Helferzellen) lahm und macht daher den Tuberkulose-Erreger für die Infizierten so viel gefährlicher: Die
Koinfektion mit HIV erhöht das Risiko eines Tuberkulose-
Ausbruchs um mehr als das 100-fache. Sie verkürzt die Zeit
der latenten Infektion, also die Zeit von der Infektion mit dem
Mycobacterium bis zum Ausbruch der Tuberkulose beträchtlich. Meist bricht die Tuberkulose bereits im ersten Jahr der
HIV-Infektion aus. Erschwerend kommt hinzu, dass bei
AIDS-Patienten die Tuberkulose meist untypisch verläuft. Die
Patienten sind häufig schon ansteckend, bevor die Tuberku-
lose diagnostiziert wird. Dies erhöht die Verbreitung des Er-
regers beträchtlich.

Eine Ansteckung mit HIV ist (zumindest in der Theorie)
vermeidbar. Bei der Tuberkulose ist dagegen wenig zu machen. Vor Tröpfchen, die ein Hustender im selben Zimmer,
Bus, Zug oder Flugzeug ausstreut, kann man sich kaum schützen. Die beiden Erreger addieren sich in ihrer Wirkung und
sie multiplizieren sich in ihrer Gefährlichkeit. Heute, da sich
beide gut aufeinander abgestimmt haben, würde selbst eine

effektive AIDS-Kontrolle das Tuberkuloseproblem allein nicht mehr lösen können. Dank HIV konnte die Tuberkulose weit um sich greifen. Nun ist über den Luftweg die Ansteckung vieler möglich.

Mediziner: Ratlos

Ein besonderes Problem stellt sich bei der Wahl des Behandlungsschemas. Jeder fünfte HIV-Positive reagiert auf ART mit einem sogenannten Entzündungssyndrom durch die Wiederherstellung der immunologischen Abwehrkräfte. Dabei bricht Tuberkulose stärker hervor als ohne Behandlung. Möglicherweise treten die zurückkehrenden CD4$^+$ T-Helferzellen einen Zytokinsturm los, der die Verschlimmerung der Tuberkulose bewirkt.

In einem weiteren Bereich treibt HIV die Tuberkuloseausbreitung voran: In vielen afrikanischen Staaten erhält ein HIV-positives Baby kein ART. Vielmehr sollen Kleinkinder erst ART erhalten, wenn sie Zeichen von AIDS entwickelt haben. Dies ist eigentlich viel zu spät. Auch bei der BCG-Impfung gibt es Bedenken: Da es sich um einen Lebendimpfstoff handelt, besteht das Risiko, dass bei Immungeschwächten BCG selbst eine Krankheit hervorruft. Zwar zeigen alle verfügbaren Daten, dass dies nur selten geschieht. Doch die Weltgesundheitsorganisation warnt vor einer BCG-Impfung von HIV-positiven Neugeborenen. Diese kleinen Kinder sind dann nicht nur dem Risiko ausgesetzt, früher oder später AIDS zu entwickeln, sondern aufgrund des fehlenden Impfschutzes auch vermehrt an Tuberkulose zu erkranken. Ein Teufelskreis.

Überhaupt wird HIV zukünftige Impfkampagnen immer

mehr erschweren. Dies gilt vorrangig für die Impfung Neuge-
borener mit Lebendimpfstoffen gegen Masern, Mumps, Röteln und Polio. Bei Immunschwäche birgt jeder Lebendimpfstoff ein gewisses Risiko der ungehemmten Ausbreitung und
daher auch einer Erkrankung. Letztendlich gilt dies für alle
Impfungen bei HIV-Positiven. Die Schwächung der CD4$^+$
T-Helferzellen, die für die Entstehung einer schützenden Immunantwort in allen Fällen eine zentrale Rolle spielt, lässt den
Impfschutz schwächer werden oder völlig verschwinden.
Selbst ein bestehender Immunschutz kann nach erfolgter
HIV-Infektion zusammenbrechen.

Problematisch ist dies auch für Impfstoff-Neuentwicklun-
gen, u. a. gegen Malaria, Tuberkulose und HIV / AIDS selbst.
Die entwickelten Spaltvakzinen gegen Tuberkulose, die derzeit in klinischen Tests überprüft werden, sind alle mit größter Wahrscheinlichkeit nicht wirksamer als BCG. Sie sind für
Booster-Impfungen gedacht, die auf dem BCG-Impfschutz
aufbauen. Was aber, wenn dieser zusammenbricht oder gar
nicht erst da ist, weil ein HIV-positives Kind nicht geimpft
wird? Dann schwinden auch die Chancen der Spaltvakzinen,
einen zufriedenstellenden Impfschutz gegen Tuberkulose aufzubauen.

Eine Lösung könnte eine neue Generation genetisch veränderter BCG-Impfstoffe bieten. Diese stimulieren nicht nur
eine stärkere Immunantwort als BCG, sondern können auch
sicherer an HIV-positive Neugeborene verabreicht werden.
Hier versucht man in erster Linie, den BCG-Impfstoff so zu
verändern, dass er eine gewisse Zeit nach der Impfung ab-
stirbt, auf jeden Fall bevor ein HIV-tragendes Kind an AIDS
erkrankt. Doch derartige Entwicklungen stecken noch in einer
frühen Phase. Bevor sie den Betroffenen angeboten werden
können, werden sicher noch mehr als zehn Jahre vergehen.

5.7 Malaria

Sekunden mit Folgen

Mit ihrem kleinen Stilett ritzen sie die Haut ein, versenken den Stechrüssel etwa bis zur Hälfte. Hat sich ein Blutgefäß gefunden, spritzen Mücken ihren Speichel durch ein Rohr. Er stillt den Schmerz und hindert das Blut am Gerinnen. Aus dem kleinen See saugen die Tiere das warme Blut ein. Ein Pieks, ein Huckel und ein bisschen Jucken – so banal geht ein Mückenstich in unseren Breitengraden vorbei. Doch für etwa 40 Prozent der Weltbevölkerung kann jeder Mückenstich eine schwere Krankheit bringen. Sie leben in Malaria-Risikogebieten. Jedes Jahr erkranken bis zu 600 Millionen Menschen an der Blutkrankheit. Etwa 1 bis 1,5 Millionen Menschen sterben an den einzelligen Erregern – die große Mehrheit davon in Subsahara-Afrika. Am schlimmsten betroffen sind Kinder und werdende Mütter. 800 000 Kinder sterben jedes Jahr an Malaria, ein Kind alle 30 Sekunden. Abbildung 14 zeigt die Zahl der Malaria-Fälle in den verschiedenen Weltregionen. Es wären noch viele weitere Zahlen zu nennen. Auch ökonomisch beutelt Malaria ohnehin arme Regionen: Man schätzt, dass die Seuche in Subsahara-Afrika jedes Jahr mehr als 2 Milliarden US-$ an direkten und indirekten Kosten verursacht.

Wechselfieber

Die Krankheit wird in erster Linie mit dem Mikroskop festgestellt: Findet man Parasiten im Blut, steht die Diagnose. Malaria ruft in Schüben hohes Fieber und Schüttelfröste hervor, weshalb die Krankheit auch Wechselfieber heißt. Gelenk- und

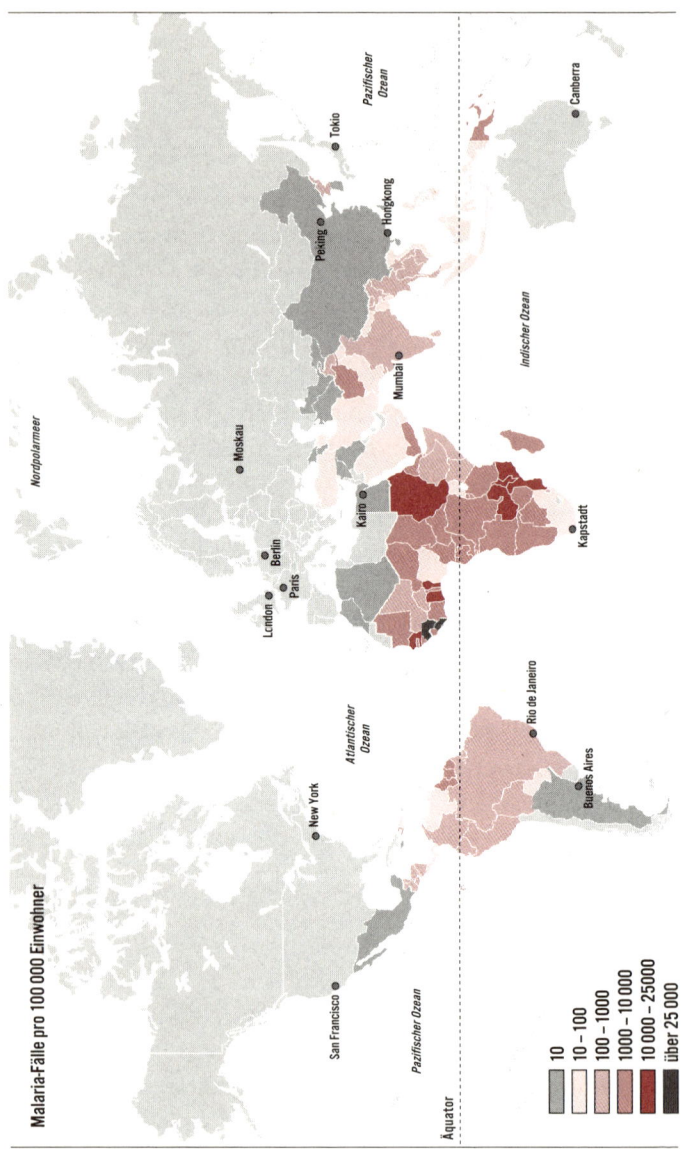

Malaria-Fälle pro 100 000 Einwohner

10
10 – 100
100 – 1000
1000 – 10 000
10 000 – 25000
über 25 000

Kopfschmerzen, Magenkrämpfe und Erbrechen kommen hinzu. Schwere Malaria-Fälle führen zu Nierenversagen, Blutarmut, Gelbsucht und enden meist im Koma. Die Erreger zerstören die roten Blutkörperchen und bauen den roten Blutfarbstoff Hämoglobin ab. Somit stören sie die Sauerstoffversorgung empfindlich. Malaria ist kein einmaliges Ereignis. In endemischen Gebieten können sich Menschen im Laufe ihres Lebens mehrfach infizieren. Langsam entwickelt sich beim Erwachsenwerden ein gewisser Schutz. Aus diesem Grund sind Kinder auch so viel anfälliger gegenüber der Krankheit als Erwachsene.

Einzeller im Anflug

Die Malaria wird von Parasiten namens *Plasmodium* hervorgerufen. Wir kennen vier verschiedene Arten der Einzeller, die Malaria bewirken: *Plasmodium falciparum*, den Erreger der Malaria tropica, *Plasmodium malariae*, den Erreger der Malaria quartana, *Plasmodium vivax* und *Plasmodium ovale*, die Erreger der Malaria tertiana. Der mit Abstand gefährlichste Vertreter ist *Plasmodium falciparum*.

Die Einzeller kommen durch die Luft: Die weibliche Anopheles-Mücke transportiert sie. Die Parasiten brauchen sie jedoch auch für ihre Entwicklung. Von den knapp 400 verschiedenen Anopheles-Moskitos kommen 60 als Malaria-Vektoren in Frage. Insekten sind Vektoren für viele andere Infektionskrankheiten (siehe Kasten: Huckepack ins Blut).

Abb. 14 Malaria-Inzidenzen in den verschiedenen Regionen der Welt. Anteil der Malaria-Fälle pro 100 000 Einwohner. Quelle: Weltgesundheitsorganisation.

Huckepack ins Blut

Vier, sechs oder acht Beine und manchmal ein paar Flügel – das ist das Erfolgsgeheimnis zahlreicher Viren. Sie lassen sich von kleinen Tierchen von Wirt zu Wirt schleppen. Ohne diese Überträger oder Vektoren wären die Erreger ungleich weniger gefährlich und kämen wahrscheinlich weitaus seltener vor. Freilich, unsere Breitengrade sind nicht gerade das Gebiet auf der Welt, in dem die meisten Erreger vorkommen. Und dennoch: Wanzen, Milben, Flöhe, Läuse, Zecken, Stechfliegen, Stechmücken, Bremsen, Stechgnitzen, Kriebelmücken – so liest sich allein die Liste einiger blutsaugender Überträger, mit denen wir es hier zu tun haben. Ein Stich, ein Biss – und schon kann die Infektion da sein.

Gefürchtet sind hierzulande besonders Zecken. Auf den Menschen können sie die Viruskrankheit Frühsommer-Meningoenzephalitis, kurz FSME, übertragen und die Borreliose, eine bakterielle Krankheit. FSME bekommen allein in Deutschland jedes Jahr mehrere 100 Menschen und 60 000 fangen sich eine Borreliose ein. FSME beginnt mit Kopf- und Gliederschmerzen und greift bei etwa jedem zehnten Erkrankten die Hirnhäute und manchmal auch das Gehirn an. Einige Fälle enden tödlich. Bei der Borreliose fällt oft zuerst die Hautrötung auf, die von allgemeinem Unwohlsein begleitet wird. In schlimmeren Verläufen kommt es auch zu Ausfällen der Hirnnerven. Eine gefürchtete Nachkrankheit ist die chronische Entzündung der Gelenke, die als Lyme-Arthritis bezeichnet wird.

Weltweit betrachtet ist eine erhebliche Zahl von Erregern auf Vektoren angewiesen. Berühmtestes Beispiel: Malaria. Aber auch Dengue, Gelbfieber, West-Nil-Enzephalitis und Chikungunya-Viren werden von Stechmücken übertragen. Virologen haben für die Gruppe der Viren einen speziellen Namen geprägt: Sie nennen sie Arboviren, eine Abkürzung für arthropode borne viruses, also Viren, die von Arthropoden (Gliederfüßern) übertragen werden.

Plasmodium durchläuft in der Anopheles-Mücke und im Menschen einen komplizierten Lebenszyklus. Diese einschneidenden Veränderungen machen die Bekämpfung des Erregers so schwierig. Der infizierte Moskito überträgt beim Blutsaugen sogenannte Sporozoiten. Diese Entwicklungsstadien sind zuvor in die Speicheldrüse der Mücke gewandert. Verdünnt das Insekt bei seiner Mahlzeit das Blut, spritzt es dem Menschen den Parasiten in den Körper. Über den Blutstrom erreichen die Sporozoiten die Leber. Dort reifen sie heran und vermehren sich. In den zwei bis drei Wochen kommt es kaum zu Krankheitssymptomen. Es bilden sich die Merozoiten. Diese gelangen wieder in den Blutkreislauf. Dort entern sie die roten Blutkörperchen, nisten sich ein, vermehren sich und bauen Hämoglobin ab. Ähnlich wie bestimmte Viren verwandeln die Parasiten den Erythrozyten in eine selbstzerstörerische Fabrik. Die Blutzellen zerfallen und schwemmen dabei Merozoiten aus. Diese befallen weitere Erythrozyten und setzen Toxine frei, die einen Zytokin-Sturm auslösen. Fieberausbrüche, Schweißausbrüche, Schüttelfröste und Anämie machen den Infizierten zu schaffen. Weiterhin schädigen die zerfallenen Erythrozyten die feinen Blutkapillaren – ganz besonders die hochempfindlichen Gefäße im Gehirn. Die Folge ist eine Zerebral-Malaria, die häufig mit dem Tod des Patienten endet. Sowohl am Fieber als auch an den Gehirnschäden ist die Überproduktion an Zytokinen beteiligt, ähnlich wie bei der Spanischen Grippe und dem septischen Schock.

Einige Parasiten sind inzwischen in das Sexualstadium übergegangen, und in diesem Stadium werden sie von den Moskitos beim Stechen wieder aufgenommen. Der Teufelskreis kann von neuem beginnen. Treffen sich männliche und weibliche Parasiten im Darm der Anopheles-Mücke, erzeugen sie Nachkommen. Nach einer Vegetationsphase von einigen Wochen in der Anopheles-Mücke sind die neu gebildeten Parasiten zum nächsten Angriff auf den Menschen bereit.

Die Mär vom Tonicwater

An sich ist die Malaria heilbar, wenn sie früh genug diagnostiziert und sofort behandelt wird. Zur Therapie stehen vor allem zur Verfügung:

Chinin, das bereits seit über 400 Jahren als Medikament verwendet wird. Die Rinde des Chinin-Baums wurde in Peru bereits im 15. Jahrhundert zur Fieberbehandlung genutzt. Da Chinin heftige Nebenwirkungen verursacht, wird es heute nur noch zur Behandlung schwerer Malaria-Fälle eingesetzt. Chininhaltige Getränke (Tonicwater) helfen allerdings nicht. In diesen Getränken sind weniger als 100 mg Chinin, während zur Behandlung der Malaria weit über 1000 mg nötig sind.

In den 50er Jahren wurde *Chloroquin* in die Malaria-Behandlung eingeführt. Ende der 50er Jahre entwickelten sich bereits die ersten resistenten Erreger, und Ende der 70er Jahre hatten sich Chloroquin-resistente Erreger in den meisten Teilen der Erde durchgesetzt. Aus diesen Gründen musste das Mittel in den meisten Ländern abgesetzt werden. Als Alternativen zu Chloroquin gibt es heute andere Medikamente, zu denen *Mefloquin, Doxyzyklin* und *Atovaquon-Proguanil* zählen. Allerdings hat sich in einigen Ländern die Mefloquin-Resistenz bereits stärker ausgebreitet.

In neuerer Zeit werden vermehrt *Artemisinin*-haltige Präparate verwendet. Artemisinin ist ein chinesisches Kräuterprodukt der Pflanze *Artemisia annua*. Chinesen kennen das

Beifußgewächs schon lange als fiebersenkendes Mittel. Es ist billig und effektiv: Drei Tage Behandlung lässt die Erreger drastisch zurückgehen und das Fieber sinken. Eine Kombinationstherapie, die auf Artemisinin beruht, ist die derzeit kostengünstigste und effektivste Behandlung der Krankheit. Eine solche Kombination für Kinder ist etwa Artesunat und Amodiaquin. Ein Pharmakonzern will das Medikament unter Verzicht auf Patentschutz herstellen, sodass es auch andernorts produziert werden kann. Anstelle zweier verschiedener Tabletten, die für Erwachsene gedacht sind und deshalb für Kinder halbiert werden müssen, wird nun eine einzelne Pille produziert, die beide Medikamente enthält. Die Kombination zweier Medikamente verstärkt die Wirksamkeit der Therapie und senkt möglicherweise auch das Risiko der Resistenzentwicklung.

Schutz im Schlaf

Moskitos stechen meist nachts. Und die beste und billigste Möglichkeit zur Malaria-Kontrolle ist seit langem bekannt: Moskitonetze, am besten mit Insektiziden imprägniert. Sie sind für den Menschen nicht giftig. Aber sie stoßen die Moskitos ab oder töten die Insekten, wenn sie sich auf das Netz setzen. In der Zwischenzeit gibt es imprägnierte Bettnetze, die ihre Wirkung bis zu fünf Jahre lang behalten. Früher mussten die imprägnierten Bettnetze alle sechs Monate neu eingesprüht werden. Allerdings schlafen derzeit lediglich 1 bis 2 Prozent der Menschen in Malaria-Gebieten unter Moskitonetzen.

Andere Präventionsmaßnahmen sind Sprays zur Insektenabwehr, die innerhalb von Häusern eingesetzt werden. Hierfür

werden auch Insektizide verwendet. Das bekannteste, aber
auch verrufenste ist DDT, das in den 40er Jahren des vergangenen Jahrhunderts zur Malaria-Kontrolle in Südeuropa erfolgreich eingesetzt wurde. Italien, Portugal, Spanien, Bulgarien, Rumänien, Jugoslawien und Ungarn wurden auf diese
Weise malariafrei. Zum Erfolg dort trug auch die Trockenlegung von Sumpfgebieten bei. In den 40er bis 60er Jahren
wurde DDT allerdings so weiträumig und unkontrolliert versprüht, dass rasch Umweltschäden deutlich wurden. In der
Zwischenzeit wissen wir, dass DDT – restriktiv und sinnvoll
eingesetzt – durchaus seine Berechtigung bei der Malaria-
Kontrolle hat. Der Einsatz von DDT zum Sprühen innerhalb
von Häusern wird daher von der Weltgesundheitsorganisation in der Zwischenzeit wieder empfohlen (siehe Kasten:
Kein einfaches Gut oder Böse – DDT und Malaria-Kontrolle).

**Kein einfaches Gut oder Böse –
DDT und Malaria-Kontrolle**

»Mein Fliegenkäfig war schon nach kurzer Zeit so giftig, dass
unbehandelte Fliegen selbst nach intensiver Reinigung des Kä-
figs sofort zu Boden fielen, wenn sie gegen die Wand kamen. Ich
konnte erst weitermachen, als ich die Käfigwände ausgetauscht
hatte.« So beschrieb Paul Herrmann Müller seine Experimente
aus dem Jahr 1939. Er hatte damals die insektizide Wirkung von
DDT entdeckt. Dichlor-diphenyl-trichlorethan war bereits 1874
synthetisiert worden. Sein möglicher Einsatz zur Eindämmung
der Malaria wurde erst später klar. Bereits während des Zweiten
Weltkriegs kam DDT breitflächig zur Anwendung. In 30 Jahren
seines Einsatzes wurden knapp 500 Millionen Kilogramm versprüht. Doch die Kritik an DDT als Umweltgift wurde lauter und
führte 1972 zu einem Verbot.

Bald wurde klar, dass hier das Kind mit dem Bad ausgeschüttet worden war. Zwar besteht kein Zweifel: der DDT-Einsatz in der Landwirtschaft hat die Umwelt stark geschädigt. Doch muss auch der Wert des Mittels zur Malariakontrolle anerkannt werden. Heute hat man sich darauf geeinigt, dass DDT für die Vektorkontrolle nach Richtlinien der Weltgesundheitsorganisation genutzt werden kann, solange es keine sicheren effektiven und finanzierbaren Alternativen vor Ort gibt. Die Weltgesundheitsorganisation empfiehlt lediglich die Nutzung innerhalb von Wohnräumen. Dafür müssen sich Länder registrieren lassen und alle drei Jahre die verbrauchte Menge angeben.

Es gibt gute Hinweise dafür, dass DDT bei sachgerechter Anwendung die Malaria-Übertragung um bis zu 90 Prozent senken kann. Die Mücken nehmen bereits eine tödliche Menge auf, wenn sie auf einer besprühten Wand landen. In Indien zeigte dies Erfolge, auch Südafrika hat DDT wieder eingeführt. Derzeit nutzen 14 Länder die Wohnraumbehandlung mit Insektiziden, 10 davon nehmen DDT. Soll der Ausbreitung von Malaria, wie von den Milleniumzielen gefordert, Einhalt geboten werden, wird man um DDT nicht herumkommen – einfach mangels wirksamer Alternativen.

Nicht einer für alle

Versuche, einen Impfstoff gegen Malaria zu entwickeln, gibt es viele. Im Prinzip ist eine Impfung gegen Malaria auch möglich. So wurde bereits gezeigt, dass Plasmodien, die mit starker Radioaktivität bestrahlt wurden, einen kompletten Schutz gegen Malaria bewirken können. Leider ist die Gewinnung riesiger Mengen bestrahlter Erreger technisch derzeit nicht machbar. Deshalb müssen andere Wege eingeschlagen werden. Das besonders heikle Problem bei der Malaria sind die verschiedenen Stadien des Erregers – gegen die eine unterschiedliche Immunantwort benötigt wird. Ob ein einzelner Impfstoff zur effektiven Malaria-Kontrolle deshalb ausreicht, steht noch in den Sternen.

Kürzlich gab es einen ersten Hoffnungsschimmer: Eine klinische Studie mit einem Impfstoff von GlaxoSmithKline zeigte in Mosambik eine vorübergehende Reduktion der Malaria-Fälle bei Kleinkindern um ein Drittel. In einer weiteren Studie in Gambia reduzierte die Impfung auch die Malariafälle bei Erwachsenen. Verglichen mit Impfstoffen auf dem Markt mögen die Zahlen nicht bedeutend erscheinen, für Malaria wäre es jedoch bereits ein großer Erfolg. Der beschriebene Impfstoff wirkt gegen das Frühstadium des Malaria-Erregers im menschlichen Körper. Auch erste Versuche mit anderen Impfstoff-Kandidaten erwiesen sich als vielversprechend. Letztlich könnte eine Kombination die Wirkung verstärken.

5.8 Grippe bei Mensch und Vogel

Anfang 2006 war Deutschland im Ausnahmezustand: Die Grippeangst ging um. Plötzlich gebrauchten selbst Medizinlaien, ohne mit der Wimper zu zucken, ein Wort wie Pandemie. Besorgte Menschen bestellten Tamiflu an Arzt und Apotheke vorbei im Internet, auch virendichte Atemfilter waren gefragt. Und einschlägige Seiten im Internet klärten den Berliner oder Kölner Großstadtmenschen auf in Überlebensfragen – wie viel Wasser oder Tütensuppen muss ich für meine dreiköpfige Familie horten? Dann kam der Sommer und die Hysterie um die Vogelgrippe wich in Deutschland einem WM-Freudentaumel. Was war geschehen? Ein Krankheitserreger hatte auf der Welt für Aufruhr gesorgt: H5N1, ein Grippevirus. Wahrscheinlich gibt es den Erreger schon seit Millionen Jahren auf der Erde. Für den Menschen wurde er erst in vergleichsweise jüngerer Vergangenheit zum Krankheitskeim.

Das ABC der Grippeviren

Grippeviren waren zunächst Erreger von Geflügelkrankheiten, genauer gesagt von Durchfällen und Ähnlichem bei Wasservögeln. Wann sich erstmals auch Menschen infizierten, ist nicht klar. Heute aber springen einige Influenzaviren zwischen Geflügel, Mensch und anderen Zuchttieren, etwa Schweinen, hin und her. Viel dazu beigetragen haben die Bedingungen der Geflügelzucht in Asien, wo regelmäßig die neuen Stämme entstehen. Die Rede ist von den sogenannten Influenza A-Viren. Außer diesem Typ kennen wir auch Influenza B-Viren, die in erster Linie Menschen infizieren, und Influenza C-Viren. Sie wiederum kommen bei Mensch und Schwein vor und verursachen zumeist nur schwache Krankheitssymptome. Influenza B- und Influenza C-Viren haben sich schon gut auf den Menschen eingestellt und dadurch viel von ihrer Gefährlichkeit eingebüßt. Damit haben sie zugleich ihre Möglichkeiten zur Veränderung weitgehend verspielt. Ganz im Gegensatz zu Influenza A-Viren, auf die ich mich im Folgenden konzentrieren möchte.

Influenza A- und B-Viren folgen in ihrer Benennung einem strikten Schema. Das Ergebnis liest sich dann etwa so: A / chicken / Kyoto / 3 / 2004(H5N1). Dabei wird zuerst vermerkt, ob es sich um Typ A oder B handelt. Es folgt die Tierart, aus der der Erreger isoliert wurde und der Ort der Entdeckung, hier Kyoto in Japan. Dann kommt eine Nummer für den Stamm, das Jahr und schließlich in Klammern die Antigenstruktur.

Die zwei wichtigsten Antigene – die Eiweiße H und N in der Virushülle – werden dabei mit Ziffern genauer charakterisiert. H steht für Hämaglutinin, also ein Eiweiß, das Blut verklumpen lässt. N kürzt Neuraminidase ab, ein Enzym, das von Zuckerbausteinen auf der Zelloberfläche Neuraminsäuren entfernt. Beide Proteine vermitteln die Anheftung der Viren an Zellen der Atemwege.

Damit bestimmt die Zusammensetzung aus H und N unter anderem die Spezifität des Virus für seinen Wirt. Zudem erkennt das Immunsystem den Erreger bevorzugt an seinen H und N. Somit spielen die Moleküle bei der Infektabwehr und für die Impfung eine besondere Rolle – es sind die Haupt-Antigene.

Schnupfen, Husten, Heiserkeit

Die Grippe wird via Tröpfchen (Husten, Schnupfen, Niesen) übertragen. Aber ein Schnupfen, eine Erkältung – das ist noch lange keine Grippe. Zwar beginnt eine Grippe oft mit Schnupfen, dann aber setzt rasch hohes Fieber ein. Aufgrund der Entzündung der Atemwege kommen schwerer Husten und allgemeines Unwohlsein hinzu. Ernste Komplikationen können folgen, wie Kreislaufversagen und Herzschwäche. Vor allem bei kleinen Kindern, Älteren und Immungeschwächten können diese auch tödlich verlaufen. Mit seiner Schädigung der Atemwege macht das Virus häufig auch den Weg frei für Sekundärinfektionen, meist mit Bakterien, die Lungenentzündung hervorrufen. Hierzu zählen in erster Linie Pneumokokken, *Haemophilus influenzae* und Staphylokokken.

Virus-Blocker

Zur Behandlung einer Virusgrippe gibt es Mittel wie Amantadin und Rimantadin. Sie blockieren die Vermehrung von Influenza A-Viren, indem sie bestimmte Ionenkanäle in der Virushülle hemmen. So wird verhindert, dass die Viren ihr Genom in die Wirtszelle freisetzen. Der Viruszyklus ist unterbrochen. Da das beteiligte Protein in Influenza A-Viren, aber nicht in Influenza B-Viren vorkommt, wirken diese Substanzen gegen Letztere nicht. H5N1 ist gegen diese Medikamente bereits weitgehend resistent. Chinesische Farmer verabreichten sie ihren Hühnern über das Trinkwasser. Schade, denn Amantadin und Rimantadin können in großen Mengen preisgünstig hergestellt werden und lassen sich lange lagern.

1999 kam Tamiflu (Oseltamivir) auf den Markt, das die Neuraminidaseaktivität von Grippeviren effektiv hemmt. Ein zweiter Neuraminidase-Hemmer ist Relenza, das jedoch inhaliert werden muss. Dies ist einerseits umständlicher und aufwendiger, aber andererseits ermöglicht es auch eine prompte Wirkung. Beide Substanzen sind teuer und nicht sehr lange haltbar. Und auch hier traten erste Resistenzen von Influenza-Viren einschließlich H5N1 bereits auf.

Impfung

Wenn der Herbst kommt, kommen auch die Aufforderungen zur alljährlichen Grippeschutzimpfung. Wer teilnimmt, braucht jedes Jahr eine neue Spritze. Denn alle ein bis zwei Jahre entstehen durch Mutation neue Erreger-Varianten, die sich geringfügig voneinander unterscheiden. Wissenschaftler bezeichnen diese leichten Veränderungen als *Antigen-Drift*. Die kleinen Unterschiede reichen aus, um das Immunsystem zu täuschen. Zwar ist die Abwehr durchaus in der Lage, ein Gedächtnis gegen eine bestimmte Variante auszubilden, doch alle Erinnerung läuft ins Leere, wenn die nächste Variante so weit verändert ist, dass sie schlichtweg nicht mehr ausreichend wiedererkannt wird. So reicht der Schutz, den Impfungen bieten, für die Grippe-Welle des nächsten Jahres meist nicht aus. Daher werden jedes Jahr die neu auftauchenden Grippestämme in Asien, wo die Grippewelle ihren Anfang nimmt, typisiert und dann das passende Gemisch für einen Impfstoff zusammengestellt. Jedes Jahr unterscheidet sich der Impfstoff etwas. So sind für 2006 / 2007 empfohlen ein *A / New Caledonia / 20 / 99 (H1N1)*-ähnlicher Stamm, ein *A / Wisconsin / 67 / 2005 (H3N2)*-ähnlicher Stamm und ein *B / Malaysia / 2506 / 2004*-ähnlicher Stamm. Bislang ging das Verfahren noch immer gut, zumindest in Europa und Amerika, da die Impfstoffproduzenten genug Vorlauf hatten. Die globale Produktion für Grippeimpfstoffe ist in neun Industrieländern konzentriert, und die Impfstoffproduzenten können derzeit etwa 350 Millionen Dosen jährlich herstellen.

Größer, weiter, länger

Aufgrund der etwas unklaren Symptomatik fällt es nicht leicht, für Seuchenausbrüche der Vergangenheit eindeutig die Grippe verantwortlich zu machen. Genauere Informationen liegen allerdings für das 20. Jahrhundert vor. Im Folgenden werden die unterschiedlichen Verläufe der Seuche als Grippe-Epidemie oder Pandemie genauer erläutert. Letztere soll mit dem Beispiel der Spanischen Grippe weiter unterfüttert werden. Und schließlich wird auch die Vogelgrippe H5N1 näher besprochen.

Grippe-Epidemien sind uns vertraut. Jeden Herbst rollen sie durchs Land. Dabei sterben an ihnen weit mehr Opfer als meist angenommen: Weltweit dürften jährlich 2 bis 5 Millionen Menschen schwer an der Grippe erkranken, bei etwa 300 000 bis 500 000 verläuft die Krankheit tödlich. In Deutschland wurden im Winter 2002 / 2003 etwa 8500 Fälle gemeldet. Die tatsächlichen Zahlen dürften jedoch weit höher gelegen haben. Wahrscheinlich waren Zehntausende betroffen, bis zu 20 000 Menschen starben in der Saison an Grippe. Häufige Diagnose: Lungenentzündung. Eine Grippe als Todesursache exakt auszumachen ist schwierig. Oft lässt sich auch nicht einfach zwischen Grippeviren und Pneumokokken unterscheiden. Dies liegt nicht zuletzt daran, dass Influenzaviren den Pneumokokken oft den Weg bahnen.

Auch die ökonomischen Einbußen dürften enorm sein. In den USA soll die Grippe jährlich mit Verlusten in Höhe von bis zu 90 Milliarden US-$ zu Buche schlagen. Dort erkranken jährlich schätzungsweise 25 Millionen Menschen an Grippe, und über 40 000 sterben. In Deutschland summieren sich die Krankheitstage wegen Grippe nach Schätzungen des Robert Koch-Instituts jährlich auf über eine Million versäumte Arbeitstage; und 10 000 bis 20 000 Menschen werden ins Krankenhaus gebracht.

Grippe-Pandemien sind weltweite Ausbrüche und kommen sehr viel seltener vor. Das letzte Jahrhundert erlebte drei:

* 1918 die *Spanische Grippe* mit bis zu 50 Millionen Todesfällen;

- 1957 die *Asiatische Grippe* mit circa 2 Millionen Toten und
- 1968 die *Hongkong-Grippe*, bei der etwa 1 Million Menschen starben.

Grundvoraussetzung für eine Grippe-Pandemie ist ein völlig neues Virus, eines, das dem Immunsystem komplett fremd ist. Eine solche Variante kann durch Genaustausch zwischen zwei unterschiedlichen Grippeviren entstehen. Wissenschaftler bezeichnen dies als *Antigen-Shift* oder als Reassortierung des Virus-Genoms. Zu einem solchen Genaustausch kann es kommen, wenn unterschiedliche Grippeviren, zum Beispiel ein Geflügelgrippevirus und ein humanes Influenzavirus in einer Wirtszelle zusammentreffen. Dies kann im Geflügel geschehen; es kann im Menschen geschehen oder in einem Zwischenwirt, etwa dem Schwein. Inzwischen ist klar: Sowohl die Erreger der asiatischen Grippe als auch jene der Hongkong-Grippe entstanden auf diese Weise. Im Virus nämlich liegen die Gene separat nebeneinander – ein Austausch ganzer Gene ist also ein Leichtes.

Es ist aber auch möglich, dass sich ein Geflügel-Grippevirus heimlich schrittweise an den Menschen adaptiert und über mehrere kleine Schritte (also über eine Reihe von *Antigen-Drifts*) sein Wirtsspektrum ändert. Dies war wahrscheinlich ausschlaggebend für die Spanische Grippe von 1918. Damals sprang ein Influenzavirus direkt auf den Menschen.

Die Spanische Grippe setzte zum Ende des Ersten Weltkriegs ein, nachdem dieser bereits 10 Millionen Menschenleben gefordert hatte. Man könnte sogar sagen, der Erste Weltkrieg bahnte den Weg für die Spanische Grippe: Soldaten lebten zusammengepfercht in Kasernen. Der Krieg hatte viele Men-

schen geschwächt, und die Verschiffung der Soldaten über
Kontinente hinweg unterstützte die Ausbreitung des Erregers.
Erstmalig erregte der Grippe-Ausbruch in Spanien Ende Mai
1918 die Weltöffentlichkeit. Da Spanien nicht am Ersten Weltkrieg beteiligt war, war es im Umgang mit Schreckensnach-
richten liberaler und ließ zu, dass die Nachricht über einen
Seuchenausbruch per Telegraphenticker in die ganze Welt gelangte. Dies führte zum Namen »Spanische Grippe«, der sich
langsam durchsetzte. Anfangs waren auch andere Namen geläufig, in Deutschland etwa sprach man von »Blitzkatarrh«, in
Kuba von »Trancazo« (Schlag mit dem schweren Stock).

Die Seuche schwappte in drei Wellen über die Welt: Erstmalig machte sie sich im Frühjahr 1918 bemerkbar – als hochansteckende, aber eher mild verlaufende Erkrankung. Sie
ebbte dann wieder ab. Ein halbes Jahr später brach die Spanische Grippe zum zweiten Mal aus. Zu dem Zeitpunkt hatte
sich der Erreger so weit an den Menschen angepasst, dass er
nicht nur hochansteckend war, sondern auch außergewöhn-
lich tödlich. Am 11. September 1918 hatte die Grippe die USA
erreicht, im Oktober desselben Jahres starben bereits 20 000
US-Bürger jede Woche. Die Lebenserwartung sackte drastisch
ab auf 37 Jahre. 1919 schließlich wütete die Grippe in vielen
Teilen der Welt. Nach gut einem Jahr hatte die Krankheit 50
Millionen Menschen dahingerafft – etwa fünfmal so viele wie
der Erste Weltkrieg. Und mehr als jede andere Krankheit, jede
Naturkatastrophe und jeder Krieg zuvor und danach. Erkrankt waren bis zu 1 Milliarde Menschen, also zwei Drittel
der damaligen Weltbevölkerung.

In 25 Wochen tötete die Spanische Grippe doppelt so viele
Menschen wie AIDS in 25 Jahren, und das obwohl ihre Todesrate »nur« bei 5 Prozent lag. Allerdings sei hier einschrän-
kend bemerkt, dass viele Todesfälle auf Superinfektionen mit

bakteriellen Krankheitserregern zurückzuführen waren. Zumindest ein Teil dieser Todesfälle wäre heute verhinderbar, da wir Antibiotika gegen die wichtigsten Krankheitserreger der Lungenentzündung, Pneumokokken, Staphylokokken und *Haemophilus influenzae* haben. Die zunehmende Resistenzentwicklung einiger Erreger schränkt diese Möglichkeiten allerdings wieder ein.

Am heftigsten traf die Grippe junge Erwachsene zwischen 20 und 35 Jahren, nicht zuletzt weil diese Bevölkerungsgruppe die Soldaten stellte. Doch auch unter Frauen waren vor allem die jungen betroffen. 70 Prozent aller gestorbenen Frauen waren jünger als 35 Jahre.

Während bei einer »normalen« Grippe nur ein Mensch von 1000 stirbt, tötete die Spanische Grippe bis zu fünf von 100 Menschen. Warum war sie so viel verheerender als andere Influenza-Pandemien und Epidemien? Aufschluss darüber geben Untersuchungen, die Anfang dieses Jahrzehnts veröffentlicht wurden. Nachdem das Genom des damaligen Virus entschlüsselt war, wurde klar, dass es sich um den Abkömmling eines Geflügelgrippe-Virus handelte. Der Erreger wurde im Labor nachgebaut und seine Letalität in Tierversuchen überprüft. Ergebnis: Wahrscheinlich löste das Virus der Spanischen Grippe nicht nur die bekannten Krankheitsbilder aus, sondern zusätzlich einen Zytokin-Sturm. Ein solcher Sturm aktiviert das Immunsystem über alle Maßen. Es produziert riesige Mengen Entzündungsmediatoren, die rasch zum Tode führen – und zwar ganz besonders unter jungen Erwachsenen mit gut funktionierendem Immunsystem.

Aus Geflügelpest wird Vogelgrippe

In diesem Jahrhundert hat eine Influenzawelle wegen ihrer Bedeutung sogar die Umbenennung einer Krankheit zur Folge gehabt: In den Medien wurde aus Geflügelpest nun Vogelgrippe. Die neue (inoffizielle) Terminologie verdeutlicht auch die Verwandtschaft der Viren, Pest hingegen macht die Ausmaße begreiflich, mit der die Seuche häufig in Geflügelzuchtbatterien wütet.

Noch allerdings ist das Virus im Großen und Ganzen lediglich für Geflügel tödlich, vor allem Wasservögel und Hühner sind betroffen. Menschen haben sich nur vereinzelt angesteckt. Laut Weltgesundheitsorganisation waren bis Mitte Juni 2007 insgesamt 313 Menschen an H5N1 erkrankt, 191 davon starben (siehe Abb. 15). Gelingt es dem Erreger allerdings einzudringen, ruft er im Menschen ernsthafte, häufig tödliche Erkrankungen hervor. Bislang aber scheitert das Virus zumeist beim Andocken an die Zellen der Atemwege des Menschen. Noch. Denn wie die Spanische Grippe zeigte, kann sich das ändern. Der Trend ist steigend. 2006 starben mehr Menschen an H5N1 als 2005. Auch wenn die Dunkelziffer leichter H5N1-Erkrankungen höher liegen mag, müssen wir annehmen, dass milde oder gar asymptomatische Verläufe äußerst selten sind. In anderen Worten: Wenn der Erreger die Zellen des Menschen befallen hat, schlägt er häufig tödlich zu.

Die H5N1-Welle nahm ihren Anfang in China. Heute ist sie nicht nur über ganz Asien verbreitet, sie hat bereits im Mittleren Osten, in Afrika und in Europa Fuß gefasst. Ausgangspunkt der Tier-Pandemie war wie bei der Asiatischen Grippe 1957, bei der Hongkong Grippe 1968 und bei SARS Kwandong in Südchina. Dort wurde das H5N1-Virus zum ersten Mal

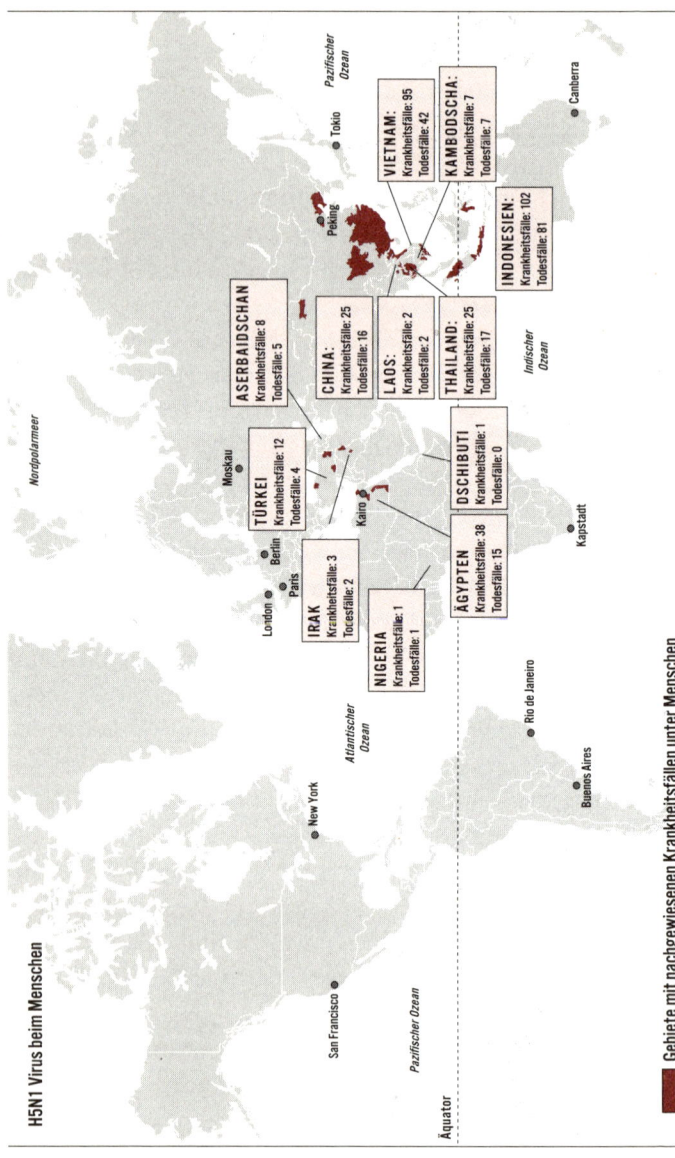

H5N1 Virus beim Menschen

Nordpolarmeer

Pazifischer Ozean

Tokio

VIETNAM:
Krankheitsfälle: 95
Todesfälle: 42

KAMBODSCHA:
Krankheitsfälle: 7
Todesfälle: 7

Canberra

Peking

INDONESIEN:
Krankheitsfälle: 102
Todesfälle: 81

ASERBAIDSCHAN
Krankheitsfälle: 8
Todesfälle: 5

CHINA:
Krankheitsfälle: 25
Todesfälle: 16

LAOS:
Krankheitsfälle: 2
Todesfälle: 2

THAILAND:
Krankheitsfälle: 25
Todesfälle: 17

Indischer Ozean

Moskau

TÜRKEI
Krankheitsfälle: 12
Todesfälle: 4

Kairo

DSCHIBUTI
Krankheitsfälle: 1
Todesfälle: 0

Kapstadt

Berlin

London   Paris

IRAK
Krankheitsfälle: 3
Todesfälle: 2

ÄGYPTEN
Krankheitsfälle: 38
Todesfälle: 15

NIGERIA
Krankheitsfälle: 1
Todesfälle: 1

Atlantischer Ozean

Rio de Janeiro

Buenos Aires

New York

San Francisco

Pazifischer Ozean

Äquator

Gebiete mit nachgewiesenen Krankheitsfällen unter Menschen

1996 nachgewiesen, bei Gänsen auf einer Farm. Wahrscheinlich ist H5N1 eine Kreuzung aus einem H5-Gänsevirus und einem N1-Entenvirus, das später dann auf Hühner übersprang. Inzwischen existieren unterschiedliche Varianten des Erregers nebeneinander. Vereinzelt haben sich auch unterschiedliche Säugetierarten infiziert – neben Schweinen unter anderem auch Katzen, Tiger, Leoparden und Hunde.

H5N1 ist, wie der US-Mediziner Michael Greger sein Buch »Bird Flu« überschreibt, »Ein Virus, das wir selbst ausgebrütet haben«. In China leben – oder sollen wir besser sagen vegetieren – 14 Milliarden Hühner, Gänse und Enten. Verbreitet ist die dreietagige Haltung: Legebatterien sind oft direkt über Schweine-Käfigen aufgestellt, die wiederum über Aquakulturen für Fische stehen. Die Schweine fressen den Hühnerkot, der Schweinekot dient als Düngemittel für Wasserpflanzen und Algen und damit für das Fischfutter. Praktisch, ja. Aber ein Paradies für Darmkeime, zu denen die Geflügelpest-Viren gehören. Zumal Schweine ein potenzieller Mischinkubator für die Entstehung neuer Virus-Varianten sind. Aus der Brutstätte der Viehzucht gelangt das Virus ohne weiteres ins Freie. Dort infizieren sich Flugenten und andere Wildvögel. Doch die bleiben dabei putzmunter und können das Virus über große Strecken hinweg verbreiten. Wildvögel sind somit zum Trojanischen Pferd der Viren geworden.

Gefährlich sind auch Hahnenkämpfe, bei denen das Blut gerade so spritzt. Wahrscheinlich wurde H5N1 auf diese Art von Thailand nach Malaysia eingeschleppt. Bevor Hahnen-

Abb. 15 Regionen der Welt, in denen Menschen seit 2003 an H5N1 erkrankten. Angegeben sind die Erkrankungs- und Todesfälle. Quelle: Weltgesundheitsorganisation.

kämpfe wegen H5N1 in Thailand verboten wurden, fanden rund 15 Millionen solcher Veranstaltungen pro Jahr statt.

Grippe im Stall

H5N1 ist allerdings nicht der einzige Geflügelgrippe-Erreger, der in den letzten Jahren Schlagzeilen machte. Ein weiterer Ausbruch fand 2003 in den Niederlanden statt, hervorgerufen von dem Erreger H7N7. Der Seuchenzug wurde radikal bekämpft und endete mit 30 Millionen getöteten Tieren. Obwohl sich damals 1000 Menschen infizierten und eine Mensch-zu-Mensch-Übertragung stattfand, war der Erreger für den Menschen eher harmlos. Lediglich eine Person starb, nämlich ein Veterinär, der direkt bei der Keulung mithalf. Und immer wieder brechen auch andere Influenzaviren in Geflügelhaltungen aus. Meist behalten sie dabei jedoch ihren veterinärmedizinisch korrekten Namen, nämlich Geflügelpest.

Was also soll(te) die Hysterie bei H5N1? Denn eine Hysterie war es in Deutschland, auch wenn das Gefahrenpotenzial, das von H5N1 ausgeht, außer Zweifel steht. Es ist die Angst vor einer Grippepandemie, einer neuerlichen Seuche vom Ausmaß der Spanischen Grippe. Und diese wiederum ist, wenn man die Fakten betrachtet, durchaus real. Drei Eigenschaften muss ein Virus haben, um eine Grippe-Pandemie auszulösen:

1. Es muss im Menschen eine Grippe hervorrufen.
2. Es muss sich im menschlichen Körper vermehren.
3. Es muss leicht von Mensch zu Mensch übertragbar sein.

Bedingungen eins und zwei erfüllt der H5N1-Erreger bereits. Die dritte Bedingung kann abrupt auftreten oder schleichend nach einer Reihe kleinerer Veränderungen. Eine Chronologie der Ereignisse im Rückblick:

Am 14. Mai 1997 erkrankte in Hongkong ein kleiner Junge plötzlich an hohem Fieber. Eine Woche später war er tot. Ursache: ein Grippevirus. Und zwar nicht H1-, H2-, H3-Viren, die bislang ausschließlich als menschenpathogen galten, das tödliche Virus hieß H5N1. H5 war bis dahin nur als Erreger bei Geflügel bekannt. Es hatte zwei Monate zuvor in Hongkong eine Geflügelepidemie ausgelöst. Dort kommen mit Transporten täglich 100 000 Hühner, Enten und Gänse aus Kwandong an, und zwar lebend. Meist werden die Tiere erst auf dem Markt ohne besondere Hygienevorkehrungen geschlachtet. Jedes Jahr kaufen die 8 Millionen Einwohner Hongkongs 38 Millionen lebende Hühner. Mensch und Tier haben abermillionen Mal Kontakt miteinander. Außer dem Jungen erkrankten 1997 insgesamt 18 Menschen an H5N1, 6 von ihnen starben. Ursache war meist multiples Organversagen, das auch bei der Spanischen Grippe gehäuft auftrat. Die meisten Betroffenen hatten Hühner verkauft, gekauft oder verarbeitet und daher engen Kontakt mit Geflügel. Eine Übertragung von Mensch zu Mensch – und damit die dritte Voraussetzung für eine Pandemie – war nicht feststellbar.

In Hongkong wurde man rasch aktiv: Mehr als 1 Million Hühnchen wurden gekeult. Die Tiere wurden verbrannt, zu Tode getreten oder lebend begraben. Doch die Ursache war nicht eliminiert. Bei 14 Milliarden Geflügel (doppelt so viele wie Menschen auf der Erde!) und 500 Millionen Schweinen allein in China ist an eine erfolgreiche Eradikation von H5N1 inzwischen auch nicht mehr zu denken.

2001 brach H5N1 erneut aus, wieder in Südchina. Diesmal

dauerte es bis 2003, bis erste Todesfälle in Hongkong gemeldet wurden (siehe Abb. 15). Innerhalb weniger Monate starben mehr als 100 Millionen Hühner in Asien entweder durch H5N1 selbst oder bei vorsorglichen Keulungen. Nach kurzer Ruhepause kam es 2004 / 2005 zum nächsten Ausbruch. Dabei wurden bis Juni 2005 mehr als 100 Erkrankungen beim Menschen und 55 Todesfälle gemeldet.

Der Erreger hatte sich deutlich verändert, und irgendwann war eine Mutante entstanden. Diese war für die Ausbrüche im Jahr 2004 verantwortlich. Von Mensch zu Mensch wurde auch diese Mutante noch nicht übertragen. Aber das Virus hatte sich perfekt an Hühnchen angepasst, und Schweine infizierten sich auch schon. Abbildung 16 zeigt die Regionen der Welt, in denen H5N1-Ausbrüche unter Wildvögeln und in Geflügelzuchten auftraten.

2005 war es so weit: Aus Thailand schreckten Berichte über eine Mensch-zu-Mensch-Übertragung die Welt auf. Ein elfjähriges Mädchen, das bei seiner Tante lebte, hatte sich bei infizierten Hühnern angesteckt. Das Kind erkrankte und starb. Auch die Mutter des Kindes erkrankte. Sie war aus Bangkok in das Dorf zurückgeeilt, um ihre Tochter zu pflegen. Und sie hatte mit größter Wahrscheinlichkeit nie Kontakt mit infizierten Hühnern. Die Frau starb kurz nach der Beerdigung ihrer Tochter. Angesteckt hatte sie sich wohl bei ihrem Kind. Auch die Tante erkrankte, überlebte aber. Weitere Übertragungsfälle von Mensch zu Mensch blieben glücklicherweise

Abb. 16 Regionen der Welt, in denen H5N1-Ausbrüche unter Vögeln gemeldet wurden. Dargestellt sind die Gebiete, in denen lediglich Wildvögel erkrankten, und Gebiete, in denen sowohl Geflügelzuchten als auch Wildvögel betroffen waren. Quelle: Weltgesundheitsorganisation.

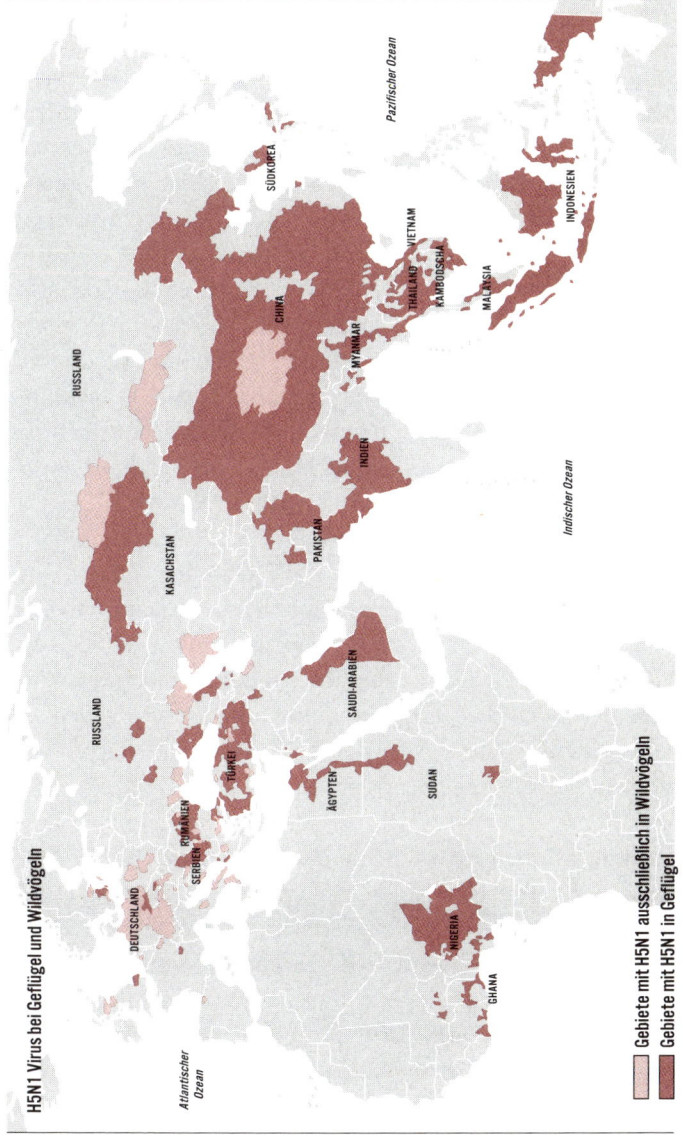

H5N1 Virus bei Geflügel und Wildvögeln

H5N1 Virus bei Geflügel und Wildvögeln

Atlantischer Ozean

Pazifischer Ozean

Indischer Ozean

DEUTSCHLAND
SERBIEN
RUMÄNIEN
TÜRKEI
RUSSLAND
ÄGYPTEN
SAUDI-ARABIEN
SUDAN
NIGERIA
GHANA
KASACHSTAN
RUSSLAND
PAKISTAN
INDIEN
CHINA
MYANMAR
THAILAND
VIETNAM
KAMBODSCHA
MALAYSIA
SÜDKOREA
INDONESIEN

Gebiete mit H5N1 ausschließlich in Wildvögeln
Gebiete mit H5N1 in Geflügel

aus. Wahrscheinlich war der enge Kontakt zwischen Mutter und Tochter entscheidend.

In Ägypten starben im Dezember 2006 ein 16-jähriges Mädchen und ihr 27 Jahre alter Onkel an einer H5N1-Infektion. Damals stellten Fachleute fest, dass jenes Virus bereits Anfänge einer Resistenz gegen Tamiflu zeigte. Ein weiterer kritischer Punkt war erreicht.

Therapie: Prinzipiell wirken die verfügbaren Grippemittel Amantadin, Rimantadin, Tamiflu und Relenza auch gegen H5N1. Inzwischen wissen wir um Einschränkungen: Das Virus ist gegen Amantadin und Rimantadin bereits resistent, eine Behandlung scheidet damit aus. Auch wurden Tamiflu-resistente H5N1-Erreger bereits beschrieben. Mehrere Industrieländer haben Tamiflu für den Katastrophenfall gelagert. In Entwicklungsländern und selbst in Schwellenländern würde eine solche Maßnahme das Gesundheitsbudget auffressen. Wir müssen befürchten, dass kein Land auf eine H5N1-Pandemie ausreichend vorbereitet ist. Selbst die USA nicht, die derzeit wahrscheinlich am sensibelsten auf mögliche Seuchenbedrohungen reagieren und große Mengen Tamiflu gehortet haben. Auch der Ausbau der Impfstoffproduktion wurde dort massiv forciert.

Impfung: Prinzipiell ist heute die Entwicklung eines Impfstoffs gegen eine pandemische Grippe, also auch gegen H5N1 möglich. Doch die derzeit genutzten Technologien sind alle darauf ausgerichtet, spezifische Grippe-Impfstoffe zu erzeugen. Impfstoffe also, die gezielt gegen eine auftretende Virusvariante wirken. Doch dafür muss die Struktur genau klar sein. Das heißt: Über diesen Weg kann ein Impfstoff gegen eine H5N1-Variante, die für den Menschen ansteckend wird, erst entwickelt werden, wenn genau dieser Stamm bekannt ist. Von der Identifizierung des Erregers an dauert die Entwicklung eines »klassischen« spezifischen Impfstoffs mindestens sechs Monate bis zur Produktion. Es ist mithin zu befürchten, dass das Mittel zu spät käme, um die erste Grippewelle zu verhindern. Auch die Menge an herstellbaren Dosen dürfte nicht reichen. Bei optimistischer Schätzung kommt man bei Anwendung einiger Herstellungstricks auf eine Produktionsstärke von höchstens 1 Milliarde Dosen, mehr ist auf keinen Fall drin. Welche Bevölkerungsgruppen dann bevorzugt geimpft werden, ist schwer vorauszusagen. Außerdem konzentriert sich die Impfindustrie in wenigen Ländern der Erde: In den USA, Kanada, Australien, Japan und mehreren europäischen Ländern bestehen Kapazitäten zur Impfstoffproduktion. In vielen Teilen Asiens, in ganz Afrika und in ganz Lateinamerika dagegen nicht.

Mittelfristig kann die Forschung Lösungen anbieten. Denn wir verfügen über das Know-how, um Impfstoffe gegen ein breites Erregerspektrum zu entwickeln, also Impfstoffe, die gegen verschiedene Grippe-Varianten schützen. Dies wäre nicht nur für die Kontrolle der Geflügelgrippe, sondern auch zur Vorbeugung gegen die jährliche epidemische Grippe äußerst hilfreich. Leider ist diese Strategie sehr spät, hoffentlich nicht zu spät, aufgegriffen worden. Ökonomisch ist es für die Produzenten viel attraktiver, jedes Jahr einen maßgeschneiderten, hochspezifischen Impfstoff anzubieten, statt alle zehn Jahre breit wirkende Vakzinen für Auffrischimpfungen zu verkaufen. Ein erster Impfstoff gegen H5N1 wurde gerade in den USA zugelassen – allerdings nicht für den Handel, sondern für die Notfall-Lagerung. Dieser Impfstoff hat jedoch nur eine etwa 50-prozentige Wirksamkeit und ist daher lediglich als Zwischenlösung anzusehen.

Und wie steht es mit Impfstoffen für das Geflügel? Es gibt solche Mittel. Aber diese Impfstoffe schützen meist nur gegen die Erkrankung, nicht gegen die Infektion. Das ist für die Impfung des Menschen ausreichend. In der Veterinärmedizin aber brauchen wir Impfstoffe, die auch gegen die Infektion schützen. Denn infizierte Vögel schleppen das Virus weiter und scheiden es auch aus – erkranken sie dabei nicht, geschieht dies unbemerkt. Wie bei vielen wilden Wasservögeln. In China sollen Massenimpfungen von Geflügel sogar dafür verantwortlich gewesen sein, dass sich ein aggressiver H5N1-Stamm ausbreitete und andere Stämme verdrängte. Wahrscheinlich, so berichteten US-Forscher, wirkte der Impfstoff eben gegen jene Linie nicht – und trug so zu deren Selektion bei.

Was nun?

Viel wurde spekuliert, wie schnell H5N1 sich über die Welt ausbreiten könnte, wenn das Virus erst einmal von Mensch zu Mensch übertragen wird. SARS hat uns besser als jedes Computer-Modell gezeigt, wie plötzlich so eine Zeitbombe losgehen kann. Eine einzelne Person reicht aus, um einen Prozess in Gang zu setzen, der innerhalb von 24 Stunden jeden Ort der Erde erreicht. Bei SARS ging es noch einmal gut. Bei H5N1 stehen die Chancen schlechter. Bei SARS erkrankten die Menschen, bevor sie ansteckend wurden. Bei der Grippe ist bereits der Infizierte, aber noch Gesunde ansteckend.

Fest steht: H5N1 kann nicht mehr in seinem Reservoir eliminiert werden. Wir werden lernen müssen, mit dem Virus zu leben. Wir müssen daher überlegen, wie eine möglicherweise auftretende H5N1-Pandemie möglichst rasch eingedämmt werden kann. Dabei kommt es darauf an, dem Virus so

früh wie möglich und so konsequent wie möglich den Weg abzuschneiden. Am Beginn steht die rasche Eingrenzung durch
eine präventive Tamiflu-Behandlung – wir sprechen von einer
Tamiflu-Decke. Voraussetzung hierfür ist, dass der Ausbruch
prompt entdeckt wird und sofort Behandlungen einsetzen –
noch bevor sich die Menschen in der Umgebung anstecken.

Während viele Industrieländer Tamiflu gelagert haben, ist
dies in Asien meist nicht der Fall. Dort allerdings ist das Risiko, dass ein Pandemievirus auftritt, am größten. Ob die Industrieländer bei Beginn einer H5N1-Pandemie bereit wären,
ihre Tamiflu-Reserven abzugeben, bleibt abzuwarten.

Hinzukommen müssen strenge Quarantänemaßnahmen.
Auch hier sind Zweifel am Erfolg angebracht. Nehmen wir
das Beispiel SARS: Es brauchte Monate, bis Verantwortliche
sich offiziell äußerten. Gegenmaßnahmen wurden erst getroffen, als bereits Hunderte Menschen infiziert waren. China
hat sich bei H5N1 schon zu viel Heimlichtuerei zuschulden
kommen lassen, als dass wir volles Vertrauen auf geeignete
Gegenmaßnahmen haben könnten.

Wie schwer uns eine Grippe-Pandemie treffen würde, ist
schwer abzuschätzen. Die Wahrscheinlichkeit, dass sich eine
an den Menschen adaptierte Variante des H5N1-Virus rasch
über den Globus ausbreiten wird, ist jedoch hoch. Die Folgen wären, dazu hat SARS einen Vorgeschmack gegeben, auch
für die Weltwirtschaft dramatisch. Es kursieren auch Schätzungen über Todeszahlen, die jedoch mit Vorsicht zu nennen
sind: Ginge man von der Hongkong-Grippe als harmlosestem
Fall einer Grippe-Pandemie und der spanischen Grippe als
schlimmstem Fall dieses Jahrhunderts aus, so käme man auf
8 Millionen bis mehr als 200 Millionen Grippetote durch
H5N1. Sehr pessimistische Befürchtungen gehen von bis zu
1,5 Milliarden Todesfällen aus.

5.9 In zwölf Stunden um die halbe Welt – SARS

Seuchen können jederzeit und überall neu entstehen. So weit die Theorie. Was dies in der Praxis bedeutet, konnte die Welt in jüngster Zeit schon einmal live verfolgen. Das neue Jahrtausend war noch keine zwei Jahre alt, als SARS (»severe acute respirator syndrome« oder auf Deutsch »Schweres akutes Atemwegssyndrom«) erstmals auftrat. Aus heiterem Himmel erkrankten zahlreiche Menschen an merkwürdigen Lungenentzündungen unbekannter Genese und hohem Fieber. Und während Forscher mit Hochdruck nach dem Erreger suchten, ihn aber noch nicht kannten, machte dieser sich mit zuvor nicht da gewesenem Tempo auf eine Reise um den Globus. Auf Märkten, in Hotels und vor allem in Krankenhäusern sprang er von Mensch zu Mensch und reiste in ihnen mit Flugzeugen von einem Kontinent zum nächsten. Wir konnten förmlich zuschauen, wie ein einzelner Erkrankter eine Gruppe Gesunder ansteckte und sich daraus ein Cluster bildete und ausdehnte. Und wir wurden Zeugen, wie das Virus aus diesem Cluster heraus exportiert wurde und in weiter Entfernung fast aus dem Nichts neue Cluster aufblühen ließ. Ein epidemiologisches Paradebeispiel.

Ein Hotel, ein Krankenhaus, ein Flugzeug

Am 16. November 2002 erkrankt in Südchina, in der Provinz Guandong, ein 45 Jahre alter Mann an Fieber und einer Lungenentzündung. Wahrscheinlich stecken sich vier Angehörige an. Ursache: unbekannt. Am 10. Dezember 2002 bekommt ein Koch eines Restaurants in Shenzhen ähnliche Symptome, aber unabhängig von dem 45-Jährigen. Der Koch wird in das Städtische Krankenhaus überwiesen und steckt dort acht weitere Menschen an. Alle erkranken. In den folgenden Wochen bis Ende Januar 2003 steigt die Zahl der Fälle in China drastisch an. Allmählich gelangen trotz Vertuschung erste Informationen an die Öffentlichkeit. Die US-Centers for Disease Control (CDC) schicken eine Expertengruppe nach Südchina. Anfang Februar 2003 beginnt diese vor Ort mit der Arbeit. Schritt für Schritt erreichen die Informationen über eine neue, ansteckende Krankheit auch die Weltgesundheitsorganisation und andere internationale Organisationen. Doch der Erreger hat inzwischen einen Sprung gemacht, er hat seinen ersten superspreader (Super-Verbreiter) gefunden. Ein kranker Fischverkäufer steckt in etwa drei Wochen nach seiner Einlieferung in eine Klinik in Guandong 19 Verwandte und mindestens 50 Ärzte, Schwestern und Pfleger an. Unter ihnen ist auch ein 64 Jahre alter Arzt. Wahrscheinlich hatte der Mediziner gar keinen direkten Kontakt mit dem Fischverkäufer, sondern steckte sich über eine andere Person im Krankenhaus an. Mitte Februar wird der Arzt krank. Doch nur vorübergehend. Als es ihm besser geht, reist der Mann am 21. Februar mit seiner Frau zu einer Hochzeit ins drei Stunden entfernte Hongkong. Dort bucht sich das Paar im Metropol Hotel ein. Schon bald fühlt sich der 64-Jährige erneut elend. Es geht ihm so schlecht, dass er sich noch am nächsten Tag im Kwong Wah Krankenhaus meldet. Dort stirbt der Mann am 4. März. Doch die eine Nacht in der neunten Etage des Hotels reichte aus, mindestens 16 Gäste und einen Hotelbesucher anzustecken. Bis heute ist nicht ganz klar, wie dies geschah. Wahrscheinlich nutzten alle denselben Fahrstuhl, vielleicht drückten sie denselben Fahrstuhlknopf. Mysteriös bleibt, warum nicht noch mehr Menschen und vor allem keiner der Pagen, Zimmermädchen, Rezeptionisten oder Putzkräfte des Hotels erkrankten. Das Vier-

Sterne-Hause jedenfalls wurde für das (noch immer nicht bekannte) Virus zum Ausgangspunkt für die Reise um die Welt: Ein 48 Jahre alter Kaufmann aus New York flog nach dem Auschecken von Hongkong aus weiter nach Hanoi in Vietnam, schleppte den Erreger mit und steckte in Hanoi 63 weitere Menschen an. Eine zweite Ladung Erreger gelangte in einer Frau nach Singapur und sprang dort auf mindestens 195 andere Personen. Eine 78-jährige Kanadierin flog infiziert nach Toronto und übertrug das Virus auf 136 Menschen. Innerhalb weniger Stunden hatte die neue Seuche von Asien aus Nordamerika erreicht. Ein anderer Kanadier erkrankte noch in Hongkong so schwer, dass er dort in ein Krankenhaus kam. In der Klinik verbreitete sich das Virus auf neun Menschen. Dort landete auch ein 26 Jahre alter Arbeiter, der sich SARS eingefangen hatte, als er an jenem Abend kurz im Metropol Hotel war. Der junge Mann dachte sich erst nichts, als er erkrankte. Am 4. März wurde er ins Prince of Wales Krankenhaus eingeliefert und infizierte dort 143 Menschen. Darunter war auch ein 33 Jahre alter Dialyse-Patient. Bei einer der Blutwäschen steckte der Mann sich mit SARS an. Anschließend ging er in seine Wohnung in einer Siedlung mit 19 000 Einwohnern. Am 14. März 2003 erkrankte der Mann an einer Lungenentzündung, kam kurz ins Krankenhaus, wurde aber zu früh wieder entlassen. Er wurde erneut krank. Eine einzige Nacht zu Hause reichte für das Virus, um 213 andere Anwohner zu infizieren. Wahrscheinlich wurde der Erreger dort über die Toilettenanlage von Wohnung zu Wohnung transportiert. Ebenfalls im Prince of Wales Hospital infizierte sich ein 62 Jahre alter Mann aus Peking, der seinen kranken Bruder besuchte. Der ältere Mann fühlte sich rasch schlecht, weigerte sich jedoch, ins Krankenhaus zu gehen. Stattdessen flog er zurück nach Hause. Am 15. März bestieg er die Maschine des

Fluges CA 112 von Hongkong nach Peking. Fünf Tage später starb der Kranke. Doch auf dem Flug hatte sich das Virus auf mindestens 22 andere Passagiere und zwei Mitglieder der Besatzung ausgebreitet. Mit ihnen reiste SARS weiter nach Taipeh, Bangkok, Singapur und bis in die innere Mongolei.

Unterdessen war von Vietnam aus längst die Identifizierungsmaschinerie angelaufen. Am 3. März untersuchte der Arzt Dr. Carlo Urbani von der Weltgesundheitsorganisation in Hanoi den aus dem Metropol Hotel gekommenen Geschäftsmann. Urbani ordnete strengste Sicherheitsmaßnahmen an und schickte Blutseren und Rachenabstriche an Speziallabors, unter anderem an die Centers for Disease Control der USA. Dies war ein entscheidender Schritt vorwärts, denn von da an war auch die Öffentlichkeit gewarnt und aufgeschreckt. In Vietnam gelang es relativ rasch, den SARS-Erreger zu besiegen. Allerdings beging Dr. Urbani, der den globalen Kampf gegen SARS ausgerufen hatte, einen Fehler: Er selbst erkrankte – kurz vor oder auf einem Flug von Hanoi nach Bangkok, wo er eine Vorlesung über Tropenkrankheiten halten wollte. Am 29. März starb der Weltgesundheitsorganisation-Fachmann in Thailand. Glücklicherweise verbreitete er das Virus weder im Flugzeug noch in Bangkok weiter.

SARS reiste zwar beeindruckend schnell um die Welt (siehe Abb. 17). Doch es hätte deutlich schlimmer kommen können, denn mehrere Wege verliefen für das SARS-Virus in Sackgassen. So reiste vom Metropol Hotel in Hongkong ein Ehepaar – beide waren infiziert – auf die Philippinen. Dort kamen der Mann und die Frau ins Krankenhaus und wurden wieder gesund. Erst später in Großbritannien bestätigte ein Test: Beide hatten SARS überstanden. Angesteckt hatten sie niemanden. Ähnlich verlief die Krankheit bei einer Deutschen, die von Hongkong nach Australien flog und dort nach kurzer Krankheit spontan gesund wurde. Ein weiterer Mann erkrankte auf dem Weg nach Vancouver. Doch er wurde dort sofort absolut abgeschottet und behandelt – niemand wurde infiziert. Auch Deutschland wurde kurz aufgeschreckt. Am 15. März landete ein SARS-kranker Arzt auf dem Weg von einem Kongress in New York zurück nach Singapur in Frankfurt am Main zwischen. Der Mann hatte sich bereits vor dem Kongress noch in Singapur bei Patienten angesteckt. Noch vor seinem Abflug hatte der 32-Jährige einem Kollegen erzählt, dass er SARS-ähnliche Symptome verspüre. Daraufhin informierte der Kollege von New York aus die deutschen Behörden. Die Weltgesundheitsorganisation identifizierte den Flug. In Frankfurt wurden der junge Arzt und seine Begleitung sofort isoliert und in eine Klinik gebracht. Der Mann war tatsächlich an SARS erkrankt. Doch auch das Virus in ihm war ein Versager: Der Arzt hatte zwar seine Frau, seine Schwiegermutter und einen Flugbegleiter angesteckt, doch keiner der Infizierten erkrankte. Und auch die Kongressteilnehmer und die anderen Mitreisenden im Flugzeug blieben verschont.

Der weitere Verlauf der Epidemie liest sich so: am 23. April überschritt die Zahl der SARS-Kranken die 4000, fünf Tage später die 5000. Am 2. Mai waren 6000 Menschen erkrankt, 7000 am 8. Mai. In dieser Höchstzeit wurden täglich mehr als 200 neue Fälle bekannt. Danach ebbte die Epidemie ab. Ihr Auslöser war seit Ende März identifiziert. Hatte man zuvor das heute deutlich bekanntere Vogelgrippevirus H5N1 unter

Abb. 17 Anzahl der Menschen, die seit 2003 in den verschiedenen Regionen der Welt an SARS erkrankten. Quelle: Weltgesundheitsorganisation.

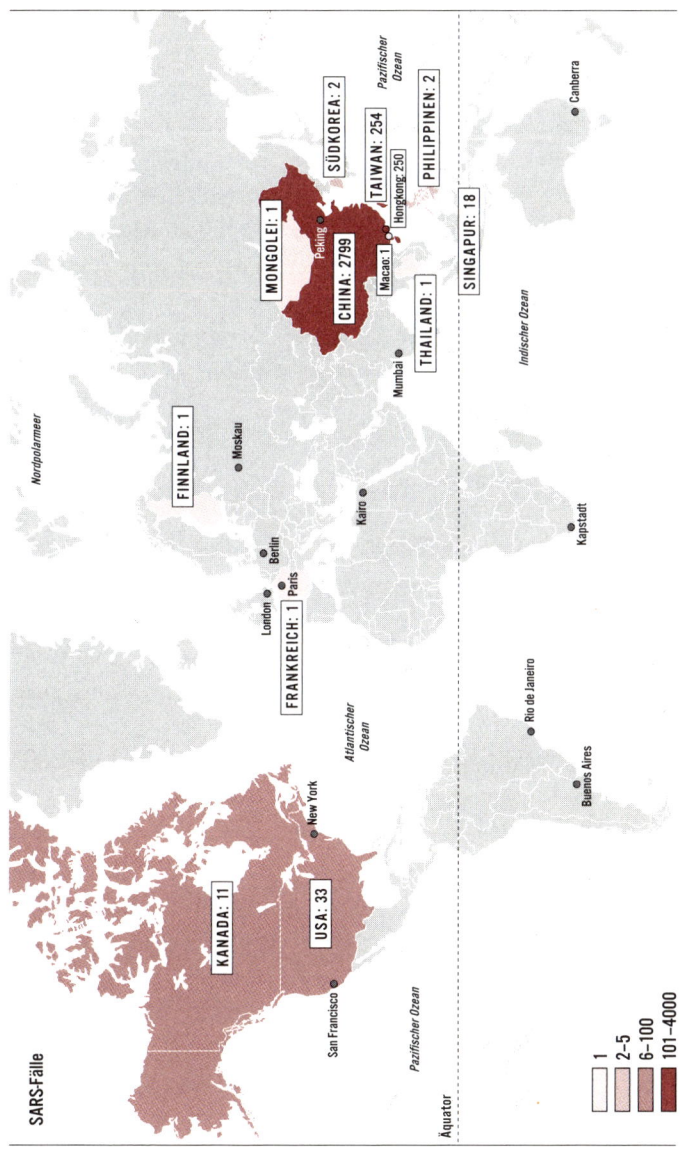

SARS-Fälle

KANADA: 11

USA: 33

MONGOLEI: 1

CHINA: 2799

Peking

Macao:1

Hongkong: 250

TAIWAN: 254

SÜDKOREA: 2

PHILIPPINEN: 2

THAILAND: 1

SINGAPUR: 18

FINNLAND: 1

FRANKREICH: 1

London

Paris

Berlin

Moskau

Kairo

Mumbai

Kapstadt

Rio de Janeiro

Buenos Aires

New York

San Francisco

Canberra

Nordpolarmeer

Pazifischer Ozean

Indischer Ozean

Atlantischer Ozean

Pazifischer Ozean

Äquator

1
2–5
6–100
101–4000

Verdacht, stellte sich dann heraus: SARS war auf ein neues Coronavirus zurückzuführen, das sich von den bekannten Coronaviren bei Mensch und Tier deutlich unterschied. Bis dahin waren die Erreger beim Menschen vor allem als Auslöser harmloser Erkältungserkrankungen bekannt. Kurze Zeit nach der Identifizierung war auch ein diagnostischer Test entwickelt. Noch bis zum Sommer 2003 erkrankten Menschen an SARS, vereinzelte Fälle wurden auch in der zweiten Hälfte des Jahres und Anfang 2004 noch gemeldet. Dann verschwand die Seuche von der Bildfläche. Ihre Bilanz sind mehr als 8000 infizierte Menschen, von denen etwa 750 starben

Ursachenforschung

Woher war SARS gekommen? Noch immer sind die letzten Details der Infektionskette nicht vollständig geklärt. Doch aller Wahrscheinlichkeit nach hatten wir es mit einer typischen Zoonose zu tun, also einem Erreger, der vom Tier auf den Menschen sprang. Ausgangsbasis waren wahrscheinlich Fleischmärkte in China. Ein Großteil der ersten Infizierten hatte dort Wildtiere für den menschlichen Verzehr verkauft oder verarbeitet. Antikörper gegen SARS wurden auch im Blut zahlreicher nicht erkrankter Fleischhändler und Küchenleute gefunden, insbesondere bei jenen, die mit bestimmten Schleichkatzen namens Larvenroller hantierten, die in China als Delikatesse verspeist werden. Diese Tiere, aber auch Dachse und Marderhunde gelten heute als Reservoir des Virus. Allen Anzeichen nach sprang der Erreger von Fledermäusen auf die Schleichkatzen und von dort auf den Menschen. Entscheidend für den Wirtswechsel waren wohl die Marktarbeiter. In ihnen erst entwickelte sich SARS zu der für den

Menschen gefährlichen Form. Wahrscheinlich reichte eine einzige Mutation, um SARS für den Menschen gefährlich zu machen: Lediglich eine der 1255 Aminosäuren im Adhäsionsmolekül, mit dem das Virus sich wie eine stachelige Klette an die Zellen im Körper heftet, musste ausgetauscht werden. Solche Mutationen kommen bei Viren regelmäßig vor. Haben die Erreger zugleich engen Kontakt mit einem neuen Wirt, können sie sich nach der Anpassung schnell ausbreiten. Die ersten Marktarbeiter hatten von der Infektion mit den ursprünglich noch wenig menschenvirulenten Keimen wahrscheinlich eine Immunität auch gegen die aggressive Form. Daher wurden sie nicht krank.

Uralte Bekämpfungsstrategien vs. globalisierte Welt

SARS tötete knapp 800 Menschen und legte vorübergehend Teile der Weltwirtschaft lahm. Asien kostete der Ausbruch runde 25 Milliarden US-$, der internationale Flugverkehr musste Einbußen in Höhe von 6 Milliarden US-$ verschmerzen, allein bei der Lufthansa schlug SARS mit 1,5 Milliarden US-$ zu Buche. Doch verglichen mit dem, was hätte passieren können, verlief der Ausbruch glimpflich. Der Erreger schaffte es offenbar nicht, sich dauerhaft im Menschen einzunisten. Die Erkrankung schwächte die Betroffenen zu schnell und zu sehr, als dass sie sie hätten enorm weit verschleppen können. Wahrscheinlich waren die Infizierten auch erst ansteckend, wenn sie selbst erkrankten, und nicht schon während sie noch scheinbar gesund herumliefen. Zudem stammte das Virus aus einem relativ kleinen Tierreservoir. So war SARS letztlich auch eine Lehrstunde für die moderne Seuchenbekämpfung. Aufgrund der genannten vier Eigenschaften des Erre-

gers gelang es, SARS mit simplen, im Grunde jahrhunderte-
alten Methoden zu besiegen: mit Quarantäne, strengsten Ein-
reisebestimmungen und mit der Tötung der Reservoirtiere.
Zu einem der wichtigsten Instrumente wurde das Fieber-
thermometer, mit dem vorübergehend viele Flugreisende
untersucht wurden. Das Töten von etwa 10 000 gefangenen
Larvenrollern in Guangdong konnte die Quelle der Seuche
eliminieren. Eine Methode, die weit schwieriger ist oder versagt, wenn Erreger sich in Nischen verstecken und ihre Ausbreitung ohne Alarmzeichen erfolgt, etwa wie bei HIV.
Erfolgreicher sind auch Keime, die sich in einem riesigen
Tierreservoir halten, wie beispielsweise Grippeviren, die allein in China in 14 Milliarden Hühnern, Gänsen und Enten
untertauchen können.

Im Fall von SARS konnten Epidemiologen und Gesund-
heitsorganisationen auch auf die Möglichkeiten des 21. Jahrhunderts zurückgreifen, nämlich eine rasche Übertragung von
Informationen via Internet und die Medien sowie die Koordination der Maßnahmen durch internationale Organisationen, insbesondere die Weltgesundheitsorganisation. Wohlgemerkt: Moderne Technologien, insbesondere das verbreitete
schnelle Reisen mit Flugzeugen, war es auch, das SARS die
Ausbreitung enorm erleichterte. Innerhalb eines halben Tages
gelangte das Virus von Asien nach Europa, Australien und
Nordamerika. Und die Medienberichterstattung hatte auch
eine Panik in weiten Teilen der Bevölkerung zur Folge.

Trotz moderner Medien und Informationsübertragung allerdings gelangten alle Informationen nur verzögert an die
Öffentlichkeit. China vertuschte über Monate die sich anbah-
nende Seuche. Möglicherweise hätte der Ausbruch sonst auch
lokal zu einem Ende gebracht werden können. Was wir in Zukunft dringend benötigen, sind verstärkte Systeme zur Über-

wachung und Früherkennung, die uns auch in die Lage versetzen, uns über einen erkannten Ausbruch so schnell wie möglich und so transparent wie möglich zu informieren. Nicht nur für, aber auch für SARS. Denn niemand weiß, wohin das Virus verschwunden ist und ob es nicht eines Tages wiederkehrt. In unserem globalen Dorf sind Abschottungen zum Scheitern verurteilt. Nicht zuletzt ist dies auch ökonomisch die sinnvollste Methode. Für 25 Milliarden US-$, die SARS mindestens kostete (andere gehen von 100 Milliarden US-$ aus), könnten die meisten Millennium-Entwicklungsziele der Vereinten Nationen für Afrika erreicht werden.

5.10 Seuchen im Schattendasein – die vernachlässigten Tropenkrankheiten

Es ist das Anti-Rezept für Aufmerksamkeit: keine explosionsartigen Ausbrüche, keine Gefahr für andere Kontinente, sondern Vorkommen vor allem in abgelegenen, ländlichen Gebieten Afrikas, Asiens und Lateinamerikas. Mit einer Seuche, auf die all diese Kriterien zutreffen, ist kein Science-Fiction-Bestseller zu machen. Sie wird es nur schwerlich in die Medien schaffen, auch Entscheidergremien fällt es leicht, wegzuschauen. Fertig ist die Seuche mit dem Schattendasein. Und es gibt sie zuhauf: Bilharziose, Elefantiasis, Flussblindheit, Schlafkrankheit, Chagas-Krankheit, Kala Azar und Orientbeule heißen sie etwa. »Neglected diseases«, also vernachlässigte Krankheiten, nennt sie die Weltgesundheitsorganisation und steckt alle in eine Schublade. Die meisten werden von Parasiten ausgelöst und konzentrieren sich in Gegenden höchster Armut. Geld lässt sich mit ihnen nicht verdienen, und so verlagern auch die Pharmabranche und die Wissenschaft ihre Aufmerksamkeit eher selten dorthin. Die betroffenen Länder selbst verfügen nicht über die nötigen Mittel. So kommt es, dass ein paar uralte Krankheiten heute 1 Milliarde Menschen, also einem Sechstel der Weltbevölkerung, das Leben schwermacht. Oder, wie es die Weltgesundheitsorganisation sagt, 1 Milliarde Menschen und ganze Regionen der Welt wie ein Anker an die Armut kettet. Die vernachlässigten Krankheiten sind Teil eines Kreislaufs der Armut: Ist ein großer Teil der Bevölkerung krank oder dauerhaft geschwächt, gibt es keinen wirtschaftlichen Aufschwung. Und ohne diesen gibt es weder sauberes Wasser noch einigermaßen hygienische Lebensbedingungen – mithin: ideale Nährböden für ebenjene Seuchen.

Auf einem Treffen zum Thema, zu dem die Weltgesundheitsorganisation im April 2007 geladen hatte, sagte der Vizepräsident Tansanias, Ali Mohammed Shein, in seiner Rede: »Ich möchte betonen, dass all diese Krankheiten von den Entwicklungsländern in keiner Weise vernachlässigt werden. Wir in Tansania zum Beispiel haben seit den Anfängen der Unabhängigkeit erkannt, dass Gesundheitszustand und medizinische Versorgung das Herzstück sozio-ökonomischer Entwicklung sind. Wir haben einen langwierigen Kampf gegen all diese Krankheiten gekämpft, die gemeinsam mit Armut und Ignoranz als Behinderung für Entwicklung gesehen werden.«

Gegen einige der Parasiten kennen wir Medikamente, viele von ihnen wurden ursprünglich für ganz andere Erreger des Menschen oder die Behandlung von Nutztieren entwickelt. Forschung und Neuentwicklungen sind dringend nötig. Auch weil die Resistenzen gegen viele Medikamente zunehmen. Doch im Bereich Forschung und Entwicklung tut sich so gut wie nichts. Aus dem Etat biomedizinischer Forschungsgelder geht von 100 000 US-$ gerade 1 US-$ in die Forschung für die vernachlässigten Krankheiten. Die Weltgesundheitsorganisation allerdings hat eine neue Strategie ausgerufen: Weil viele

Betroffene nie medizinische Versorgung erhalten und manche Krankheiten auch erst lange nach der Infektion auftreten und eine Vorbeugung mithin nicht jedem einleuchtet, sollen der Bevölkerung pauschal Medikamentenkuren verabreicht werden, etwa Mittel gegen Würmer oder Einzeller: Albendazol, Ivermectin, Praziquantel. Die Erreger selbst sind nur schwer zu packen und auszurotten. Im Folgenden sollen einige der Krankheiten exemplarisch kurz besprochen werden.

Einzeller im Anmarsch

Die Schlafkrankheit ist vielen ein Begriff. Sie wird von Tsetse-Fliegen in Afrika übertragen. Die Fliegen bringen beim Biss Einzeller, sogenannte Trypanosomen, in den Menschen. Das sind längliche Erreger etwa von der Größe eines roten Blutkörperchens mit einem Geißelschwanz. Kranke leiden im Spätstadium unter Auszehrung und komatösen Zuständen, die häufig zum Tode führen, da der Erreger das Nervensystem befällt. Auch Autoimmunreaktionen mit Entzündungen im Gehirn und Herz gehören zum Krankheitsbild. Etwa eine halbe Million Menschen leiden unter der Schlafkrankheit, jeder Zehnte von ihnen stirbt. Ein verwandter Erreger, ebenfalls Trypanosoma, ist in Lateinamerika für die Chagas-Krankheit verantwortlich. Hier sind Raubwanzen die Überträger. Als Symptome folgen in erster Linie Herz-Kreislauferkrankungen, auch aufgrund von Autoimmunreaktionen. Auch hier stirbt jeder Zehnte der insgesamt etwa 200 000 Betroffenen, die jedes Jahr neu erkranken. Gegen beide Krankheiten gibt es Medikamente. Aber ihre Nebenwirkungen sind beträchtlich und die Wirkung begrenzt. Anders als bei Malaria helfen

Moskitonetze kaum, denn Tsetsefliegen sind tagaktiv. Was bleibt, sind wie für die Raubwanzen Insektengifte.

Viele der vernachlässigten Krankheiten entstellen die Betroffenen, führen zu Behinderungen und in der Folge oft zu sozialer Ausgrenzung. Leishmanien sind ein solches Beispiel. Die begeißelten Einzeller kommen sowohl in Lateinamerika als auch in Afrika und Indien, seltener in Europa, vor. Etwa 12 Millionen Menschen sind infiziert. Der Stich einer Sandmücke reicht für die Übertragung aus. Drei Krankheitsbilder werden unterschieden. Erstens Kala-Azar, die schwarze Krankheit. Patienten bekommen unregelmäßige Fieberschübe, das Immunsystem versagt. Unbehandelt sterben die meisten Betroffenen an banalen Infekten. Zweitens lösen Leishmanien die Orientbeule und ähnliche Hauterkrankungen aus. In der Nähe des Stichs entwickeln sich Geschwüre, die später mit oft riesigen Narben abheilen. Bei einigen Leishmanien breitet sich die Infektion insbesondere in der Schleimhaut des Nasen- und Rachenraums aus, lässt das Gewebe im Rachen wuchern und zerstört die Nasenscheidewand. Darstellungen solch entstellter Gesichter sind aus der Vor-Inka-Zeit aus Peru und Ecuador erhalten. Sie stammen aus dem ersten Jahrhundert, und es wird angenommen, dass es damals bereits Hautleishmaniosen gab. Heute gibt es zur Behandlung einige Medikamente, häufig auf Antimon-Basis; die Behandlung ist jedoch nicht befriedigend. Resistenzen nehmen zu, Nebenwirkungen sind groß. Auch sind die Tiere so klein, dass sie durch die Maschen gewöhnlicher Moskitonetze schlüpfen. Die beste Möglichkeit zur Prävention ist daher die Vernichtung der Sandmücken mittels Insektengiften.

Auch die Durchfallkrankheit Amöbenruhr, an der weltweit jedes Jahr bis zu 50 Millionen Menschen erkranken, ist auf Einzeller zurückzuführen. Die Keime werden über verunreinigtes Trinkwasser, kontaminierte Nahrungsmittel und Schmierinfektionen übertragen. Neben Durchfällen mit Krämpfen und blutigem Stuhl können sich die Amöben auch über den ganzen Körper ausbreiten und innere Organe befallen. Am häufigsten entstehen dann Abszesse in der Leber. Es gibt Medikamente, jedoch bildet der Körper keine länger anhaltende Immunität. Somit erkranken Menschen immer wieder. Sauberes Wasser und bessere Sanitäreinrichtungen wären die Lösung.

Würmer

Zahlreiche Tropenkrankheiten werden von Würmern verursacht, die Zahl der Betroffenen ist enorm. Allein 120 Millionen Menschen leiden unter Elefantiasis und ähnlichen Erkrankungen, 17 Millionen unter Flussblindheit und rund 25 Millionen unter der Calabar-Schwellung. Für alle Krankheiten gilt: Die Erreger sind Fadenwürmer, deren Larven durch Insekten übertragen werden. Die Erreger der Elefantiasis – Fadenwürmer mit den exotischen Namen Wuchereria und Brugia – befallen das Lymphsystem, lösen Entzündungen aus, die Bakterien und Pilze oft verschlimmern. So bringt der Fadenwurm den Lymphfluss durcheinander und kann unter anderem starke Schwellungen der Beine hervorrufen. Daher hat die Krankheit ihren Namen. Der Fadenwurm Onchocerca lebt länger als zehn Jahre in der Haut, produziert dort große Mengen Larven, die in der Haut Entzündungen hervorrufen und unter anderem ins Auge eindringen und zur Blindheit führen. Daher der Name Flussblindheit. Gegen diese Wurmerkrankungen stehen Medikamente zur Verfügung, die aber auch nicht optimal sind. Am Beispiel der Flussblindheit lässt sich

dies verdeutlichen: Ivermectin tötet effektiv die Larvenstadien
ab, schädigt aber nicht die weiblichen Würmer, die somit ständig neue Larven produzieren. Daher muss Ivermectin über
lange Zeiten eingenommen werden – bis die ausgewachsenen
Würmer sterben. Und seit dem breiten Einsatz beim Menschen entwickeln einige Würmer dagegen Resistenzen. Übrigens wurde Ivermectin ursprünglich für die Veterinärmedizin
entwickelt.

Vielen bekannt sind auch die Pärchenegel Schistosoma, die
Bilharziose auslösen. Bestimmte Entwicklungsstadien der
Würmer leben im Wasser und bohren sich durch die Haut. Im
Menschen leben Schistosomen in Blutgefäßen und fressen
Erythrozyten. Über 200 Millionen Menschen sind mit ihnen
infiziert. Zwischenwirte sind Süßwasserschnecken, die in
Afrika, dem Nahen Osten, aber auch in Ostasien und Latein-
amerika vorkommen. Bei einer Bilharziose folgen auf eine
erste Phase der allergischen Entzündung der Haut Fieberschübe, und häufig sind auch andere Organe akut beteiligt.
Schließlich geht die Erkrankung in eine dritte, chronische
Phase über, die von der Immunreaktion gegen die abgelegten
Eier der Würmer getragen wird. Die Mehrzahl der Eier gelangt mit dem Blut in die Leber und löst dort Entzündungen
aus, die schließlich zur Leberzirrhose führen. Es können aber
auch Blasen- und Urogenitalkrebs resultieren. Praziquantel
heißt das Medikament der Wahl. Es wurde vor 30 Jahren von
deutschen Pharmafirmen in Zusammenarbeit mit der Weltgesundheitsorganisation entwickelt. Auf der Konferenz in
Genf sagte ein Pharmariese zu, als Beitrag zur Erfüllung der
Millennium-Ziele 200 Millionen Praziquantel-Dosen kostenlos zur Verfügung stellen zu wollen.

6 Gegenmittel

»Um auf der Stelle zu bleiben musst du so schnell rennen, wie du kannst. Wenn du woanders hin willst, musst du mindestens doppelt so schnell rennen.«

Lewis Carroll

6.1 Antibiotika

Fast jeder ist schon einmal mit einem Rezept für ein Antibiotikum vom Arzt gekommen. Allein 2005 verschrieben Mediziner in Deutschland mehr als 270 000 Dosen. Dabei ist man hierzulande beim Antibiotika-Verbrauch eher zurückhaltend. Die Spitzenposition in Europa hält Frankreich. Dort schlucken mehr als 3 Prozent aller Einwohner täglich ein Antibiotikum. In Deutschland, Österreich und den Niederlanden greifen nur 1 Prozent der Menschen mit solcher Regelmäßigkeit zu den Mitteln. Die Medikamente schaffen oft schnell Erleichterung bei bakteriellen Krankheiten. Es sind Substanzen, die Mikroben spezifisch abtöten oder wenigstens ihr Wachstum hemmen. Viele Antibiotika werden von Bakterien oder Pilzen produziert – als eine Art Luxusgüter. Sie werden für das Wachstum und die Vermehrung nicht unbedingt benötigt. Doch sie erleichtern ihren Produzenten seit Millionen Jahren das Überleben und geben so einen Überlebensvorteil. Andere Antibiotika dienen als Signalgeber und wirken nur nebenbei antibakteriell. Der Mensch musste sie also lediglich entdecken.

Der Erste war Alexander Fleming (1898–1955). Per Zufall
fand er das Penicillin. Der Schimmelpilz *Penicillium griseum*
bildet diese Substanz und wehrt sich so gegen das Überwu-
chern durch andere Mikroorganismen. Menschen selbst haben auch antibiotische Substanzen synthetisiert, sie heißen
Chemotherapeutika. Paul Ehrlich (1854–1915) war der Vater
des Konzepts der spezifischen Chemotherapie, und ihm gelang mit dem Salvarsan erstmals die Behandlung der Syphilis.
Gerhard Domagk (1895–1965) entwickelte dann die Sulfonamide, die bis heute in abgewandelter Form als Chemotherapeutika genutzt werden.

Die begriffliche Trennung zwischen Antibiotika und Chemotherapeutika wurde schnell hinfällig, als man lernte, natürliche Antibiotika mittels chemischer Modifikationen zu
verbessern, ihre Wirksamkeit oder Verträglichkeit zu erhöhen. Ich werde daher im Folgenden den Begriff Antibiotika
für alle antibakteriellen Substanzen benutzen und den Begriff
Chemotherapie für die Behandlung damit. Antiinfektiva um-
fassen alle Mittel zur Verhinderung und Behandlung ansteckender Krankheiten, also auch Impfstoffe.

Das Einmaleins des Bakterientötens

Die unzähligen Antibiotika haben eines gemeinsam: Sie be-
kämpfen Bakterien – und verschonen im Idealfall die Körper-
zellen –, indem sie den Keimen eigene Stoffwechselwege atta-
ckieren. Einige Mittel hemmen zum Beispiel die Synthese der
Bakterien-Zellwand. Hierzu gehören etwa die Penicilline und
Cephalosporine. Aufgrund ihres chemischen Aufbaus nennen
Pharmakologen die Gruppe auch Beta-Laktam-Antibiotika.
Penicillin dockt an eine Gruppe Eiweiße in der Bakterien-

wand, die sonst die Querverbindungen zwischen den Wand-
molekülen stricken. Effekt: Die Querverbindungen werden
lose, es entstehen Löcher in der Wand. Und die löchrige Bak-
terienzelle wird aufgelöst. Einem ruhenden Bakterium kann
Penicillin so jedoch nicht zu Leibe rücken. Das Antibiotikum
wirkt erst, wenn die Zellwand vergrößert wird – etwa wenn
der Keim wächst und sich zu teilen beginnt. Auch Vancomycin hemmt die Zellwandsynthese, allerdings über einen anderen Mechanismus. Daher sprechen Bakterien, die gegen die
Gruppe der Beta-Laktam-Antibiotika resistent sind, auf Van-
comycin-Behandlung noch an.

Andere Antibiotika greifen auf der Stufe der Eiweißsyn-
these der Bakterien ein. Hierzu gehören unter anderem die
Aminoglycoside, Tetrazykline, Choramphenicol und Makro-
lide. Auch wenn Bakterien Proteine ganz ähnlich wie unsere
Zellen herstellen, besitzt der bakterielle Syntheseweg viele
Eigenheiten. Weil er zudem bei sehr vielen Bakterienarten
ähnlich verläuft, töten Inhibitoren der Proteinsynthese oft
mehrere Keimgruppen auf einen Streich. Sie sind sogenannte
Breitband-Antibiotika.

Eine neue Antibiotika-Generation stellen die Chinolone
dar, zu denen auch Ciprofloxacin gehört, das nach den An-
thrax-Attacken Ende 2001 in die Schlagzeilen geriet. Sie greifen an, wenn sich die Bakterien vermehren. Dazu docken sie
an ein Enzym an, das die DNA entkräuselt und geschnittene
Stückchen wieder zusammensetzt. Stoppt der Prozess, stirbt
das Bakterium. Da es sich um eine recht neue Antibiotika-
Klasse handelt, sind Resistenzen noch nicht so weit verbreitet.
Andere Antibiotika greifen an Prozessen im Stoffwechsel der
Bakterien ein, etwa die Sulfonamide. Polymyxine wiederum
wirken wie Spülmittel – sie lösen die Membranen von Bakterien auf. Und da diese sich von den Membranen der Körper-

zellen unterscheiden, ist auch hier ein gezielter Angriff möglich.

Auch wenn wir bei der Therapie der Viren noch nicht so weit sind wie bei den Bakterien, wurden in den letzten Jahren doch deutliche Fortschritte gemacht. Es würde allerdings zu weit führen, hier in die Tiefe zu gehen. Die wichtigsten Medikamente zur Behandlung der Grippe und von AIDS wurden in den entsprechenden Kapiteln angesprochen. Auch zur Behandlung von Infektionskrankheiten durch Pilze, Protozoen oder Helminthen stehen einige wirksame Mittel zur Verfügung, auf die nicht näher eingegangen werden soll.

Der Rückschlag – Anti-Antibiotika

Das Goldene Zeitalter der Antibiotika-Forschung dauerte von 1945 bis in die 60er Jahre des vergangenen Jahrhunderts. Inzwischen wird die Antibiotika-Waffe stumpf. Die Keime haben »gelernt«, wie sie durch Mutation der Medikamentenwirkung entgehen und resistent werden können. Und die Pipelines für neue Chemotherapeutika sind bei den meisten Pharmariesen weitgehend eingetrocknet. Man könnte natürlich fragen, was so schlimm an der Antibiotika-Resistenz ist. Schließlich stehen uns für alle Erreger mehrere Medikamente zur Verfügung, die auf unterschiedlichen Wegen wirken. Doch häufig haben wir es nun mit multiresistenten Erregerstämmen zu tun, die nur schwer und in manchen Fällen auch gar nicht mehr chemotherapeutisch zu bekämpfen sind. Man könnte meinen, dass synthetisch hergestellte Chemotherapeutika nicht so anfällig für Resistenzentwicklung sind. Schließlich kannten die Bakterien diese bislang nicht. Doch auch hier haben sich die Keime wirksame Gegenstrategien angeeignet.

Resistenzbildung per se ist ganz normal und eine ureigene Folge der Evolution bei Bakterien. Heute finden sich für jedes existente Antibiotikum auch Keime mit entsprechenden Resistenzen. Oft dauert es von der Einführung eines neuen Mittels bis zum teilweisen Wirkverlust nur einige Jahre. Auch das anfänglich Wundermittel Penicillin verlor einen Teil seines Nimbus recht schnell, als wenige Jahre nach seiner Einführung die ersten Eitererreger (Staphylokokken) dagegen unempfindlich geworden waren. Schon 1960 versagte es gegen fast alle Staphylokokken-Stämme. Man griff zur nächsten Waffe. Doch dieser Reflex funktioniert heute nicht mehr. In vielen Krankenhäusern haben wir es mit multiresistenten Staphylokokken zu tun, gegen die Ärzte kaum noch Waffen zur Verfügung haben. Als oftmals letztes Mittel steht Vancomycin zur Verfügung. Aber auch hier wurden in diesem Jahrhundert erste Unwirksamkeiten bei Staphylokokken entdeckt.

Staphylokokken sind ein anschauliches Beispiel, stehen aber ganz und gar nicht alleine da. Auch bei *Streptococcus pneumoniae* (Pneumokokken) beobachten wir einen erschreckenden Anstieg an resistenten Erregern. In der Tschechischen Republik sind bereits 60 Prozent und in Südkorea sogar 70 Prozent aller Pneumokokken gegen Penicillin resistent, und auch die Multiresistenz breitet sich aus. Selbst wenn Medikamente noch greifen, so sind dies häufig neuere Mittel, die meist nur sehr viel teurer und oft mit stärkeren Nebenwirkungen zu haben sind. Nicht selten bedeutet dies eine Kostenexplosion um das hundert- bis tausendfache. So schlägt etwa ein empfindlicher Tuberkuloseerreger, der mit den herkömmlichen Medikamenten behandelt wird, in Deutschland mit circa 500 bis 1000 Euro zu Buche. Die Therapie multiresistenter Mykobakterien kann leicht mehr als 10 000 Euro kosten;

rechnet man den Aufwand für die stationäre Behandlung und weitere Faktoren hinzu, können es schnell 100 000 Euro werden. Auch bei der Tuberkulose haben wir den GAU erreicht. Bislang wurden in 38 Ländern sogenannte XDR-TB-Stämme (extensiv resistente Tuberkulose-Erreger) gemeldet, die auf keines der gebräuchlichen Medikamente mehr ansprechen.

Die zunehmende Verbreitung antibiotikaresistenter Erreger ist erschreckend. Die Gründe liegen vor allem im falschen und inflationären Gebrauch der Mittel. Wir müssen davon ausgehen, dass in den Industrieländern bis zu 50 Prozent aller Antibiotika-Verschreibungen nutzlos sind. Nicht nur nutzlos, sondern gefährlich, indem sie als treibende Kraft für die Entwicklung neuer Resistenzen wirken. Wenn sich nichts ändert, sind wir auf dem Weg zurück in die präantibiotische Ära vor 1945.

Von resistenten Keimen lernen, heißt Siegen lernen

Bakterien werden im Laufe ihrer rasanten Evolution resistent. Sie erwerben diese Fähigkeit per Mutation und haben dann in der Verbreitung oft einen Selektionsvorteil gegenüber empfindlichen Keimen. Oder sie bekommen die Resistenzgene direkt von anderen, bereits unempfindlich gewordenen Erregern über einen Genaustausch – und damit alle Informationen, die sie brauchen für veränderte Kanäle, neue Enzyme oder fremde Transporter. Wie wir wissen, leben wir in einer Welt von Bakterien, und besonders viele habe es sich in unserem Darm (10^{12}–10^{14} Bakterien) gemütlich gemacht. Wenn wir resistente Bakterien aufnehmen, treffen sich diese mit nahen Verwandten der Darmflora zu einer regelrechten Genaustausch-Orgie – und reichen die Resistenz an die Darm-

bakterien weiter. Befällt dann ein empfindlicher Durchfallerreger den Darm – nehmen wir an, es sei eine Shigelle, Erreger
der Durchfallkrankheit Bakterienruhr –, kann auch diese von
der Darmflora die gefährliche Fähigkeit importieren. Bereits
1959 wurden unter solchen Erregern einige Keime gefunden,
die auf einen Schlag auf vier Antibiotika-Klassen nicht mehr
reagierten; Tetrazykline, Sulfonamide, Streptomycin und
Chloramphenicol waren unwirksam geworden. Inzwischen
sind in Südostasien fast alle Shigellen gegen drei oder mehr
Antibiotika resistent.

Trick 17 ohne Selbstüberlistung

Als Abwehrstrategie gegen Antibiotika greifen Bakterien im
Grunde auf drei Mechanismen zurück: Sie lassen die Antibiotika entweder gar nicht mehr herein, katapultieren sie gleich
wieder aus der Zelle heraus, oder sie zerstören die Medikamente. Für Variante eins können Bakterien zum Beispiel den
Angriffspunkt für das Antibiotikum verändern. Das ist Erregern bereits für so gut wie jeden Wirkstoff gelungen. Alter-
nativ machen die Keime ihre Zellwand bzw. Zellmembran
dicht: Häufig erfolgt der Transport der Substanzen in den
Keim über Porenkanäle. Werden diese verändert, können bestimmte Antibiotika nicht mehr passieren. Variante zwei – die
direkte Retour aus der Zelle heraus – funktioniert zum Beispiel über spezielle Transportmechanismen. Die Keime befördern die Antibiotika, wenn sie erst einmal in die Zelle gelangt
sind, schnell wieder nach draußen, meist noch bevor das Mittel angreifen kann. So verfahren zum Beispiel verschiedene
Durchfallerreger mit Tetrazyklinen. (Einen ähnlichen Mechanismus benutzen übrigens auch manche Tumorzellen, um

sich gegen Tumortherapeutika resistent zu machen.) Möglichkeit Nummer drei schließlich heißt Zerstückelung des Feindes. Dafür produzieren manche Bakterien Enzyme, die am Antibiotikum herumschnippeln und es damit unwirksam machen. Gegen Penicillin und seine Verwandten etwa besitzen viele Keime Betalactamasen. Also kleine Fabriken, die den Grundring der Beta-Lactam-Antibiotika aufknacken.

6.2 Wenn Krankenhäuser krank machen – Nosokomial-Infektionen und Antibiotika-Resistenz

Die Fugen zwischen den Kacheln an der Wand einer Intensivstation oder die staubige OP-Lampe ist ihr Brutraum: Krankenhauskeime entwickeln sich und gedeihen überall dort, wo es im Grunde steril sein sollte, es aber nie so ganz ist. Dort, wo man sie am allerwenigsten gebrauchen kann. Die Umgebung ist feindlich. Antibiotika – auch wertvolle Reservemittel – sind permanent in der Luft, ständig wischt oder sprüht jemand mit Desinfektionsmitteln. Doch leider gilt der platte Spruch: Was sie nicht umbringt, macht sie härter. Und gefährlicher. Krankenhauskeime sind oft auch Resistenzvirtuosen. Die meisten von ihnen haben gelernt, sich gegen die Attacken von außen zu wehren, haben den unwirtlichen Lebensraum Krankenhaus erobert. In Deutschland sind in vielen Kliniken bis zu 60 Prozent aller Infektionserreger, die sich Patienten dort einfangen, resistent gegen bestimmte Medikamente, oft gegen viele gleichzeitig.

Infektionen mit Krankenhauskeimen, man nennt sie auch nosokomiale Infektionen, sind in Industrieländern ein zunehmendes Problem. Von 100 Menschen, die in einem Krankenhaus liegen, infizieren sich fünf bis zehn mit einem Keim, den sie noch nicht hatten, als sie ankamen. In Deutschland geht es laut Robert Koch-Institut etwa einer halben Million Menschen jedes Jahr so. In den USA stecken sich jährlich 2 Millionen Menschen mit Nosokomial-Keimen an. Orte mit hohem Ansteckungsrisiko sind die Neugeborenenstationen, die Chirurgie und Intensivstationen, besonders gefährdet sind Brandverletzte.

Die Mischung ist gefährlich. Gibt es bei stationär aufgenommenen Patienten Komplikationen, steckt heute in jedem zweiten Fall ein Nosokomialkeim dahinter. Nicht selten enden die Infektionen tödlich: In Deutschland kosten die Keime jährlich etwa 15 000 Menschen das Leben. In US-amerikanischen Intensivstationen gehen rund 70 Prozent aller Todesfälle auf eine starke Blutvergiftung oder Sepsis bzw. einen septischen Schock zurück. Dabei dringen Keime in die Blutbahn ein und lassen sich mit dem Blutstrom in die inneren Organe tragen, wo sie lebensbedrohliche Schäden auslösen. Beim septischen Schock reagieren die Immunzellen mit den Erregern im Blutkreislauf und schütten übermäßige Mengen an Abwehrstoffen aus. Dieser sogenannte »Zytokinsturm« ist eines der Phänomene, in denen die Immunabwehr tödlich sein kann. Die Abwehrstoffe lösen massive Entzündungsreaktionen aus, schädigen die Innentapete von Blutgefäßen, auch solchen in Organen, lassen manchmal im ganzen Körper das Blut gerinnen und enden häufig tödlich. (Im verheerenden Medikamententest der Firma TeGenero, bei dem Anfang 2006 sechs britische Männer mit dem Leben rangen, verursachte mit hoher Wahrscheinlichkeit ebenfalls ein Zytokinsturm die Organversagen. Alle sechs überlebten.)

Auch ökonomisch betrachtet sind Nosokomial-Infektionen eine Katastrophe. Rund 20 Milliarden US-$ pro Jahr kosten die Fälle die Industrieländer; in den USA allein sind es zwi-

schen 5 und 10 Milliarden US-$, in Großbritannien etwa
1,5 Milliarden Euro pro Jahr.

Wer, wie, was?

Nosokomial-Keime sind meist Bakterien, die bei vielen Menschen auf der Haut oder im Darm leben, ohne Probleme zu
machen. In Kliniken jedoch infizieren sie geschwächte Menschen – und werden zur Gefahr. Besonders sorgen uns Methi-
zillin-resistente *Staphylococcus aureus* (MRSA) Stämme und
Vancomycin-resistente Enterokokken (VRE) sowie multiresistente Stämme von *Escherichia coli, Klebsiella pneumoniae*
und *Pseudomonas aeruginosa.* Auf der Liste der von ihnen
verursachten Krankheiten stehen Lungenentzündungen,
Harnweginfekte, Sepsis, lokale Hautinfektionen und tiefere
Gewebsinfektionen.

Bei etwa jeder dritten Krankenhausinfektion lautet die Diagnose MRSA, für Methizillin-resistenter *Staphylococcus
aureus.* So heißen die Keime nicht etwa, weil sie nur gegen
Methizillin resistent wären, sondern weil sie gegen alle Antibiotika *plus* Methizillin resistent sind. Und Letzteres war bis
vor kurzem das einzig verbliebene Mittel im Angebot. Erste
Fälle von MRSA wurden 1968 beschrieben. Heute findet sich
der Vermerk »MRSA« in Deutschland jedes Jahr in 40 000 bis
50 000 Patientenakten. Eine Blutvergiftung mit den Bakterien
überlebt nur ein Viertel der Betroffenen. Dabei steht
Deutschland noch ganz gut da: Knapp jeder fünfte aller *Staphylococcus aureus* gehört hier zu den MRSA. In Griechen-
land sind es die Hälfte aller Staphylokokken, in England über
40 Prozent, in Italien etwas weniger und in Frankreich fast 30
Prozent. Die skandinavischen Länder und die Niederlande ha-

ben das Problem weitgehend in den Griff bekommen und verzeichnen nur 0,2 Prozent Methizilllin-resistente Staphylokokken. Dort werden MRSA Patienten sofort isoliert, um eine Verbreitung der Keime in der Klinik zu stoppen. Das Problem kann also durch strikte Hygienemaßnahmen erfolgreich eingedämmt werden.

Dramatisch ist auch die Situation bei den sogenannten Vancomycin-resistenten Enterokokken (VRE), die an zweiter Stelle der Nosokomial-Infektionen stehen. Die Bakterien sind normale Darmbewohner des Menschen und vieler Haus- und Zuchttiere. Sie können jedoch vor allem bei schwerkranken Menschen zum Beispiel gravierende Harnwegsinfekte, Sepsis oder auch Hirnhautentzündungen auslösen. Die Vancomycin-Resistenz der Enterokokken ist wahrscheinlich vom Tier auf den Menschen übergegangen. Ein verwandtes Mittel wurde bis vor einigen Jahren Tieren mit dem Futter in den Trog gekippt, um das Vieh schneller wachsen zu lassen. Auch *E. coli* ist ein normaler Darmbewohner von Mensch und Zuchttieren und hat daher ebenso viele Möglichkeiten, resistent zu werden. Entsprechend bedrohlich sind die multiresistenten *E. coli* Stämme. Bei invasiven *E. coli* findet man immer häufiger eine gleichzeitige Unempfindlichkeit gegen bis zu drei Antibiotika-Klassen. Als weiterer Hospitalismus-Erreger sei *Pseudomonas aeruginosa* erwähnt, der zwar kein Normalbewohner des Menschen ist, aber in Waschbecken, Inkubatoren, Vasen, feuchten Tüchern wie Handtüchern, Waschlappen, Spültüchern prächtig gedeiht. In den USA gehen mehr als 10 Prozent aller Krankenhausinfektionen auf diesen Keim zurück. Insbesondere Mukoviszidose-Patienten, bei denen sich in der Lunge laufend Schleim ablagert, leiden darunter – die meisten von ihnen bekommen eine Lungenentzündung.

6.3 Fünf Kilogramm Penicillin, bitte – Antibiotika in der Tierzucht

In Nordamerika und Europa werden weniger als die Hälfte aller Antibiotika beim Menschen eingesetzt. Die andere Hälfte kommt in der Tierzucht und der fleischverarbeitenden Industrie zur Anwendung. Allein die schiere Zahl der Zuchttiere ist in vielen Regionen der Welt beachtlich: In den USA leben mehr als fünfmal so viele Zuchttiere wie Menschen; in China kommen auf jeden Menschen wahrscheinlich zehn Enten, Gänse oder Hühner; in den Niederlanden leben knapp sechsmal soviel Hühnchen wie Menschen. Und ein ganz neuer Fleischmarkt ist im Kommen: Die kommerzielle Fischzucht wächst derzeit jährlich um 10 Prozent und dürfte bis Ende dieses Jahrzehnts die weltweite Produktion von Rindfleisch übertroffen haben.

Antibiotika werden in der Tierproduktion weltweit aus drei Gründen eingesetzt:

- Tierärzte verschreiben und verabreichen sie an kranke Tiere. Dafür werden Schätzungen zufolge weniger als 15 Prozent aller Antibiotika in der Veterinärmedizin verwendet.
- Etwa ein Drittel der Mittel dient der Vorbeugung von Infektionskrankheiten.
- Mehr als die Hälfte der Antibiotika werden als Leistungsförderer verwendet.

Was sind Leistungsförderer? Die Mittel werden dem Futter zugesetzt, um das Wachstum von Kälbern, Bullen oder Puten zu beschleunigen. Bis Ende 2005 waren dies auch in der EU häufig Antibiotika in niedrigen Dosierungen. Warum und wie sie wirkten, ist nicht ganz geklärt. Fakt ist: das so gefütterte

Vieh wurde oft schneller mastreif als ohne Antibiotika gefütterte Artgenossen im selben Stall. Mit hoher Wahrscheinlichkeit waren in Europa Leistungsförderer mit Schuld daran, dass Staphylokokken resistent wurden gegen die letzte wirksame Geheimwaffe, das Vancomycin. Diese Entwicklung wird oft als Beispiel genommen für Resistenzbildung im Stall: Vancomycin nämlich zeigt mit einem anderen Antibiotikum namens Avoparcin Kreuzreaktivität. Das heißt: ist ein Keim gegen Avoparcin resistent, wirkt auch Vancomycin nicht mehr. Avoparcin wiederum wurde in der Tierzucht weitverbreitet gefüttert. Auf diesem Weg entstanden Avoparcin-resistente Enterokokken, die mithin auch unempfindlich gegen Vancomycin waren. Der Schritt zur Vancomycin-Resistenz von Staphylokokken war ein kleiner, nämlich der über den Gentransfer. Seit 2003 kennen wir Staphylokokken, denen Vancomycin nichts mehr anhaben kann – und die damit auf keines der herkömmlichen Medikamente mehr ansprechen. Der hohe Anteil an Vancomycin-resistenten Enterokokken von bis zu 10 Prozent in der europäischen Bevölkerung war dann auch der Grund für das EU-weite Verbot von Avoparcin in der Tierzucht 1997. In Deutschland galt dieses Verbot schon seit Anfang 1996. 1998 wurden vier weitere Leistungsförderer in der EU verboten, seit dem 1. Januar 2006 sind nun alle Antibiotika als Futterzusatzstoffe in der EU nicht mehr erlaubt. Allein für Geflügel und Kaninchen sind noch bestimmte Antibiotika zur Vorbeugung gegen zwei Parasiten (Kokzidien und Histomonaden) zugelassen.

Dänemark gilt als Vorreiter. Dort wurde der Bann gegen Avoparcin schon 1995 erlassen. In der Folge sank auch die Häufigkeit Vancomycin-resistenter Enterokokken (VRE) deutlich. Fanden sich die Erreger 1995 noch auf 82 Prozent aller geschlachteten Puten, Hühner oder Enten, waren es drei

Jahre später nur noch 12 Prozent. Bei Schweinen allerdings
ging diese Zahl nicht so deutlich zurück. Tiere können also ein
Reservoir sein für antibiotikaresistente Keime. Und häufig
gelangen sie von dort aus auch in den Menschen.

Ein Stall ist wie ein Krankenhaus

Doch die Übertragung ist keine Einbahnstraße. Ein moderner
Stall mit dichtem Tierbesatz ist genau wie ein Krankenhaus
eine ideale Brutstätte für Resistenzen. Eine Unmenge Bakterien lebt dort auf engem Raum, verschiedene Antibiotika werden genutzt. Neue Keime kommen mit Menschen, Nagern,
Vögeln, Insekten, neuen Tieren oder Haustieren, an Fahrzeu-
gen, in Futterlieferungen oder mit dem Wasser in den Bestand. Dort oder im Abwasser, in der Gülle vermehren sich die
Bakterien, und immer wieder entstehen hierbei die gefürchte-
ten Resistenzen. Über Fahrzeuge, Tierkörper und Fleisch, Abwasser und eben auch über Menschen, Nager und Insekten
gelangen die Keime wieder nach draußen. Sie kleben auch am
Fleisch oder Eiern, werden mit der Gülle auf Felder gefahren,
kommen so an Gemüse, in Flüsse und auch ins Trinkwasser.
Nur um einige relevante Übertragungswege zu nennen. Auch
die Verschleppung über die Luft ist vor allem in eng besetzten
Schweineställen nachgewiesen.

7 Schutz zum Selbstschutz – Impfungen

»Ein Wissenschaftler, der auch Mensch ist, kann nicht ruhen, solange das Wissen zur Verringerung des menschlichen Leids im Regal
stehen bleibt.«

> *Albert Bruce Sabin (1906–1993),*
> *Entdecker des Lebendimpfstoffs gegen Kinderlähmung*

»Nun, den Menschen, würde ich sagen. Es gibt kein Patent. Würden
Sie die Sonne patentieren?«

> *Jonas Edward Salk (1914–1995),*
> *Entdecker des Todimpfstoffs gegen Kinderlähmung;*
> auf die Frage, wem der Impfstoff gehört. Weder Salk
> noch Sabin patentierten ihren Impfstoff gegen Kinder-
> lähmung.

7.1 Einleitung

Wann immer ich auf meinen Reisen in Afrika oder Asien von
bettelnden Kindern und Jugendlichen bestürmt werde, berühren mich die Gelähmten und Verkrüppelten am schmerzhaf-
testen. Es muss nicht immer die Kinderlähmung schuld sein,
meist aber ist sie es. Und das erinnert mich an meinen Schul-
kameraden Walter. Er war in den 50er Jahren an Kinderlähmung erkrankt und musste viele Qualen ertragen: Wochenlang lag er unter der eisernen Lunge, diesem menschengroßen
Metalltank, der mit Unter- und Überdruck seinen Brustkorb

hob und senkte, weil Walters Atemmuskeln nicht mehr allein arbeiteten. Dann die Lähmung der Beine, die ihn von unseren Sportspielen grausam ausschloss. Etwa 50 Jahre ist das her. Heute ist die Kinderlähmung aus Deutschland und ganz Europa verschwunden, auch wenn sie 1992 in den Niederlanden noch einmal in einer Gemeinde ausbrach, die aus religiösen Gründen die Impfung ablehnte.

Auf ähnliche Erfolge kann die Medizin auch für andere Krankheiten verweisen: Wo immer flächendeckende Impfungen erreicht wurden, konnten die entsprechenden Krankheiten massiv zurückgedrängt werden. Das gilt außer für Kinderlähmung auch für Masern, Mumps, Röteln, Keuchhusten, Diphtherie und Tetanus (Abb. 18). Zusätzlich zu diesen Grundimpfungen werden in Deutschland die Immunisierungen gegen *Haemophilus influenzae* Typ b, Hepatitis B, Windpocken, Meningokokken und Pneumokokken empfohlen – und seit kurzem steht für Mädchen auch die Impfung gegen Gebärmutterhalskrebs auf der Liste. Gestrichen ist dagegen die BCG-Impfung gegen Tuberkulose, da der Impfstoff nur die Kleinkindtuberkulose verhindern kann, und auch das nur eingeschränkt. Gegen die in Deutschland am häufigsten vorkommenden Meningokokken-Stämme der Gruppe B haben wir allerdings noch keinen Impfstoff. Weiterhin stehen für bestimmte Risikogruppen oder Reisende in gefährdete Gebiete Vakzinen gegen Cholera, Gelbfieber, Hepatitis A, Tollwut, Typhus und Rotaviren zur Verfügung.

Abb. 18 Krankheitsfälle nach Einführung von Impfungen gegen Kinderkrankheiten. Die Abbildung zeigt den drastischen Abfall von Krankheitsfällen nach Einführung der generellen Impfung gegen Masern, Kinderlähmung, Röteln, Mumps, Keuchhusten bzw. Diphtherie in verschiedenen Untersuchungen.

Krankheitsfälle nach Einführung von Impfungen gegen Kinderkrankheiten

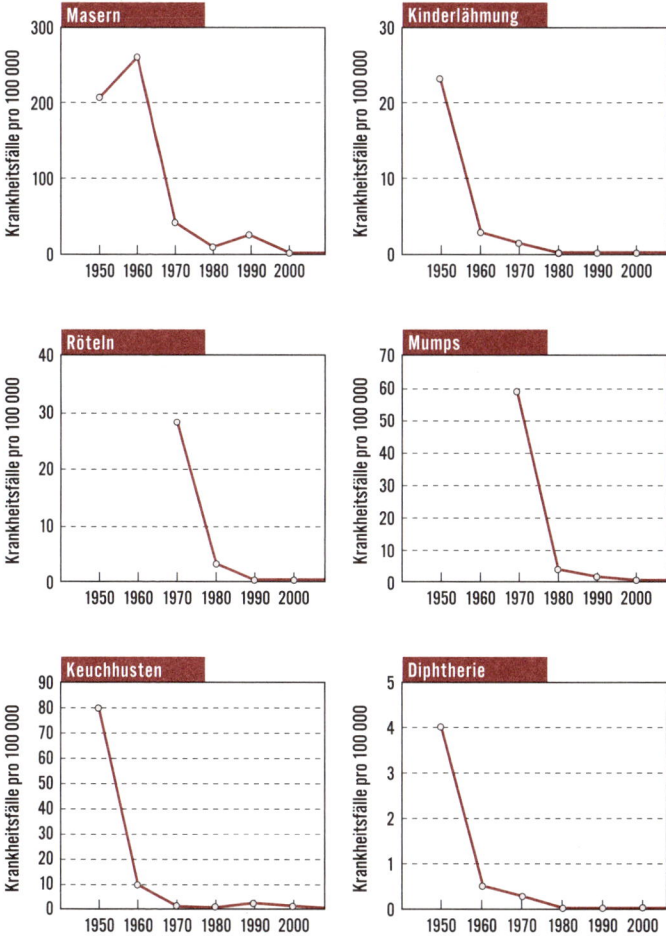

Der Erfolg von Impfprogrammen ist paradoxerweise zugleich die Basis für Rückschläge: Sind Krankheiten verdrängt, sind sie auch aus dem Bewusstsein der Menschen verschwunden, und damit wird es schwierig, einen unmittelbaren Nutzen der Impfung zu begründen. Obwohl es im Grunde einfach ist: Denn viele Krankheiten sind nur scheinbar verschwunden – wie bei den Ausbrüchen der Masern in Nordrhein-Westfalen kürzlich zu sehen war. Zudem fällt die Kosten-Nutzen-Rechnung immer zugunsten der Impfung aus.

Für jeden Einzelnen gilt: Bei einem außerordentlich kleinen Risiko für Nebenwirkungen garantieren Impfungen den Schutz vor schwerwiegenden, oft tödlichen Krankheiten. Auch für die Kassen des öffentlichen Gesundheitswesens rechnet es sich. Für jeden Euro, den eine Impfung gegen Masern / Mumps / Röteln kostet, werden 10 Euro eingespart, die für die Behandlung von daran Erkrankten anfielen. Für jeden Euro für eine Impfung gegen Diphtherie / Tetanus / Keuchhusten spart das System 20 Euro. Natürlich sind dies nur grob geschätzte Mittelwerte. Je häufiger eine Krankheit in einem Land auftritt, desto günstiger ist der Faktor. Umgekehrt ist der finanzielle Gewinn in Ländern wie Deutschland – wo viele Infektionskrankheiten selten geworden sind – auf den ersten Blick gering. Doch sollte eine solche Krankheit wieder eingeschleppt werden, wäre eine nicht geimpfte Population höchst gefährdet – und die Kosten würden explodieren. Viel deutlicher positiv fällt die Rechnung aus in Regionen, in denen Infektionskrankheiten, gegen die geimpft werden kann, noch wüten. Bei den weitgehend zurückgedrängten Infektionskrankheiten wie Kinderlähmung und Masern verschiebt sich zwischenzeitlich das Kosten-Nutzen-Verhältnis, da auch bei sinkenden Fallzahlen weiter weltweit geimpft werden muss. Der Gewinn kommt erst zum Tragen, wenn die Erkrankung völlig ausgerottet ist und Impfprogramme fallengelassen werden können. Bislang gelang dies nur bei den Pocken, wo die jahrelangen Maßnahmen inzwischen seit vielen Jahren Rendite abwerfen. Offiziell erklärte die Weltgesundheitsorganisation am 8. Mai 1980 die weltweite Ausrottung der Pocken. Ob ein derartiger Erfolg wiederholt werden kann, ist fraglich. Die nächsten Kandidaten auf der Liste sind Kinderlähmung (Poliomyelitis) und Masern. Die globale Impfkampagne gegen die Kinderlähmung läuft seit 1988, die gegen Masern seit 2001. Zuletzt starben im Jahr 2006 weltweit weniger als 2000 Kinder an Polio. Die neuesten Zahlen der Weltgesundheitsorganisation für Masern weisen etwa 345 000 Todesfälle für das Jahr 2005 aus. Allerdings stellt sich die Poliomyelitis-Eradikation als vertrackter heraus als zuerst gedacht. Immer wieder flackert Polio auf, zuletzt im Grenzgebiet zwischen Niger und Nigeria. Somit war Kinderlähmung 2005 nicht – wie von der Weltgesundheitsorganisation vorausgesagt – von der Erde verschwunden. Die Masern-Eradikation verzeichnet große Erfolge und hat die gesteckten Ziele sogar übertroffen.

Das Pockenprogramm war aus ökonomischer Sicht wahrscheinlich eines der erfolgreichsten Investitionsprogramme in Gesundheit der Welt, selten hat eine Investition in Gesundheit sich derart bezahlt gemacht. Die Summe der Kosten belief sich auf etwa 300 Millionen US-$. Vor der Ausrottung der Pocken gab die Welt jedes Jahr 2 Milliarden US-$ aus für Impfungen, Diagnose, Quarantänemaßnahmen und medizinische Versorgung. Dies kann seit 1980 gespart werden. Allein für die USA amortisiert sich deren Gesamtinvestition von 32 Millionen US-$ jeden Monat aufs Neue. Ähnliche Zahlen gelten für andere Länder. Und ein ähnlicher Gewinn zeichnet sich für den

Fall der Ausrottung der Kinderlähmung ab. Ist dieses Ziel er-
reicht, können wir davon ausgehen, dass verglichen mit den
Gesundheitsausgaben zur Zeit vor der Einführung der Polio-
Impfung weltweit jährlich 3 Milliarden US-$ gespart werden.

Ein weiteres Argument erscheint mir bedenkenswert: Die
Pockeneradikation kam gerade noch rechtzeitig und hätte
nicht später beginnen oder länger dauern dürfen. Denn ziemlich genau mit ihrem Ende nahm die HIV / AIDS-Epidemie
ihren Lauf. Doch der Pockenimpfstoff ist eine Lebendvakzine
und nicht komplikationsfrei. Pro 1 Million Geimpfter ist mit
etwa zehn bis 20 lebensbedrohlichen Komplikationen und
zwei Todesfällen zu rechnen – von den geringfügigen Nebenwirkungen mal ganz abgesehen. (Mit derartigen Nebenwir-
kungsraten würde ein heute neu entwickelter Impfstoff wohl
nie die nötige Zulassung erhalten.) Mit HIV / AIDS hätte die
Nebenwirkungsrate deutlich schlechter ausgesehen. Bei Immungeschwächten kann sich das Impfvirus ausbreiten und
mehr oder weniger schwere Krankheitsbilder hervorrufen.
Eine Pockenimpfung könnte HIV-Infizierten nicht empfohlen
werden. Hätte das Pockenprogramm bis in die Ära von
HIV / AIDS angedauert, wäre schwer vorstellbar, dass die Pocken jemals von der Erde vertrieben worden wären. Und die
Entwicklungsländer, besonders in Afrika, würden unter einer
erdrückenden zusätzlichen Last leiden. Bei der Seuchenbekämpfung können wir uns Verzögerungen eben nicht leisten.

7.2 Impfstoffe für die Massen

Schließlich hat das Pockenprogramm der Medizin Erfahrungen mit Massenimpfungen gebracht. Nicht zufällig wurde der
Vorschlag für ein Impfprogramm gegen Kinderkrankheiten

von der Pocken-Eradikationseinheit der Weltgesundheitsorganisation vorgebracht. 1974 rief die Weltgesundheitsorganisation dieses EPI (Expanded Program on Immunization) gemeinsam mit dem United Nations International Children's
Emergency Fund (UNICEF) ins Leben. Ziel sollte sein, jedem
Kind auf der Welt im ersten Lebensjahr eine Grundimpfung
anzubieten. Denn während Menschen in den Industrieländern Impfungen ganz selbstverständlich erhalten können,
sind sie in vielen Entwicklungsländern längst noch nicht Teil
der nationalen Gesundheitsfürsorge. Den größten Anteil der
Todesfälle, die mit Impfungen vermeidbar wären, tragen die
Länder Afrikas südlich der Sahara. Knapp 60 Prozent aller
Keuchhusten-Toten, mehr als 40 Prozent aller Todesfälle
durch Tetanus, knapp 60 Prozent der Masern-Opfer und die
große Mehrheit aller Todesfälle durch Gelbfieber sind dort zu
beklagen. Lediglich die Hepatitis B ist mit mehr als 60 Prozent
aller Todesfälle am stärksten in Ostasien und der Pazifik-Re-
gion vertreten.

Noch Anfang der 70er Jahre wurde lediglich jedes 20. Kind
auf der Welt gegen Kinderlähmung, Diphtherie, Tuberkulose,
Keuchhusten, Masern und Tetanus geimpft. Nicht zuletzt dank
EPI erhalten diese Grundimpfungen seit 1990 etwa 80 Prozent
der über 130 Millionen Neugeborenen vor ihrem ersten Ge-
burtstag – jedes Jahr etwa 100 Millionen Kinder. Erfolg der EPI-
Grundimpfungen: die Kleinkind-Todesfälle gingen von 17
Millionen auf 12 Millionen zurück. Allein im vergangenen
Jahr wurden bis zu 3,5 Millionen Kinderleben gerettet. Unzäh-
ligen mehr bleiben auch die Folgeschäden erspart. Doch 34
Millionen Kinder erhalten noch immer keine Grundimpfung.

Gegen Diphtherie, Tetanus und Keuchhusten wird mit einer
Dreifachkombination geimpft. Der sogenannte DTP-Impfstoff

muss dreimal in vierwöchigem Abstand verabreicht werden. Der Tuberkulose-Impfstoff BCG wird direkt nach der Geburt gegeben. Wenn er auch keine Ideallösung bietet, schützt er doch in gewissem Maße gegen die Kleinkind-Tuberkulose. Gegen Kinderlähmung wird in Entwicklungsländern der Schluckimpfstoff mit lebenden Erregern verwendet. Er ist billiger und sicherer als der inaktivierte Impfstoff, der bei uns gespritzt wird. Zudem hemmt der Lebendimpfstoff die Vermehrung des Erregers im Darm, während der Todimpfstoff nur die Erkrankung verhindert. Damit blockiert der Lebendimpfstoff zugleich die Verbreitung der Polioviren. Kinder sollten die Impfung möglichst vier-, mindestens aber dreimal bekommen. Sie kann mit BCG und den drei DPT-Impfungen gekoppelt werden. Gegen Masern wird erst gegen Ende des ersten Lebensjahrs geimpft. Diese Grundimpfungen sind billig, die Kosten belaufen sich auf etwa 20 US-$ pro Kind. Alle Kinder in den Entwicklungsländern zu impfen würde also etwas über 1 Milliarde US-$ kosten.

Zu den Grundimpfungen kommen, wenn möglich und nötig, weitere Impfungen, die allerdings deutlich teurer sind. Gegen Hepatitis B braucht es drei Spritzen. Seit der Preis für staatliche Hepatitis B-Impfungen in letzter Zeit deutlich gesunken ist, wird sie auch häufiger gegeben. Gegen Gelbfieber wird im Wesentlichen in Ländern Afrikas und Südamerikas geimpft, wo die Krankheit endemisch ist. Vermehrt setzt sich auch die Impfung gegen *Haemophilus influenzae* Typ b durch. Ähnlich ist es mit Pneumokokken und Meningokokken, wobei die Preise dafür noch immer recht hoch sind. Auch die Impfungen gegen Papilloma Viren und damit Gebärmutterhalskrebs sind viel zu teuer, als dass sie derzeit Chancen für eine breite Anwendung in den Entwicklungsländern hätten.

1999 wurde die Global Alliance for Vaccines and Immunization (GAVI) gegründet. Mit ihrer finanziellen Unterstützung wurden zwischen 2000 und 2005 rund 13 Millionen Kinder DTP geimpft, zusätzlich erhielten etwa 90 Millionen Kinder die Impfung gegen Hepatitis B, 14 Millionen die Vakzinierung gegen *Haemophilus influenzae* Typ B und ebenfalls 14 Millionen Kinder eine Impfung gegen Gelbfieber. Mit 1,2 Milliarden Einwegspritzen wurden diese Impfungen sicher. Unterstützt wird GAVI unter anderem von UNICEF, Weltgesundheitsorganisation, Weltbank, Bill & Melinda Gates Stiftung, einigen Regierungen von Industrie- und Entwicklungsländern und mehreren Impfstoff-Firmen. Zu den elf unterstützenden Ländern gehören aus Europa: Dänemark, Frankreich, Irland, Luxemburg, Niederlande, Norwegen, Schweden und Großbritannien. Deutschland ist nicht dabei. Die Finanzierung von GAVI ist bis 2015 gesichert. Bis dahin sollen etwa 10 Millionen Menschenleben mit 500 Millionen Impfungen gerettet werden.

7.3 Risiken der Impfung: Mythos und Wahrheit

Ganz risikofrei ist keine Impfung. Die Wahrscheinlichkeit für eine ernsthafte Komplikation liegt in der Größenordnung von 1 pro 100 000 bis 1 Million Impfungen. Die Stärke und Häufigkeit von Komplikationen variiert in Abhängigkeit vom Impfstoff. In Deutschland besteht bei etwa 3 pro 100 000 Impfungen Verdacht auf eine Impfkomplikation (wohlgemerkt der Verdacht, nicht die Tatsache). Das machte im Jahr 2005 knapp 1400 Verdachtsfälle. Davon waren etwas über 900 schwerwiegend, 34 Menschen erlitten bleibende Schäden, 23 starben. Genauere Untersuchungen des Paul-Ehrlich-Instituts zeigten aber, dass in fast allen Verdachtsfällen eine Koinzidenz wahrscheinlicher war als ein Kausalzusammenhang.

Unter den 2630 gemeldeten Verdachtsfällen aus den Jahren 2004/2005 konnte das Paul-Ehrlich-Institut lediglich in zwei schweren Fällen bei Erwachsenen eine tatsächliche Impfkomplikation nicht ausschließen. Einmal handelte es sich um ein Guillain-Barré-Syndrom nach einer Grippeimpfung bei einer Person mit Prostata-Karzinom. Im zweiten Fall starb ein 44-Jähriger nach einer Hepatitis- und Polio-Impfung an einer Hirnhautentzündung.

Fragen besorgter Eltern zur Impfung müssen ernst genommen und ausführlich besprochen werden. Gleichzeitig muss aber auch die Komplikation in Relation mit der Schwere der per Impfung zu verhindernden Erkrankung gesehen werden. Es kursieren zahlreich Mythen über behauptete Zusammenhänge, etwa jene, dass Hepatitis B-Impfungen eine Multiple Sklerose auslösen oder die Vakzine gegen Masern/Mumps/Röteln bei Kindern Autismus fördert. Die Liste ist länger. Da heißt es, dass Diabetes Typ I nach Impfung gegen *Haemophilus influenzae* Typ b oder Hepatitis B auftritt, Arthritis nach Röteln-Impfung, Guillain-Barré-Syndrom nach Grippe- oder Meningokokken-Impfung oder plötzlicher Kindstod auf DPTH-Impfungen folgt. In keinem dieser Fälle konnte der behauptete Zusammenhang in aufwendigen Studien nachgewiesen werden.

Den größten Wirbel in diesem Zusammenhang löste 1998 ein Bericht in der angesehenen Medizinzeitung Lancet aus. Dort veröffentlichten Ärzte eine Studie, der zufolge ein Zusammenhang bestehe zwischen Impfungen mit dem Dreifachimpfstoff gegen Masern/Mumps/Röteln und Magendarmbeschwerden, Entwicklungsstörungen und Autismus. Nachdem zahlreiche weiterführende Untersuchungen diese Behauptung als nicht haltbar eingestuft hatten, zogen die Autoren die Arbeit zurück, bis auf den Hauptautor. Er blieb bei seiner Behauptung und musste sich später einen schweren Interessenskonflikt vorwerfen lassen, da er großzügige finanzielle Unterstützung von Gruppen erhalten hatte, die einen Prozess gegen die Impfstoff-Firmen wegen Autismus anstrebten. Derzeit steht gegen den Mann ein Ausschlussverfahren der englischen Ärzteschaft an.

Zuweilen ging die Kritik an Impfstoffen sogar so weit, dass Bestandteile verdächtigt wurden, die im Impfstoff gar nicht enthalten waren. Thiomersal etwa. Dies ist eine Quecksilber-Verbindung, die inaktivierten Impfstoffen als Konservierungsmittel zugesetzt wurde und zum Beispiel in den Vakzinen gegen Diphtherie, Keuchhusten, Tetanus oder Hepatitis B Verwendung fand. Thiomersal war hingegen nie enthalten in Lebendimpfstoffen, wie jenen gegen Mumps, Masern oder Röteln. Thiomersal wurde vorgeworfen, dass es neurologische Entwicklungsstörungen hervorrufe. Für Lebendimpfstoffe ist der Vorwurf schlichtweg absurd. In inaktivierten Impfstoffen waren die enthaltenen Mengen Thiomersal zu gering, um nachweisliche Schäden hervorzurufen. Dennoch ist in Deutschland heute eine Grundimmunisierung mit Thiomersal-freien Impfstoffen gewährleistet. Auch als nach Einführung eines neuen, intranasalen Grippeimpfstoffs gehäuft Gesichtslähmungen beobachtet worden waren, stand Thiomersal im Verdacht. Der Impfstoff wurde sofort zurückgezogen. Als Ursache stellte sich ein neues Adjuvans heraus.

7.4 Ich und der Rest der Welt

Standard-Impfungen werden allen Einwohnern eines Landes empfohlen, selbst wenn in diesem Land die Krankheit gar nicht mehr auftritt. Ziel ist nämlich nicht nur der Schutz des

Einzelnen, sondern auch der Gemeinschaft. Erst bei einer Durchimpfungsrate von über 90 Prozent können wir davon ausgehen, dass ein eingeschleppter Erreger (z. B. von Reisenden oder Immigranten) nicht viel ausrichten kann. Man könnte flapsig sagen, die 10 Prozent ohne Impfschutz kommen durch, solange sie keine Reisen in Risikogebiete unternehmen. Natürlich würde in Einzelfällen selbst bei einer Durchimpfungsdichte von über 99 Prozent eine infizierte Person seine nahen Familienangehörigen, also Ehefrau und Kinder, anstecken, wenn diese nicht geimpft sind.

In Deutschland haben wir keine Impfpflicht. Umso mehr ist die Verantwortung des Einzelnen gefordert, besonders jene der Eltern von Kleinkindern. Es gilt, nach ausführlicher Aufklärung die Verantwortung zu übernehmen. Es braucht den Herdenimmunität genannten Schutz für Menschen, die nicht geimpft werden können, etwa immundefiziente Patienten oder Säuglinge. Es braucht diese Solidarität. Nicht nur mit den Menschen unseres Landes, sondern auch weltweit gesehen. Daher plädiere ich vehement für Impfungen. Sie sind der Grund, warum viele Krankheiten bei uns selten oder gar nicht mehr auftreten. Das Minimalrisiko einer Impfkomplikation besteht in der Tat, ist aber hunderttausend- bis millionenfach geringer als die Schäden, die eine Erkrankung verursachen würde. Das Risiko, vom Blitz getroffen zu werden, ist höher. Und halten wir uns doch vor Augen, dass jedes Jahr mehr als 5 Millionen Menschenleben mit Impfungen gerettet werden. Wenn die jeweiligen Krankheiten eines Tages verschwunden sind, wie dies für die Pocken erreicht wurde, dann kann man über eine Aufhebung der Impfung sprechen.

8 Armut und Infektionskrankheiten global gesehen

»Hilf denen, die sich selbst nicht helfen können!«

Aus dem Kongo

»Almosen verderben die Seele des Gebers wie des Nehmers und verfehlen zu alledem ihren Zweck, denn sie verschlimmern die Armut.«

Fjodor Dostojewskij

8.1 Einleitung

Seuchen sind transnational, sie breiten sich losgelöst von jeder territorialen Eingrenzung aus, und die Länder können sie an ihren Grenzen nicht stoppen. Die Erkenntnis, dass Armut, Ungleichheit und Krankheit einen Teufelskreis bilden, hat internationale Organisationen unterschiedlichster Struktur dazu motiviert, für deren Bekämpfung beträchtliche finanzielle Summen zur Verfügung zu stellen – in diesem Jahrtausend bereits mehr als 35 Milliarden US-\$. Ein Großteil davon fließt in Programme gegen übertragbare Krankheiten, besonders in Impfprogramme gegen Kinderkrankheiten und in die Verhinderung und Behandlung der großen Seuchen HIV / AIDS, Tuberkulose und Malaria. In das Zentrum der Aktivitäten ist Subsahara-Afrika gerückt, das am meisten unter diesen Problemen leidet. Keiner bezweifelt mehr, dass Armut zahlreichen Infektionskrankheiten Vorschub leistet. Dreckiges Wasser und schlechte Sanitäreinrichtungen verursachen massenweise Durchfallerkrankungen, vielerorts mangelt es schlichtweg an Moskitonetzen, um der Malaria Einhalt zu gebieten, es fehlt an Medikamenten zur Bekämpfung der großen Seuchen sowie an Impfprogrammen. Umgekehrt schwächen Krankheiten die Wirtschaften ohnehin benachteiligter Länder weiter und fördern Armut.

8.2 Geld, Gesundheit, Bildung

Definitionen für Armut gibt es viele. Am griffigsten sind die ökonomischen. In Europa wird arm genannt, wer weniger als 60 Prozent des Durchschnittseinkommens eines Landes verdient. Für die Entwicklungsländer gilt: Wer weniger als 1 US-$ pro Tag zur Verfügung hat, gehört zu den ärmsten Menschen der Welt. Dies trifft auf 1 Milliarde Menschen zu. Wer mit weniger als 2 US-$ pro Tag auskommen muss, gehört zu den armen Menschen. (Zum Vergleich: Die EU subventioniert jede Kuh in der Union mit 2 Euro täglich.) Etwa die Hälfte der Weltbevölkerung, also rund 3 Milliarden Menschen, ist demnach arm. Neun von zehn Menschen stehen weniger als 5000 US-$ jährlich zur Verfügung.

Die Hilfe der Industrieländer für Afrika ist seit dem Zweiten Weltkrieg auf 625 Milliarden US-$ angewachsen. Eine Riesensumme. Aber sie muss auch im Kontext anderer Milliardenbeträge gesehen werden: Jedes Jahr subventionieren die Industrieländer ihre Landwirtschaft mit der Hälfte dieser Summe. Zugleich tragen diese Gelder zur wachsenden Armut in den Entwicklungsländern bei. Wenn Nahrungsmittel, die in Europa oder in den USA derart unterstützt produziert wurden und nicht gebraucht werden, kostenlos an die Entwicklungsländer gehen, richten die großzügigen Gaben auch die Landwirtschaft der Beschenkten zugrunde. Genauso wie wir eine besser strukturierte Entwicklungshilfe brauchen, brauchen wir auch ein Umdenken in der Subventionspolitik der Industrieländer. Nicht, dass ich falsch verstanden werde: Nahrungsmittel-Hilfslieferungen in Katastrophengebiete sind richtig. Unfair ist der Wettbewerb zwischen Bauern in den Entwicklungsländern und der subventionierten Landwirtschaft in den Industrieländern. Doch ein Umdenken hat eingesetzt: Kanada unterstützt den Kauf von Lebensmitteln aus der Produktion lokaler Bauern oder gibt in Krisensituationen Bargeld an die Bevölkerung, mit dem die Menschen sich eigenständig vor Ort versorgen können. Auch die Europäische Union bewegt sich. Nur noch zehn Prozent der Nahrungsmittelhilfe soll aus EU-eigenen Lagern kommen. Jetzt müssen die USA als der mit Abstand größte Spender von Nahrungsmitteln diesen Beispielen folgen.

Die genannten ökonomischen Definitionen sind durchaus hilfreich, beschränken jedoch die Komplexität des Problems. Faktoren wie Ernährung, Gesundheit und Ausbildung werden von ihnen nicht erfasst. Weltweit leiden fast 1 Milliarde Menschen an Hunger und Unterernährung, jährlich sterben daran 30 Millionen Menschen. Jedes Jahr kommen mehr als 20 Millionen Kinder mit Untergewicht auf die Welt – häufig mit Langzeitfolgen. Fast ein Drittel aller Menschen, die nicht in Städten leben, hat keinen Zugang zu sauberem Trinkwasser. In Subsahara-Afrika erhalten sogar weniger als die Hälfte aller Landbewohner sauberes Wasser, während es in den Städten über 80 Prozent sind.

Es ist ein Satz, der fast zur Platitude geworden ist: Wir leben in einer geteilten Welt, in der 20 Prozent der Menschen

im Überfluss leben, auf die 80 Prozent des Weltbruttoinlands-
produkts zurückgehen, während 80 Prozent in Armut leben.
Und das obwohl Ernährung und Gesundheit grundlegende
Menschenrechte sind, auf die jeder Anspruch haben sollte,
und die nicht zuletzt in der Charta der Vereinten Nationen
verankert sind.

8.3 Das Who's who der Organisationen

Ursprünglich war die Entwicklungshilfe Sache der Steuerzah-
ler. Sie zahlten die Beiträge, die staatliche und zwischenstaatliche Organisationen, die sich der Gesundheitsfragen angenommen hatten, verwalteten und dann die jeweiligen von den
Regierungen ausgehandelten Beträge weiterleiteten. Inzwischen sind die erfolgreichsten Kräfte internationale Mischor-
ganisationen, die sich aus staatlichen, zwischenstaatlichen,
nichtstaatlichen, zivilgesellschaftlichen und privaten Gruppierungen zusammensetzen und sehr viel flexibler agieren.

An staatlichen (governmental organizations, GO) und zwischenstaatlichen Organisationen (intergovernmental organizations, IGO) sind Institutionen oder Personen des Staates
und damit auch die Regierungen beteiligt. Nichtstaatliche
(non-governmental organizations, NGO), zivilgesellschaftliche und private Organisationen sind davon unabhängig. Finanzielle Interessen sind bei nichtstaatlichen Organisationen
nicht ausgeschlossen; auch Vereinigungen mit finanziellen
Interessen wie zum Beispiel Verbände der Pharma-Industrie
zählen dazu. Private Organisationen sind entweder private
Stiftungen, wie die Bill und Melinda Gates Stiftung, oder Firmen, etwa Pharmakonzerne. Eine zivilgesellschaftliche Organisation ist eine nichtstaatliche Organisation im öffentlichen

Interesse. Als Private Public Partnership (PPP) wird schließlich die Verbindung zwischen zivilgesellschaftlichen und privaten Organisationen im öffentlichen Interesse verstanden.

8.4 Die Ökonomen

Entscheidende Motivation für die Ökonomen ist die weltweite Stärkung der Wirtschaft unter den Gesichtspunkten des Marktes. Krankheit wird in erster Linie als Wirtschaftsfaktor gesehen, ihre Bekämpfung als Beitrag zum wirtschaftlichen Aufschwung. Diese Sicht ist wesentlich eingeflossen in das allgemeine Verständnis der globalen Gesundheit als Wirtschaftsfaktor. Sie hat beigetragen zur Mobilisierung von Gegenmitteln. Die Marktorientierung hat allerdings auch Probleme geschaffen, insbesondere bei Fragen des Patentrechts und der Verteilung lebensnotwendiger Medikamente zu erschwinglichen Preisen in Entwicklungsländern. Eine rein ökonomische, aber interessante Sicht der Seuchenbekämpfung beschreibt der Kasten: Rechnen wie die Weltverbesserer.

Rechnen wie die Weltverbesserer

Öko-Schreck oder einer der einflussreichsten Denker der Welt? Der junge dänische Statistikprofessor Björn Lomborg hat beide Titel schon bekommen. 2001 trat er mit seinem Buch »Apokalypse No!« mit einem Paukenschlag an die Öffentlichkeit. Mit spitzem Bleistift rechnete er vor, dass die so oft beschworenen Katastrophen eigentlich nicht so schlimm sind, der Weltuntergang nicht bevorsteht und es der Menschheit im Gegenteil immer besser geht. Umweltverbände grollten. 2004 brachte Lomborg in Kopenhagen acht führende Ökonomen der Welt, vier

Nobelpreisträger und 30 Fachleute für Fachthemen an einen
Tisch, um eine Frage zu diskutieren: Wie kann man 50 Milliarden US-$ am sinnvollsten in die Verbesserung der Welt inves-
tieren? Klar, indem man Prioritäten setzt. Aber wo? Die Wissenschaftler stellten Kosten-Nutzen-Rechnungen auf und
schrieben eine Empfehlungsliste. Der Kopenhagen-Konsens be-
stätigt, dass bei der Bekämpfung der großen Seuchen mit relativ
wenig Geld viel erreicht wird. Die Top Vier der sinnvollsten
Maßnahmen wurden:

1. Die Bekämpfung von HIV / AIDS. Mit 27 Milliarden US-$
   könnten bis 2010 knapp 30 Millionen AIDS-Ansteckungen
   verhindert werden. Die Experten errechneten einen Nutzen-
   Kosten-Faktor von 40, das heißt, längerfristig sollte die Welt
   für jeden eingesetzten Euro 40 Euro zurückerhalten.
2. Die Bekämpfung von Hunger und Mangelernährung. Fehlt
   Eisen, Zink, Jod und Vitamin A in der Nahrung, erhöht dies
   die Anfälligkeit für Infektionskrankheiten, insbesondere bei
   Kleinkindern. 12 Milliarden US-$ wollte die Kopenhagen-
   Runde hierfür ausgeben.
3. Die Liberalisierung des Handels kostet wenig, bringt aber
   viel, meinten die Experten. Ein umstrittenes Thema.
4. Malaria-Kontrolle: 13 Milliarden US-$ für imprägnierte
   Moskitonetze.

Weit weniger günstig fiel die Bilanz aus für Klimaprojekte. Wieder schäumten Umweltverbände. Wegen ihrer Herangehensweise – menschliches Leid wird in eine finanzielle Größe übersetzt, komplexe Probleme stark vereinfacht – galt der Kopenhagen-Konsens vielen als ketzerisch. Aber es war nicht weniger als
der Versuch, reale Probleme mit realen Lösungsvorschlägen
möglichst eindeutig zu beantworten.

2006 folgte ein zweites Treffen, zu dem auch Vertreter der
Vereinten Nationen und weitere Diplomaten eingeladen waren.

Eine repräsentative Mischung von Teilnehmern aus Entwicklungs-, Schwellen- und Industrieländern fällte ihr Urteil. Platz 1 bekam die Verbesserung des Gesundheitswesen zur medizinischen Grundversorgung. Platz 2 entfiel auf die Versorgung mit Sanitäreinrichtungen und sauberem Wasser. Auf den Plätzen 6 bzw. 7 landeten die Kontrolle von HIV / AIDS sowie Malaria. (Die Vorschläge zur Eindämmung des Klimawandels belegten erneut hintere Ränge, sie sind zu teuer.) Das nächste Treffen ist für 2008 geplant. Für fünf Tage wird die Frage sein: Wollte die Welt in den kommenden 5 Jahren 50 Milliarden US-$ extra in die Verbesserung der Welt investieren, was sollte sie tun?

Welthandelsorganisation (World Trade Organization, WTO)

Die WTO will die Handels- und Wirtschaftsbeziehungen zwischen Ländern verbessern. Schwerpunkt legt die Organisation auf eine Liberalisierung und Deregulierung der Handelspolitik mit größtmöglicher Privatisierung. Derzeit hat die WTO 150 Mitglieder von unterschiedlicher Wirtschaftskraft – Entwicklungsländer, Schwellenländer und Industrieländer gehören dazu. Die Einsicht, dass die Unterschiede zwischen armen und reichen Ländern immer größer werden, führte dazu, dass die WTO vermehrt Fragen der Ungleichheit aufgreift, auch wenn das Wohl der Entwicklungsländer dabei nicht immer ersichtlich wird.

Internationaler Währungsfonds (IWF)

Der Fonds vertritt 185 Mitglieder, deren Stimmrecht jedoch nicht demokratischen Regeln folgt, sondern sich nach dem Kapitalanteil richtet. Die stärksten Kapitalländer USA, Japan, Deutschland, Frankreich und Großbritannien haben einen Stimmenanteil von fast 40 Prozent, die EU-Mitglieder zusammen einen Anteil von über 30 Prozent. Der Fonds will mittels Regulierung der Währungs- und Geldpolitik den internationalen Handel fördern. Strenge Regularien bei der Kreditvergabe haben bisweilen die Gesundheitssysteme von Schuldnerstaaten verschlechtert. In den Jahren 2000 bis 2004 war der jetzige Bundespräsident Horst Köhler Geschäftsführender Direktor des IWF.

Die Weltbank

Noch stärker als der Währungsfonds hat sich die Weltbank zum Ziel gesetzt, Armut über die Förderung der Wirtschaftsentwicklung zu bekämpfen. Wichtige Ziele sind die Verbesserung der Ausbildung, des Gesundheitswesens, der Landwirtschaft und des Umweltschutzes sowie die Abschaffung von Korruption. Mit ihrem 1993 veröffentlichten Bericht »Investitionen in die Gesundheit« hat die Weltbank wesentlich zum veränderten Blick auf die Gesundheitsfragen als globale Probleme beigetragen. Im Mai 2007 musste der ehemalige Präsident Paul Wolfowitz wegen persönlicher Affären zurücktreten.

Damit konnte der US-Präsident wieder den neuen Präsidenten der Weltbank vorschlagen. Der neue Mann heißt Robert Zoellick und ist ein langjähriger Weggefährte von Präsident Bush. Es ist schon interessant, dass das höchste Amt der Weltbank, das von Entwicklungsländern Wettbewerb, Leistung und Transparenz fordert, unter Umgehung genau dieser Mechanismen besetzt wird.

Eine wichtige Aufgabe der Weltbank ist die Vergabe von Krediten an Länder in wirtschaftlich prekären Lagen. Jährlich vergibt die Weltbank rund 20 Milliarden US-$ – häufig mit strengen Auflagen, nicht selten auch mit schädlichen Auswirkungen. So erhielt etwa Costa Rica Kredite unter strengen Einsparauflagen und kürzte in deren Folge seine Gesundheitsprogramme. Effekt: Infektionskrankheiten und die Kleinkindsterblichkeit nahmen rapide zu. China bat aufgrund der Weltbank-Vorgaben seine Tuberkulose-Kranken für die Behandlung zur Kasse. Daraufhin verzichteten 1,5 Millionen Betroffene auf die Therapie, und es erkrankten 10 Millionen Menschen zusätzlich an der Seuche.

Anstelle pauschaler Spar-Vorgaben könnten Weltbank und IWF Entschuldungen verknüpfen mit Auflagen zur Verbesserung der Gesundheitsversorgung.

8.5 Patentrecht versus Behandlungsrecht: TRIPS

Eine zentrale Wirtschaftsfrage bei der Seuchenbekämpfung ist das Patentrecht für lebenswichtige Medikamente und Impfstoffe in Entwicklungsländern. Wer Mitglied in der WTO werden will, muss als Voraussetzung ihr sogenanntes TRIPS-Abkommen anerkennen. Das »Agreement on Trade Related Aspects of Intellectual Property Rights« (deutsch: »Übereinkommen über handelsbezogene Aspekte der Rechte am geistigen Eigentum«) wurde 1995 beschlossen. Artikel 27 unterstreicht das Recht der Mitgliedsstaaten auf geistiges Eigentum und dessen Schutz durch Patentierung. Andererseits wird in Artikel 8 festgestellt, dass Mitgliedsstaaten Maßnahmen zur Aufrechterhaltung der Gesundheit ergreifen können. Das führte zum Streit darüber, ob arme Länder unter Umgehung des Patent- und Lizenzrechts preisgünstig Medikamente herstellen und vertreiben dürfen. Um diesen Punkt zu klären, fand 2001 ein Treffen in Doha, Katar statt. Zwar wurde diese Runde ohne eindeutige Beschlüsse aufgehoben. Jedoch wurde eine Deklaration verfasst. Diese erkennt an, dass jedes Mitgliedsland das Recht hat, die Gesundheit seiner Einwohner zu schützen, und ihnen auch den Zugang zu preisgünstigen Medikamenten ermöglichen darf. Damit ist es möglich, Generika aus dem Ausland zu importieren, auch wenn die Medikamente patentgeschützt sind. Die Doha-Runde hat TRIPS zwar nicht abgeändert, der Patentschutz für alle Medikamente gilt weiter. Doch mit der Doha-Deklaration ist es möglich, Patentrechte auszusetzen und eine staatliche Zwangslizenzierung (compulsory licensing) durchzusetzen.

Als Südafrika noch vor der Doha-Deklaration 1997 ein Gesetz verabschiedete, das den Zugang zu preiswerten HIV / AIDS-Medikamenten sicherstellen sollte (über Parallelimporte, Generika, Preiskontrollen), reichten 39 Pharmakonzerne dagegen Klage vor dem Obersten Gericht Südafrikas ein. Bevor das Gericht eine Entscheidung fällen konnte, mussten die Kläger allerdings feststellen, dass sie sich verrechnet hatten. Der internationale Aufschrei war so laut, dass die Pharmakonzerne ihre Klage im Jahr 2001 zurückzogen und sich mit Südafrika einigten. Jetzt darf Südafrika zwar generische AIDS-Medikamente einführen und vertreiben, akzeptiert aber weiterhin die generelle Gültigkeit des TRIPS-Abkommens.

Unter Berufung auf die Doha-Deklaration kündigte Anfang

Mai 2007 Brasiliens Präsident Lula da Silva die staatliche
Zwangslizenzierung eines AIDS-Medikaments von Merck &
Co. an. Brasilien bietet schon länger und mit großem Erfolg
allen Menschen mit HIV / AIDS kostenfrei ART an. Merck
hatte sich zwar bereit erklärt, den Preis für das AIDS-Medikament zu senken, blieb dabei aber deutlich über dem Preis für
das entsprechende Nachahmer-Produkt. Als Thailand im Januar 2007 ein AIDS-Medikament von Abbott Laboratories
staatlich lizenzierte, zog Abbott seinen Antrag auf Registrie-
rung von sieben Medikamenten in Thailand zurück, und die
US-Regierung verwarnte Thailand wegen Missachtung des
geistigen Eigentums. Auch der Schweizer Pharmakonzern
Novartis liegt derzeit mit der indischen Regierung wegen der
kostengünstigen Herstellung von AIDS-Nachahmerproduk-
ten im Clinch. Diese Beispiele illustrieren das Dilemma, das
TRIPS auch nach Doha noch birgt: Auf der einen Seite sind
Südafrika, Thailand und Brasilien durchaus zur staatlichen
Lizenzierung lebensrettender Medikamente berechtigt. An-
dererseits aber verlangt TRIPS den größtmöglichen Schutz
der Patente. Die Pharmariesen berufen sich auf die hohen
Entwicklungskosten für neue Medikamente. Nicht zuletzt
werden sie von Regierungen unterstützt, in deren Kassen die
Unternehmen hohe Steuersummen zahlen, meist sind das die
USA.

In der Diskussion darüber, wer recht hat, sollte auch erwähnt werden, dass einige Pharmahersteller durchaus posi-
tive Zeichen setzen. Gilead etwa hat den 100 ärmsten Ländern
ein HIV / AIDS-Medikament für einen vertretbaren Preis mit
einer fünfprozentigen Gewinnspanne zur Verfügung gestellt.
Bristol-Myers Squibb vergab an Generika-Produzenten in
Subsahara-Afrika und Indien die Produktions- und Vertriebs-
rechte ohne Lizenzgebühren. Fakt ist: Das TRIPS-Abkom-

men muss den Realitäten angepasst werden. Wir brauchen eine Öffnung des Patentschutzes für dringend benötigte Medikamente.

Man erinnere sich an die Zeit nach den Milzbrand-Attacken 2001 in den USA. Als die Bayer AG nicht sofort die Bereitstellung großer Mengen von Ciprobay, dem einzigen in den USA für die Anthrax-Behandlung zugelassenen Medikament, zusagte, brachte die US-Regierung den Konzern unsanft zur Einsicht. Die Drohung, man würde das Antibiotikum andernfalls unter Umgehung des Patentschutzes in den USA herstellen, wirkte. Ciprobay stand schnell für die Hälfte des ursprünglichen Preises zur Verfügung. Die Begründung der US-Regierung übrigens lautete: Es sei zum Schutz der Bürger nötig.

8.6 Schlachtschiffe der Gesundheitsförderung

Vereinte Nationen (United Nations Organization, UN / UNO)

Die UN sind eine zwischenstaatliche Gemeinschaft von derzeit 192 Ländern, die zum Ziel hat, den Weltfrieden, das Völkerrecht und den Schutz der Menschenrechte zu sichern. Zu Beginn dieses Jahrhunderts traten die UN mit den Millennium-Entwicklungszielen (kurz: Millenium-Ziele) auf, die der vormalige Generalsekretär Kofi Annan ins Leben gerufen hatte und über die gleich mehr berichtet wird.

Weltgesundheitsorganisation
(World Health Organization, WHO)

Dieser Unterorganisation der Vereinten Nationen mit derzeit
193 Mitgliedsländern stehen im Jahr gerade mal 1,8 Milliarden US-$ zur Verfügung. Das ist weniger als das jährliche
Budget der Stadt New York zur Straßenreinigung. Ziel der
WHO ist für alle Menschen auf der Welt eine Gesundheit, die
es ihnen ermöglicht, ein gesellschaftlich und wirtschaftlich
produktives Leben zu führen.

Besonders setzt sich die WHO für die Seuchenbekämpfung
ein und hat unter anderem verschiedene Impfprogramme ins
Leben gerufen. Viele davon werden gemeinsam mit privaten
und staatlichen Förderern finanziert.

Kinderhilfswerk der Vereinten Nationen
(United Nations International Children's
Emergency Fund, UNICEF)

Das Hilfswerk setzt sich für Kinder in Not ein. Ursprünglich
war diese Hilfe für die Kinder in den vom Zweiten Weltkrieg betroffenen Ländern gedacht; heute kommt sie in erster
Linie Kindern in Entwicklungsländern zugute. 1965 erhielt
UNICEF für seinen Einsatz den Friedensnobelpreis. Viele Ge-
sundheitsprojekte, insbesondere Impfprogramme, organisiert
UNICEF zusammen mit der WHO.

8.7 Hochgesteckte Ziele

Am 8. September 2000 verabschiedeten die UN-Mitgliedsstaaten die Millennium-Entwicklungsziele zur Abschaffung von Armut und Ungleichheit, zur Verbesserung der Gesundheit, zur nachhaltigen Reinerhaltung der Umwelt und für eine gerechtere und friedlichere Welt. Viele der konkreten Ziele beziehen sich auf armutsassoziierte Infektionskrankheiten.

Die Millennium-Ziele spannen eine Brücke von gesellschaftlichen und ökonomischen Rahmenbedingungen zur medizinischen Grundversorgung hin zu Lösungsansätzen für die wichtigsten Ursachen von Armut, Hunger, Ungerechtigkeit und Krankheit. Möglicherweise ist das bereits der Versuch der Quadratur des Kreises. Als die Erklärung stand, unterschrieben nicht nur alle Mitgliedsländer, es sagten auch alle zu, die Ziele bis zum Jahr 2015 zu erfüllen. Es ist die Frage, ob man diese Zusagen als mutig oder leichtsinnig bewertet. Derzeit zeichnet sich jedenfalls ab, dass die Millennium-Ziele nicht erreicht werden, wenn nicht umgehend alles unternommen wird, um die Verschleppungen aufzuholen. Ausgehend von der Situation 1990 sind die wichtigsten Ziele bis 2015:

Ziel 1: Die Abschaffung der extremen Armut und des Hungers. Konkret soll die Zahl der Menschen, die mit weniger als 1 US-$ täglich leben müssen, halbiert werden. Ebenfalls um die Hälfte reduziert werden soll die Zahl der 600 Millionen Menschen, die Hunger leiden.

Ziel 2: Eine Grundschulbildung für alle Jungen und Mädchen bis spätestens 2015.

Ziel 3: Gleichstellung der Geschlechter und Stärkung der Rechte und Rolle der Frauen, insbesondere auf allen Ausbildungsebenen bis spätestens 2015.

Ziel 4: Verringern der Sterblichkeit der Kinder unter fünf Jahren um zwei Drittel und deutliche Steigerung der Kleinkindimpfung gegen Masern.

Ziel 5: Senkung der Müttersterblichkeit um drei Viertel bis 2015, nicht zuletzt durch bessere medizinische Versorgung Schwangerer und Gebärender.

Ziel 6: Mindestens Stillstand, möglichst Verringerung der Anzahl der Menschen, die an AIDS, Tuberkulose, Malaria und anderen schweren Krankheiten leiden.

Ziel 7: Nachhaltiger Umweltschutz. Konkrete Ziele sind hier unter anderem die Halbierung der Anzahl von Menschen ohne gesicherten Zugang zu sauberem Wasser und Sanitäreinrichtungen bis 2015 sowie die Verbesserung der Lebensbedingungen von mindestens 100 Millionen Slum-Bewohnern bis 2020.

Ziel 8: Globale Partnerschaften zwischen den einzelnen Staaten. Wichtige Ziele sind hier etwa die Verbesserung der Handels- und Finanzsysteme, Entschuldungsprogramme, verbesserte Arbeitsbedingungen und offener Zugang zu neuen Technologien. Für die Seuchenbekämpfung besonders wichtig ist die Bereitstellung lebensrettender Arzneimittel zu erschwinglichen Preisen für Entwicklungsländer.

8.8 Theoretisch kein Problem

Um über reine Absichtserklärungen hinauszuzielen, hatte der damalige UN-Generalsekretär Kofi Annan eine Arbeitsgruppe eingesetzt, die Wege aufzeigen sollte, wie die Ziele bis 2015 erreicht werden könnten – die Kommission für Makroökonomie und Gesundheit. Sie sollte auch herausarbeiten, ob die nötigen

Investitionen der Reichen in die Gesundheitsprobleme der Armen direkten ökonomischen Nutzen bringen, ob also das eingesetzte Kapital gut investiert wäre. Leiter der Arbeitsgruppe war Jeffrey D. Sachs, Direktor des Earth Institutes der Columbia University in New York und dort Professor für nachhaltige Entwicklung und Gesundheitspolitik. Bevor Sachs Sonderberater Annans für die Millennium-Ziele wurde, hatte er bereits zahlreiche Regierungen und nichtstaatliche Organisationen beraten. Allerdings scheiterte sein Versuch, als Berater von Präsident Boris Jelzin in Russland die freie Marktwirtschaft im Hauruckverfahren einzuführen, kläglich.

Am 20. Dezember 2001 überreichte Sachs der damaligen Direktorin der WHO, Frau Gro Harlem Brundtland, den Bericht. Das Sorgenkind, so wurde während der Erstellung klar, ist Subsahara-Afrika. Eine bessere Gesundheit der Menschen in dieser Region ist die Grundvoraussetzung für jegliche ökonomische Entwicklung dort. Der Bericht verweist darauf, dass viele der Probleme schon mittels einer Verbesserung des öffentlichen Gesundheitswesens angepackt werden könnten. Die armen Länder, so der Vorschlag, sollten Beiträge entsprechend ihrer finanziellen Möglichkeiten leisten; die überwiegende Summe aber müsse von den Industrieländern kommen. Insgesamt sei eine Investition von rund 30 Milliarden US-$ gefragt, etwa 0,1 Prozent der Bruttoinlandsprodukte der gesammelten Industrieländer. Die besonderen Probleme durch HIV / AIDS fließen in diese Berechnungen nicht ein – sie erhöhen den Betrag um weitere 2 Milliarden US-$. Das ist die Summe, die 8 Millionen Todesfälle vermeiden und 330 Millionen DALYs retten könnte – 2500 US-$ pro Menschenleben. Zudem rechnen die Experten die finanziellen Renditen vor: Bis zu 360 Milliarden US-$ könnten auf diese Weise gewonnen werden.

8.9 Praxis-Check I: Alles schon da gewesen?

Die Millennium-Entwicklungsziele sind nicht der erste Versuch der internationalen Staatengemeinschaft, Lösungsvorschläge für die Gesundheitsprobleme der Welt zu entwickeln. Bereits 1978 beschlossen 134 Delegierte einer Versammlung im kasachischen Alma-Ata, zu der die WHO und UNICEF aufgerufen hatten, Gesundheit und Wohlbefinden für alle bis zum Jahr 2000 zu sichern. Man erinnere sich: Die Pockeneradikation war so gut wie abgeschlossen – ein Zeichen für den möglichen Erfolg medizinischer Interventionen. Als Nächstes wurden Krieg, Hunger, Ungleichheit und Armut als wesentliche (Mit-)Verursacher von Krankheiten gesehen. Die Deklaration von Alma-Ata betont das Recht eines Individuums auf Grundversorgung der Gesundheit und nimmt die Staaten in die Pflicht, für den Erhalt der Gesundheit ihrer Einwohner zu sorgen. Bis zum Jahr 2000 sollten alle Menschen gesund sein und ein gesellschaftlich und ökonomisch produktives Leben führen. Die Ziele wurden weit verfehlt.

1986 stieß die Internationale Konferenz zur Gesundheitsversorgung im kanadischen Ottawa ins gleiche Horn. Für die meisten Teilnehmer war die HIV/AIDS-Katastrophe noch nicht offensichtlich. Viele hofften, dass die in der Alma-Ata-Deklaration formulierten Thesen umsetzbar seien. Wieder standen die gesellschaftlichen Rahmenbedingungen für ein gesundes Leben im Fokus: Frieden, Sicherheit, Erziehung, gesicherte Nahrung, gesichertes Einkommen, ein stabiles Ökosystem, vernünftiger Umgang mit den Bodenschätzen sowie Gleichheit und Gerechtigkeit. Vielleicht war die Diskussion zu diesem Zeitpunkt gekippt. Aus dem Auge verloren hatte man, dass Krankheitserreger, persönliches Verhalten und die genetische Konstitution des Einzelnen auch an der Entste-

hung von Krankheiten beteiligt sind. So wenig die spezifische
Bekämpfung der Krankheiten allein ausreicht, so ungenügend
ist die alleinige Veränderung der gesellschaftlichen Bedingungen.

1993 veröffentlichte die Weltbank einen Bericht mit dem
Titel »Investitionen in die Gesundheit«. Darin bezog sie Gesundheitsprobleme in ihre Wirtschaftsplanungen ein. Dies
war ein wichtiges Dokument, weil es die Wechselbeziehung
von Armut und Seuchen in den Köpfen der Entscheidungsträ-
ger fest verankerte.

Elf Jahre nach Ottawa fand 1997 in Jakarta die 4. Internationale Konferenz zur Gesundheitsförderung statt. Zwar blieb der
Tenor der vorangegangenen Treffen erhalten, doch in Jakarta
wurden wieder stärker krankheitsspezifische Faktoren in die
Diskussion gebracht. Erstmals forderten Fachleute eine weltweite Gesundheitsallianz, um gemeinsam globale Gesund-
heitsstrategien zu entwickeln und zu finanzieren. Auch den
Industrieländern schien klarzuwerden, dass Mobilität in einer
globalisierten Welt nicht nur für Waren und Arbeitskräfte gilt,
sondern auch für Krankheitserreger. HIV / AIDS war zu einer
globalen Bedrohung geworden, Antibiotika-resistente Erreger
breiteten sich über die Welt aus, und Tuberkulose und Malaria
blieben unbeeindruckt von allen Eradikationsversuchen.

8.10 Praxis-Check II: Halbzeitbilanz

2005 war ein Drittel der Zeitspanne für die Millenium-Ziele
abgelaufen, die Zeit für eine erste Analyse war gekommen.
Und Jeffrey D. Sachs zeigte sich ernüchtert. Er sagte: »Im Jahr
2005 muss die Weltgemeinschaft verzweifelt versuchen, ihren
eigenen Verpflichtungen nachzukommen, und schnelle prak-

tisch bemessene Schritte unternehmen, bevor die Ziele unerreichbar werden. […] Wenn wir jetzt nicht handeln, wird die Welt ohne die Millennium-Ziele leben müssen, und es wird ein langer Weg zum nächsten Millennium-Gipfel im Jahr 3000.«

Im Juli 2007 sind weitere zweieinhalb Jahre vergangen: Halbzeit für die Millennium-Ziele. Und ein wenig verändertes Bild. Am 2. Juli präsentierte die UN ihre, wie sie es selbst ausdrückte, gemischte Bilanz. Diplomatisches und zugleich deutliches Fazit von Generalsekretär Ban Ki-Moon: Die Ergebnisse zeigen, dass ein Erfolg in den meisten Ländern der Welt noch möglich ist. Aber sie zeigen auch, wie viel noch getan werden muss. »Die Welt will keine neuen Versprechen«, schreibt er in seinem Vorwort. Die meisten hochentwickelten Länder hätten es versäumt, ihre Finanzzusagen einzulösen. Die führenden Industrienationen hätten bei ihrem Treffen in Gleneagles 2005 versprochen, ihre Hilfe für Afrika bis 2010 zu verdoppeln, heißt es in der Zusammenfassung. »Doch zwischen 2005 und 2006 ist die offizielle Hilfe effektiv um 5,1 Prozent gesunken.« Lediglich fünf Geberländer hätten das UN-Ziel erreicht und 0,7 Prozent ihres Bruttonationaleinkommens gespendet. Für die einzelnen Ziele zieht die UN folgende Bilanz auf halber Strecke:

Ziel 1: Auf dem Weg zur Halbierung der extremen Armut sieht die UN deutlichen Fortschritt. Bis 2004 sei die Zahl der Menschen, die weniger als 1 US-\$ pro Tag zum Leben haben, von 1,2 Milliarden (1990) auf 980 Millionen gefallen. Allerdings scheint Subsahara-Afrika das Ziel zu verpassen.

Ziel 2: Gute Noten für die Schulbildungs-Offensive: 2005 erhielten 88 Prozent aller Kinder eine Grundschulbildung. Jedoch sind gerade Mädchen und Kinder in ländlichen Gegenden deutlich benachteiligt. Problemregion bleibt Subsahara-Afrika.

Ziel 3: Langsame Fortschritte zur Gleichberechtigung. Der Anteil von Frauen mit Arbeit stieg leicht an, auch in der Politik mischen Frauen in vielen Regionen langsam mit.

Ziel 4: Die Kindersterblichkeit ist gesunken. 2005 starben 10,1 Millionen Kinder vor ihrem fünften Geburtstag. Noch immer sind vor allem vermeidbare Krankheiten die Ursache, insbesondere AIDS und Malaria.

Ziel 5: Das Ziel, die Sterblichkeit werdender Mütter um drei Viertel zu reduzieren, ist nach jetziger Lage der Dinge wohl unerreichbar. Jedes Jahr sterben eine halbe Million Frauen in der Schwangerschaft oder beim Gebären.

Ziel 6: Die Rate der Tuberkulosefälle sinkt kaum, die absoluten Zahlen steigen jedoch weiter mit dem Bevölkerungswachstum. Die Epidemie sei kurz vor dem Rückgang. Die Lage bei HIV ist ernüchternd. Die Zahl der AIDS-Toten stieg auf 2,9 Millionen im Jahr 2006. Die Zahl der Infizierten stabilisierte sich in den Entwicklungsländern, steigt jedoch in Subsahara-Afrika weiter an. Vorbeuge-Maßnahmen hinken dem Wachsen der Epidemie hinterher. Bei Malaria zeigen sich erste Erfolge, jedoch erreichten nur wenige Länder bis 2005 die angestrebte 60-prozentige Flächendeckung mit Moskitonetzen.

Ziel 7: Die Hälfte der Weltbevölkerung hat noch immer keinen Zugang zu einfachsten Sanitäreinrichtungen. Die rapide Verstädterung erschwert die angestrebte Verbesserung der Lebensbedingungen für Slumbewohner enorm. Zudem werden die Auswirkungen des Klimawandels vor allem in armen Gegenden bereits spürbar. Der Klimawandel wird das Erreichen der Millennium-Ziele ernsthaft behindern.

Ziel 8: Zur Verbesserung der globalen Partnerschaft trägt die Entschuldung einiger Länder sicher bei. Die Mehrheit der Geberländer hat die zugesagten Summen nicht in voller Höhe überwiesen. Die Weltbank hat es bis 2007, anders als zugesagt, nicht geschafft, wesentliche Handelsfragen zu klären, die Entwicklungsländern zugutekämen. In einigen Fällen wurden Einfuhrzölle und Handelshemmnisse abgebaut. Nicht immer mit pauschalem Nutzen für die ärmeren Länder. Wirtschaftswachstum wurde in vielen Ländern nicht gerecht weitergereicht. Die Zahl arbeitsloser Jugendlicher ist gestiegen auf 86 Millionen im Jahr 2006.

Sehr viel kritischer als der UN-Bericht betrachten andere Gruppierungen die Entwicklung der Millennium-Ziele. Lassen wir stellvertretend *Le Monde Diplomatique* in Bildern über die wichtigsten Ziele zur Seuchenbekämpfung sprechen (Abb. 19 bis 22).

8.11 Die Politiker

Organisation für wirtschaftliche Zusammenarbeit und Entwicklung (Organization for Economic Cooperation and Development, OECD)

Die OECD ist eine Organisation zur Wirtschaftsförderung. Fast alle 30 Mitgliedsstaaten sind Industrieländer, und entsprechend ist auch ihr Selbstverständnis in der Organisation:

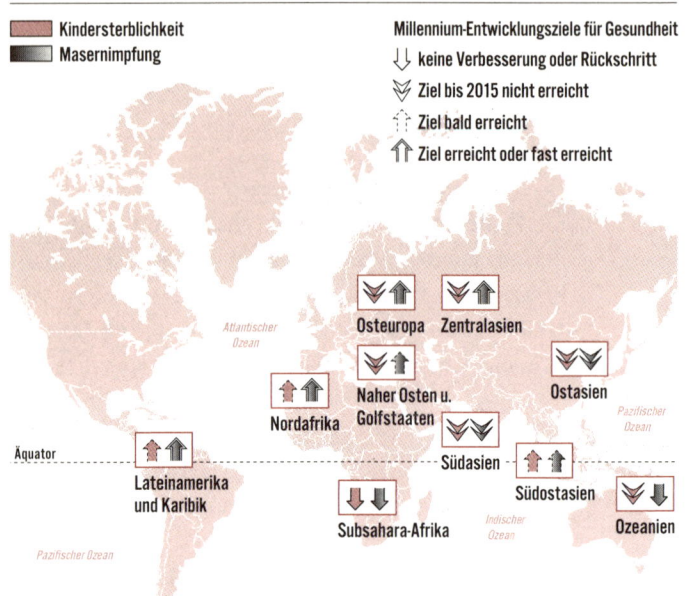

Abb. 19 Zwischenstand der Millennium-Entwicklungsziele für Gesundheit 2005: Kindersterblichkeit und Masernimpfung. Nach Atlas der Globalisierung, Le Monde Diplomatique (2006).

In erster Linie werden Interessen der Industrieländer vertreten. Die OECD will auch das Wirtschaftswachstum in den Entwicklungsländern stärken. Dabei stehen auch Probleme der Seuchenbekämpfung an. Derzeit unterstützt die OECD Entwicklungsländer mit über 100 Milliarden US-$. Die Millennium-Entwicklungsziele wurden auch auf Basis des OECD-Berichtes »Internationale Entwicklungsziele« erstellt.

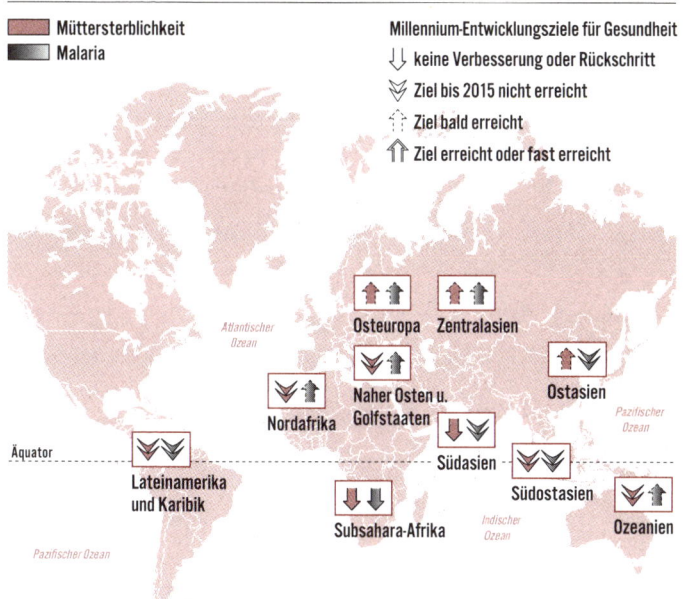

Abb. 20 Zwischenstand der Millennium-Entwicklungsziele für Gesundheit 2005: Müttersterblichkeit und Malaria. Nach Atlas der Globalisierung, Le Monde Diplomatique (2006).

G8

Gewissermaßen eine elitäre Auswahl der OECD ist die Gruppe der 8, die sieben führenden Industrieländer und Russland. Deutschland, Frankreich, Großbritannien, Italien, Kanada und die USA stehen für zwei Drittel des Welthandels und des Weltbruttoeinkommens, aber für weniger als 15 Prozent der Weltbevölkerung. Die G8 dient der Abstimmung und Planung von

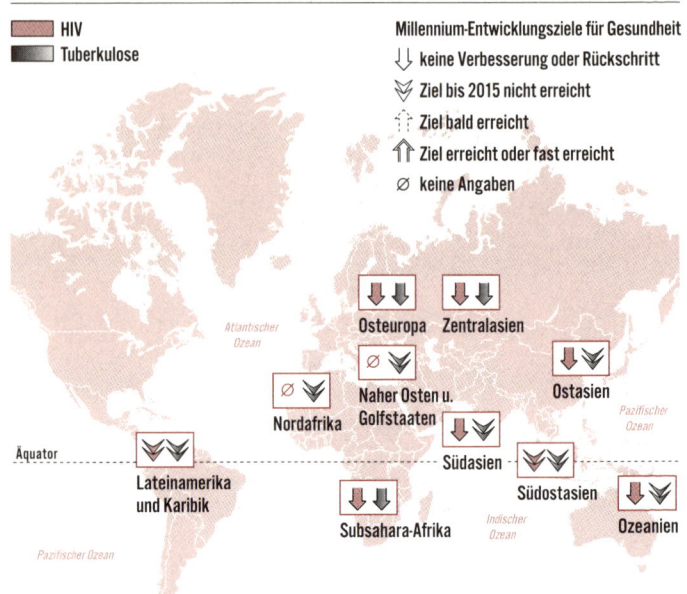

Abb. 21 Zwischenstand der Millennium-Entwicklungsziele für Gesundheit 2005: HIV / AIDS und Tuberkulose. Nach Atlas der Globalisierung, Le Monde Diplomatique (2006).

Finanz- und Währungsfragen. In den vergangenen Jahren nehmen die Staaten jedoch auch vermehrt Stellung zu globalen Fragen – Gesundheitsaspekte und Infektionskrankheiten gehören dazu. 2005 stellten die G8 im schottischen Gleneagles fest, dass das enorme Potenzial Afrikas nur erschlossen werden kann, wenn die großen Seuchen erfolgreich eingedämmt werden. 2006 in St. Petersburg wurden Infektionskrankheiten ebenfalls breit diskutiert. Auch das G8-Treffen 2007 im Ost-

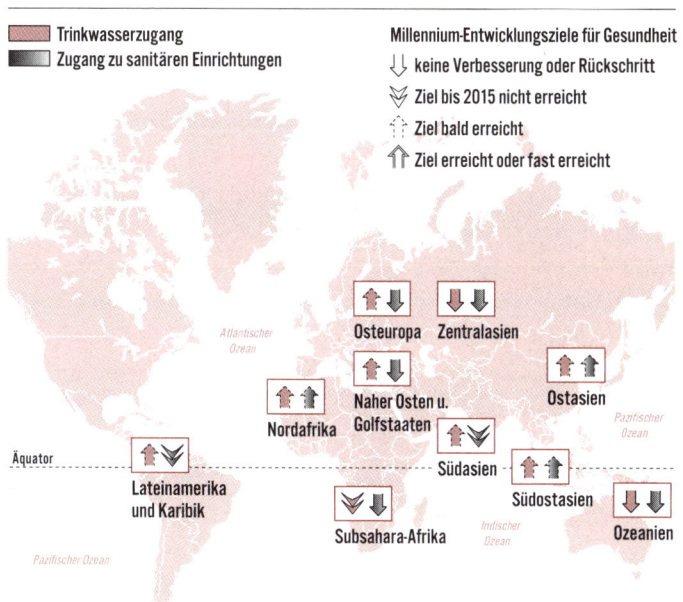

Abb. 22 Zwischenstand der Millennium-Entwicklungsziele für Gesundheit 2005: Zugang zu sauberem Trinkwasser und sanitären Einrichtungen. Nach Atlas der Globalisierung, Le Monde Diplomatique (2006).

seebad Heiligendamm unter der Leitung der deutschen Bundeskanzlerin Angela Merkel hat unter dem Thema Wachstum und Verantwortung in Afrika die Stärkung der Gesundheitssysteme und die Bekämpfung von HIV/AIDS, Tuberkulose und Malaria hervorgehoben. Zum Abschluss hat die Bundeskanzlerin 60 Milliarden US-\$ der G8-Mitglieder für den Kampf gegen AIDS, Tuberkulose und Malaria versprochen – allerdings innerhalb eines vage gefassten Zeitrahmens.

Leider sind die Absichtserklärungen der G8 nicht bindend und auch nicht einklagbar. Meist bleiben sie auf der Ebene von Ankündigungen stecken, und sehr bald nach Beendigung des Gipfeltreffens folgt Ernüchterung. Schon in Gleneagles wurden Afrika jährlich rund 50 Milliarden US-$ bis zum Jahr 2010 versprochen. Lediglich 10 Prozent davon kamen an. Und lediglich der Tschad und Kamerun wurden wirklich von Schulden entlastet, wie der Vorsitzende des Africa Progress Panel, Kofi Annan, hervorhob, als er Bundeskanzlerin Merkel bei den Vorbereitungen zum G8-Treffen im April 2007 traf, und wie der neue UN-Generalsekretär Ban Ki-Moon im Bericht zu den Millennium-Zielen 2007 hervorhob.

Bislang konnten die Geberländer einigermaßen leicht gute Zahlen präsentieren. Schuldenerlasse wurden als Ausgaben angeführt, waren jedoch bereits abgeschrieben und tangierten die jährlichen Finanzbudgets nicht. Zieht man die Schuldenerlasse ab, sind die finanziellen Unterstützungen der OECD-Länder für Afrika 2006 zurückgegangen. Wird man die Armut endlich proaktiv bekämpfen und damit auch der Seuchenbedrohung mit angemessenen Mitteln entgegentreten? Ziel sind 0,7 Prozent des Bruttoinlandsprodukts für die Entwicklungshilfe; Deutschland liegt derzeit bei etwa 0,36 Prozent bzw. 0,3 Prozent, wenn die Summe für die Entschuldung nicht dazugerechnet wird. Deutschland hat allerdings auf dem G8-Treffen in Heiligendamm angedeutet, dass es in den kommenden drei Jahren 0,5 Prozent und bis zum Jahr 2015 dann 0,7 Prozent Entwicklungshilfe erreichen möchte. Die feste Zusage einer einmaligen Aufstockung des Etats des Ministeriums für wirtschaftliche Zusammenarbeit um 750 000 Euro lässt zumindest auf den Anstieg auf 0,5 Prozent hoffen.

8.12 Finger in der Wunde

DATA

DATA steht für Debt, AIDS, Trade, Africa und wird unter anderem von den Musikern Bob Geldof, Bono und Herbert Grönemeyer publikumswirksam unterstützt. DATA zufolge haben die G7-Staaten (Russland weigerte sich, Zusagen zu machen) ihre Entwicklungshilfe zwar um 2,3 Milliarden US-$ gesteigert, das sind aber 5,4 Milliarden US-$ weniger als nötig. Dabei rechnet DATA die Entschuldungsgelder nicht ein.

DATA forderte daher, dass Bundeskanzlerin Merkel auf dem G8-Gipfeltreffen durchsetze, die Entwicklungshilfe 2007 um mehr als 6 Milliarden US-$ aufzustocken. Die größten Steigerungen erbrachten Großbritannien und Japan, die USA und Kanada liegen im Mittelfeld, während Deutschland, Frankreich und Italien weit zurückgeschlagen sind.

Von diesem Mangel ist selbstredend auch der Gesundheitsbereich betroffen. Zwar haben besonders die USA bei der Bekämpfung von AIDS und Malaria deutlich zugelegt, das Ziel einer Behandlung für jeden HIV-Infizierten bleibt jedoch in weiter Ferne.

Ärzte ohne Grenzen (Médecins Sans Frontières, MSF)

Einiges ist in den vergangenen Jahren in Bewegung geraten. Angesichts oft beträchtlicher Summen treten kleinere Organisationen oft weniger stark ins Rampenlicht. Eine zivilgesellschaftliche Organisation, die jedoch immer wieder auf sich aufmerksam macht, sind die Ärzte ohne Grenzen, die in Not Geratenen auf der ganzen Welt hilft. Gegründet wurden MSF

1971 in Paris. Gründungsmitglied war Dr. Bernard Kouchner, der – obwohl Mitglied der Sozialisten – seit Mai 2007 Außenminister in der französischen Regierung des konservativen Präsidenten Nicolas Sarkozy ist.

Ursprüngliche Einsatzgebiete der MSF waren Katastrophengebiete und Regionen kriegerischer Auseinandersetzungen. Inzwischen helfen die Ärzte ohne Grenzen auch verstärkt Menschen, die unter AIDS, Tuberkulose, Malaria und den vernachlässigten Tropenkrankheiten leiden. Mit der Gründung von DNDI (Drugs for Neglected Diseases Initiative) will die Organisation die Entwicklung dringend benötigter Medikamente für Tropenkrankheiten vorantreiben. Gemeinsam mit anderen Organisationen sollen für 250 Millionen US-$ neue Mittel gegen Schlafkrankheit, Chagas-Krankheit und Kala-Azar entwickelt werden. MSF setzen sich vehement für die Abschaffung der Patentrechte für lebensrettende Medikamente ein und verlangen, dass diese von den großen Pharmakonzernen in den Entwicklungsländern kostengünstig zur Verfügung gestellt werden. 1999 erhielten die Ärzte ohne Grenzen in Anerkennung ihres Einsatzes für die Opfer von Not und Gewalt den Friedensnobelpreis.

8.13 Die Spezialisten

UNAIDS ist ein Programm der Vereinten Nationen, das sich gänzlich der HIV / AIDS-Problematik widmet. Es koordiniert die unterschiedlichen Programme zur Bekämpfung der Pandemie, sammelt die neuesten epidemiologischen Daten und wertet sie im Hinblick auf Wirtschaft und Gesellschaft aus. Zudem mobilisiert UNAIDS Politik, Wirtschaft und Gesellschaft. Ziel ist eine globale Strategie zur Kontrolle der Seuche.

Die größten rein staatlichen Spezialisten sind der ausschließlich von der US-Regierung unterstützte President's Emergency Plan for AIDS Relief – *PEPFAR* – sowie die *Anti-Malaria Initiative in Afrika*, die 2004 bzw. 2005 gegründet wurden und mit 15 Milliarden bzw. 1,2 Milliarden US-$ beträchtliche Summen in ausgewählten Ländern zur Verfügung stellen. Kurz vor dem G8-Gipfeltreffen 2007 hat US-Präsident Bush als Fortsetzung für das 2008 auslaufende PEPFAR-Programm weitere 30 Milliarden US-$ für die folgenden fünf Jahre versprochen. Man kann an diesem Präsidenten ja viel kritisieren, bei der HIV / AIDS-Bekämpfung steht er jedenfalls an vorderster Front.

8.14 Public Private Partnerships (PPP)

Ende des 20. Jahrhunderts wurden vermehrt Stimmen laut, dass die Strategien der Seuchenbekämpfung verkrustet seien und neue Organisationsformen benötigt würden, die flexibel und transparent agierten, die Bedürfnisse der Empfänger stärker berücksichtigten und diese gleichzeitig stärker in die Pflicht nähmen. Bis dahin gingen die finanziellen Unterstützungen direkt an Regierungen. Immer wieder landeten die Gelder nicht bei den Kranken, sondern auf Konten korrupter Regenten oder versickerten in der Bürokratie. Andere Projekte wurden nie umgesetzt, viele waren einfach nicht zu Ende gedacht. Oft stand viel zu stark der direkte Erfolg im Fokus. »Gib einem Menschen einen Fisch und Du sättigst ihn einen Tag. Gib ihm aber eine Angel und Du sättigst ihn ein Leben lang« – dieses bekannte Sprichwort verrät das Dilemma. Meist gab die konventionelle Entwicklungshilfe den Fisch, viel zu selten die Angel.

GAVI

Um diesen Problemen bei den Infektionskrankheiten entge-
genzutreten und insbesondere Impfungen voranzutreiben,
schlossen sich im Jahr 2000 UNICEF, WHO, Industriepartner, Weltbank und private Stiftungen zur Global Alliance for
Vaccines and Immunization (GAVI) zusammen, also zu einem
echten PPP. GAVI bleibt ein wesentlicher Motor für die Bereitstellung von Impfstoffen für Kinder in 72 Ländern.

Global Fund to Fight AIDS, Tuberculosis and Malaria

Ähnlich funktioniert der globale Fonds zur Bekämpfung von
AIDS, Tuberkulose und Malaria, der im gleichen Jahr gegründet wurde. Er wird von zwischenstaatlichen und staatlichen
Organisationen sowie Stiftungen und Privatindustrie gemeinsam getragen. Ziel ist die Bekämpfung der großen Seuchen AIDS, Tuberkulose und Malaria. Der globale Fonds versucht (ähnlich wie GAVI), das System auf den Kopf zu stellen,
also nicht den Ländern zu sagen, was zu tun ist, sondern auf
deren Wünsche, Vorstellungen und Bedürfnisse einzugehen.
Gruppierungen in Entwicklungsländern können Gelder für
ihre Projekte beantragen. Diese werden dann auf ihre Um-
setzbarkeit und Notwendigkeit hin begutachtet. Bewilligte
Projekte werden über Jahre betreut, die Finanzierung zwischendurch immer wieder überprüft. Die Anträge werden mit
möglichst geringem Verwaltungsaufwand und in völliger
Transparenz unterstützt. Mehr als 99 Prozent der Einnahmen
des globalen Fonds erreichen die Empfänger in den Entwicklungsländern. Fast die Hälfte seiner Gelder gehen an nichtstaatliche Organisationen.

Bisher hat der globale Fonds in 136 Ländern insgesamt 7,1 Milliarden US-$ in Programme gegen AIDS, Tuberkulose und Malaria investiert. Damit erhielten 770000 Menschen ART gegen HIV / AIDS; 2 Millionen Menschen Tuberkulose-Medikamente nach dem DOTS-Schema; 18 Millionen Familien in Afrika erhielten imprägnierte Moskitonetze, und mit Medikamenten wurden 23 Millionen Malaria-Fälle verhindert. Bis 2010 strebt der globale Fonds an, jährlich 6 bis 8 Milliarden US-$ auszugeben. Bereits jetzt hat er feste Zusagen über mehr als 10 Milliarden US-$. Die G8 haben in ihrem Abschlussdokument in Heiligendamm weitere Unterstützung über 6 bis 8 Milliarden US-$ zugesagt. Auf der anschließenden Konferenz Ende September 2007 in Berlin wurden dann auch wirklich knapp 7 Milliarden Euro für den Globalen Fonds eingesammelt, so dass eine Finanzierung über die nächsten Jahre erst einmal gesichert ist.

8.15 Stiftungen

Vom Computer-Milliardär zum Wohltäter

Die Organisation, die den Wandel in der Bekämpfung der Seuchen in den armen Ländern am meisten geformt hat, ist eine private Stiftung: die Bill & Melinda Gates Stiftung. Sie ist mit derzeit mehr als 30 Milliarden US-$ Stiftungskapital und einer laufenden Steigerung auf ca. 60 Milliarden US-$ über die nächsten Jahre die mit Abstand größte Stiftung der Welt. Ihre Gründer, Melinda und Bill Gates, wurden mit der Firma Microsoft Multimilliardäre. Im Sommer 2006 kündigte Bill Gates an, dass er sich aus dem Tagesgeschäft von Microsoft zurückziehen werde. Die Stiftung war bereits im Jahr

2000 mit einem Startkapital von 100 Millionen US-$ gegrün-
det worden. 2006 kam von heute auf morgen die Verdopplung: Warren Buffett, ein Investment-Banker, damals 75
Jahre alt und einer der Reichsten der Welt, verkündete, er
werde seine Anteile an dem Berkshire Hathaway Investment
Pool fünf Stiftungen spenden. Den größten Anteil davon, damals im Wert von 30 Milliarden US-$, vermache er der Gates
Stiftung (siehe Kasten: Die größte Spende der Geschichte).
Der Brief von Buffett an Melinda und Bill Gates fasst die Bedingungen auf knapp zwei Seiten zusammen und ist pro Wort
etwa 60 Millionen US-$ wert. Von den drei Programmen der
Bill & Melinda Gates Stiftung sind zwei international ausgerichtet, ein Programm ist auf die USA beschränkt. Letzteres
versucht in erster Linie, die katastrophalen Bedingungen in
Erziehung und Schulbildung der Ärmsten in Amerika zu verbessern. Das globale Entwicklungsprogramm engagiert sich
unter anderem in landwirtschaftlichen Projekten. Das globale
Gesundheitsprogramm kümmert sich um Krankheiten, bei
denen die Ungleichheit zwischen Arm und Reich besonders
frappant ist. Entsprechend haben die großen Seuchen sowie
Impfprogramme zur Bekämpfung von Kinderkrankheiten hohen Stellenwert. So unterstützt die Stiftung mit großem Einsatz die Eradikation der Kinderlähmung durch Impfung; sie
ist ein wesentlicher Finanzier von GAVI und des Children's
Vaccine Program. Rund 1 Milliarde US-$ gibt die Stiftung
jährlich für Gesundheitsfragen aus. Neben Impfprogrammen
hat die Stiftung in letzter Zeit vermehrt auch längerfristige
Ansätze im Blick, sie unterstützt etwa neue Forschungsan-
sätze.

Die größte Spende der Geschichte

»Reißen Sie sich zusammen«, soll er gesagt haben. Das berichtete die Redakteurin des US-Magazines *Fortune*, Carol J. Loomis, von einem Treffen mit Warren Buffet im Frühjahr 2006. »Ich weiß, was ich tun will«, habe er gesagt. »Es ist sinnvoll, es auf den Weg zu bringen.« Buffet, der Chef der Berkshire Hathaway Investment Gesellschaft, plante die größte Privatspende der Geschichte. Am 26. Juni dann schrieb er alles auf. In einem zwei Seiten langen Brief, der öffentlich gemacht wurde, schenkt er der Gates Stiftung 30 Milliarden. Im Folgenden meine (etwas freie) Übersetzung des Schreibens:

Lieber Bill und liebe Melinda,

ich bin ein großer Bewunderer der Leistungen der Bill & Melinda Gates (BMG) Stiftung und möchte daher ihre zukünftigen Möglichkeiten finanziell ausweiten. Entsprechend verpflichte ich mich unwiderruflich, während meines Lebens der BMG-Stiftung eine jährliche Schenkung von Berkshire Hathaway B-Anteilen zu vermachen. Die Schenkung im ersten Jahr wird eine Steigerung der jährlichen Ausgaben der BMG um cirka 1,5 Milliarden US-$ ermöglichen. In Zukunft erwarte ich, dass der Wert meiner jährlichen Schenkungen weiter ansteigen wird, auf unregelmäßige, aber schließlich deutliche Weise.

Dies ist das Verfahren. 10 Millionen B-Anteile werden von mir für die BMG-Stiftung vorgemerkt. (Im Augenblick besitze ich lediglich A-Anteile, werde aber einen Großteil davon in B-Anteile umändern.) Im Juli jedes Jahres oder zu einem späteren Zeitpunkt, wenn von Euch gewünscht, werden 5 Prozent der vorgemerkten Anteile entweder direkt an die BMG-Stiftung vergeben oder an einen stiftungswürdigen Zwischenträger, der die vorgemerkten Anteile zugunsten der BMG-Stiftung verwaltet. Um es zu verdeutlichen: 2006 werden 500 000 Anteile übergeben. 2007 werden es 475 000 Anteile sein (5 Prozent der

9,5 Millionen Anteile, die nach der Spende 2006 übrig bleiben) und danach jeweils 5 Prozent weniger Anteile pro Jahr.

Solange ich lebe, bestehen drei Bedingungen für diese Zusage. Erstens: Mindestens einer von Euch beiden muss am Leben und in der Leitung und Verwaltung der BMG tätig sein. Zweitens: Die BMG oder eine Zwischenstiftung muss die gesetzlichen Bedingungen erfüllen, die meine Schenkungen als stiftungswürdig anerkennen und keinen Steuerpflichten unterliegen. Und schließlich muss der Wert meiner jährlichen Schenkung zu den Ausgaben über mindestens 5 Prozent des Nettovermögens der Stiftung hinzukommen. Ich erwarte für die ersten zwei Jahre eine Anpassungsphase, für die die genannten Bedingungen nicht gelten. Mit Beginn des Kalenderjahres 2009 müssen allerdings die jährlichen Ausgaben der BMG-Stiftung mindestens den Wert des Beitrags aus dem vorangegangenen Jahr plus 5 Prozent der Nettovermögenswerte der BMG-Stiftung ausmachen. Sollte der Betrag jedoch in einem Jahr höher liegen, kann der Überschuss übertragen werden und zum Ausgleich für geringere Ausgaben in den Folgejahren genutzt werden. Entsprechend können geringere Ausgaben im Folgejahr ausgeglichen werden.

Natürlich wird der Wert der Berkshire Anteile jährlich schwanken. Weiterhin wird, wie schon erwähnt, die Zahl der Anteile um 5 Prozent pro Jahr abnehmen. Dennoch bin ich fest davon überzeugt, dass die Berkshire Anteile weiter steigen werden, zwar unregelmäßig, aber um einen Betrag, der die Abnahme der Anteile bei weitem ausgleichen wird.

Die BMG-Stiftung kann sofort mit dieser Zusage arbeiten und ihre Aktivitäten kontinuierlich ausweiten. Mein Arzt stellte fest, dass ich bei ausgezeichneter Gesundheit bin und genauso fühle ich mich auch. Sollte ich aber geschäftsunfähig werden und meine Angelegenheiten nicht mehr ordentlich verwalten können, so wird eine für meine Angelegenheiten verantwortliche Person die Verpflichtungen weiterführen. Weiterhin werde ich bald ein neues Testament aufsetzen, in dem ich die Fortsetzung meiner Verpflichtungen nach meinem Tod regle, entweder durch Verteilung der verbliebenen vorgesehenen Anteile oder in anderer Art und Weise.

Für mich ist Berkshire ein idealer Wert, um langfristig das Wohlergehen der BMG-Stiftung zu unterstützen. Die Gesellschaft hat zahlreiche, diversifizierte und potente Geldquellen, eine felsenfeste finanzielle Stärke und eine tief verwurzelte Unternehmer-Philosophie im Interesse der Anteilseigner. Herausragende Manager stehen zu meiner Nachfolge bereit. Ich gehe davon aus, dass Stärke und Profitabilität von Berkshire durch neue Akquisitionen und die Ausweitung der bestehenden Geschäfte weiter ansteigen werden.

Ich hoffe, dass die Ausweitungen der Stiftungs-Aktivitäten mehr in die Tiefe als in die Breite gehen werden. Ihr widmet Euch außerordentlich wichtigen, aber viel zu wenig geförderten Zielen – eine Politik, von der ich glaube, dass sie mit größter Wahrscheinlichkeit von Erfolg gekrönt sein wird. Die Verdopplung der derzeitigen Finanzkraft der BMG-Stiftung kann ihre bereits heute eindrucksvollen Erfolge bei der Lösung der gesellschaftlichen Probleme, auf die sie sich konzentriert, weiter ausbauen.

Mit Eurer Arbeit in der BMG-Stiftung habt Ihr beide auf wahrhaft ungewöhnliche Weise Eure Intelligenz, Eure Energie und Euer Herz für die Verbesserung der Lebensbedingungen von Millionen Erdenbürgern eingesetzt, die nicht so viel Glück hatten wie wir drei. Ihr habt dies ohne Rücksicht auf Hautfarbe, Geschlecht, Religion oder Herkunft gemacht. Ich bin glücklich, dass ich die Geldmittel vergrößern kann, die Ihr für Eure Arbeit benötigt.

Herzlichst
Warren E. Buffett

Original im Internet unter: http://berkshirehathaway.com/

Anfang des Jahres 2007 kratzte ein Bericht der *Los Angeles Times* (vom 11. Januar 2007) an dem Image der Super-Stiftung. Er machte öffentlich, dass die Stiftung Aktien von zahlreichen Firmen besitzt, die Geld verdienen mit Dingen, gegen die die Bill & Melinda Gates Stiftung kämpft. (Denn auf jeden US-$, den die Stiftung für Wohltätigkeit ausgibt, kommen 19 US-$, die sie investiert und damit ihr Kapital mehrt.) So soll die Stiftung mehr als 8,5 Milliarden US-$ und damit 41 Prozent ihres Kapitals in Firmen investieren, die den Stiftungszielen diametral entgegenstehen. Darunter seien jeweils über 100 Millionen US-$ für Pharmariesen wie Abbott Laboratories, Schering Plough Corporation und Merck & Co. Die Stiftung sei zudem mit beträchtlichen Geldern an den großen Ölfirmen ENI, Shell, Exxon Mobil (ESSO) und Total beteiligt, die alle durch Ölabfacklungen zur Umweltverschmutzung im Nigerdelta beitragen. Dort leiden zahlreiche Kinder unter Atemwegserkrankungen. Ist es vertretbar, dass Kinder einerseits gegen Infektionskrankheiten geschützt werden, aber dafür dann an Erkrankungen der Atemwege leiden?

Natürlich wird auch anderswo Geld in zweifelhafte Unternehmen investiert, und auch in Deutschland fließen Steuergelder in den Staatstopf von Firmen, die auch nicht über alle Zweifel erhaben sind. Dennoch ist die Frage berechtigt, ob die größte Wohltätigkeitsstiftung dieser Erde nicht eine Vorbildfunktion übernehmen sollte.

Vom Pharmaunternehmer zur Forschungsförderung

Anders handhabt es übrigens der Wellcome Trust, mit 12 Milliarden britischen Pfund Kapital (18 Milliarden Euro) größte europäische Stiftung in der Gesundheitsforschung. Die Stiftung wurde 1936 nach dem Tod des Pharmaunternehmers Henry Wellcome gegründet. Sie ist unabhängig und will die Forschung fördern mit dem Ziel, die Gesundheit von Mensch und Tier zu verbessern. Diese Stiftung berücksichtigt nicht nur bei Investitionen ihre sozialen Vorstellungen, sondern nimmt auf Hauptversammlungen auch aktiv auf die Entscheidungen der Firmen, an denen sie größere Beteiligungen hält, Einfluss.

9 Schwimmen auf dem Trockenen

»Die Zukunft hängt davon ab, was wir in der Gegenwart tun.«
Mahatma Gandhi

Im letzten Viertel des 20. Jahrhunderts haben Pharmafirmen knapp 1400 neue Medikamente auf den Markt gebracht, mehr als 50 pro Jahr. Davon waren etwa 180 Mittel gegen Herz-kreislauferkrankungen, aber lediglich drei für Tuberkulose, vier für Malaria und ganze 13 für alle vernachlässigten Tropenkrankheiten zusammen. Betrachtet man den Markt für antibakterielle Medikamente fällt ein Abwärtstrend auf: Heute entwickeln noch etwa ein Dutzend Pharmafirmen solche Mittel, in den 1990er Jahren waren es noch etwa 70. Sie führten in den zehn Jahren zwischen 1983 und 1992 etwa 20 neue Antibiotika ein. In den zehn Folgejahren noch 17 und in den vier Jahren seit 2003 gerade mal vier. Worauf ich hinaus will, ist klar: Geschätzte 100 Milliarden US-$ fließen derzeit jedes Jahr in Forschung und Entwicklung im Gesundheitsbereich. Davon entfällt nur jeder zehnte US-$ auf Krankheiten der Entwicklungsländer und damit auf Infektionskrankheiten, die 90 Prozent der weltweiten Krankheitslast ausmachen. Solange ökonomische Gründe für die Entwicklung von Medikamenten die entscheidende Rolle spielen, wird das so bleiben.

9.1 Die Jagd nach dem Kassenschlager

Was ist los? Mit mehr als 600 Milliarden US-$ Umsatz jährlich ist der weltweite Pharmamarkt einer der attraktivsten Industriezweige überhaupt. Pharmafirmen sind dreimal so profitabel wie die restlichen 500 größten Firmen zusammengenommen. Sie fahren im Durchschnitt einen Gewinn von 15 Prozent ein. Und unter den Fortune 500, den 500 größten Firmen der USA, tauchen zehn Pharmakonzerne auf, die mehr verdienen als die übrigen 490 Firmen zusammen.

Attraktiv für die Unternehmen sind sogenannte Blockbuster. Den Titel erhalten Arzneimittel, die in einem Jahr mehr als 1 Milliarde US-$ Umsatz gemacht haben. Diese Kassenschlager stecken hinter mehr als einem Drittel aller Medikamentenverkäufe. Im Jahr 2005 zählten 94 Mittel zu diesen Goldeseln. Gewöhnlich handelt es sich um Medikamente gegen Krankheiten, unter denen viele Menschen chronisch leiden, oder solche, die einen Durchbruch in der Behandlung oder Vorbeugung erzielt haben. Viele der Pillen, Tropfen und Kapseln bekämpfen die Symptome, aber nicht die Ursache. Sie werden in der Regel einer großen Gruppe Menschen verschrieben. Und zwar dauerhaft. Statine zur Vermeidung von Herzkreislauferkrankungen zählen dazu. Nicht selten verabreichen Ärzte sie präventiv, in Großbritannien gab es gar den Vorschlag, sie ins Trinkwasser zu mischen.

2005 stand das Statin Lipitor an der Spitze der Blockbuster. Es spülte über 12 Milliarden US-$ in die Kassen von Pfizer. Gefolgt wurde es von Advair Diskus (GlaxoSmithKline) zur Behandlung von Asthma und anderen Lungenleiden mit etwa 5,5 Milliarden US-$, dem Magensäureblocker Nexium von AstraZeneca mit fast 5 Milliarden US-$ und dem Statin Zocor von Merck mit 4,4 Milliarden US-$. Andere Medikamente haben den Charakter von »Lifestyle Drugs« angenommen, sie sollen das Wohlbefinden steigern wie etwa die Antidepressiva Prozac und Zoloft.

Das Geschäft ist allerdings kurzlebig: Blockbuster sollen schnell Geld bringen. Denn oft bleibt die Exklusivität nur noch ein bis zwei Jahre. Werden die Substanzen für Generika-Hersteller mit Ablauf des Patentschutzes frei, verfallen die Preise endgültig. Doch bis dahin dauert es noch immer 20 Jahre vom Zeitpunkt der Anmeldung an gerechnet. Ein Beispiel: Während seiner Patentlaufzeit kostete jede Kapsel des Antidepressivums Prozac etwa 2,5 US-$, inzwischen ist sie für ein Zehntel dessen zu haben.

Sicher: Diese Medikamente haben vielen Menschen das Leben erleichtert oder gerettet. Aber es sind ausnahmslos Medikamente für die Industrieländer. Ein Siebtel der Weltbevölkerung nutzt 90 Prozent aller Medikamente. Über die Hälfte davon geht in den USA und Kanada über den Apothekentresen. Die Interessen von Ökonomen und Medizinern fallen im Grunde nur bei den chronischen Krankheiten der Industrieländer zusammen.

9.2 Lohnt sich – ein bisschen – gar nicht

Anders ist es bei den Krankheiten, die in den Industrieländern selten oder gar nicht vorkommen, aber in den Entwicklungsländern die Hauptprobleme sind. Auf dem Markt für Antibiotika und Impfstoffe ist Blockbuster ein Fremdwort. Die Märkte für Impfstoffe und Antibiotika sind klein. 2005 betrug der Impfstoffmarkt gerade einmal 10 Milliarden US-$, weniger als der für das Statin Lipitor allein. Nur einem einzigen neuen Antiinfektivum wird ein derartiges Durchstarten zugetraut, dem Impfstoff gegen Humane Papillomviren (HPV), die Gebärmutterhalskrebs hervorrufen können. Grund: Die Impfung wird zunehmend als Reihenimpfung für alle Mädchen empfohlen – in Industrieländern. Denn die nötigen drei Spritzen schlagen mit knapp 500 Euro zu Buche. An den Fallzahlen des zweithäufigsten Krebses bei Frauen wird sich, wenn dies so bleibt, weltweit gesehen nicht allzu viel ändern, denn 80 Prozent der Betroffenen leben in armen Ländern.

Für die Beurteilung von Forschungs- und Entwicklungsprojekten zu den übertragbaren Krankheiten hat es sich als hilfreich erwiesen, drei Krankheitstypen zu unterscheiden. Typ 1 umfasst solche, die für die Industrieländer von Bedeutung sind und deshalb mehr oder weniger in deren Forschungs- und Entwicklungsportfolio passen. Hepatitis B und Gebärmutterhalskrebs durch HPV gehören dazu. Typ 2-Erkrankungen kommen auch in Industrieländern vor, sind in Entwicklungsländern aber sehr viel häufiger, etwa HIV / AIDS und Tuberkulose. An ihnen hat die Pharmaindustrie noch ein gewisses Interesse. Anders als an Typ 3. Dazu zählen Erkrankungen der armen Länder, etwa die vernachlässigten Tropenkrankheiten. Hier wird so gut wie nichts investiert. Gewinnaussichten und dringender Bedarf stehen sich diametral gegenüber.

9.3 Niemand braucht Flops

Lange bevor ein Medikament auf den Markt kommt, kostet es Geld. Denn die meisten Kandidaten fallen auf dem Weg zur Zulassung durch das Raster. Pro zugelassenes Mittel, so rechnet die Pharmaindustrie vor, fließen 800 Millionen US-$, noch bevor das Medikament den ersten richtigen Patienten erreicht. Darüber, wie realistisch dieser Wert ist, kann man zwar streiten, aber die Dimension macht klar, dass strenge Auswahlkriterien gelten müssen. Für Medikamente vom Typ 2 mag die Entscheidung hin und wieder positiv ausfallen. Das HIV-Medikament AZT (Azidothymidin, Retrovir) ist sogar zu einem Blockbuster geworden, es ist Bestandteil der ART. Ursprünglich aber war die Substanz in den 60er Jahren als Krebsmedikament entwickelt worden. Hier haben sich die Forschungs- und Entwicklungs-Kosten längst amortisiert, die Substanz sollte daher in den Entwicklungsländern preisgünstig zur Verfügung stehen.

Bei Medikamenten vom Typ 3 aber führt die Dissoziation von finanziellem Anreiz und medizinischem Nutzen auf jeden Fall zu einem Dilemma. Die Diskussionen um die Aufhebung der Patente für bestimmte Mittel schreckt die Pharmaindustrie weiter ab. So drohen auch Medikamente vom Typ 2 in den Typ 3 zu rutschen. Bei der Tuberkulose ist das bereits der Fall. Die Medikamente sind alle über 30 Jahren alt, längst ohne Patentschutz, und nur wenige Firmen finden es interessant, diese Substanzen überhaupt herzustellen. Werden die Preise weiter gesenkt, sind Versorgungsengpässe wahrscheinlich. Die Entwicklung neuer Mittel gegen die Krankheit ist gänzlich ins Stocken geraten. Konsequenz: für XDR-TB stehen uns heute keine wirksamen Medikamente zur Verfügung.

Noch schwieriger ist der Impfstoffmarkt. Hier sind einerseits die Hürden bis zur Zulassung besonders hoch. Andererseits winken geringe Gewinnmargen. Auch Forschung und Produktion führen ein gewisses Eigenleben. Denn im Gegensatz zu den kleinen, synthetisch hergestellten Molekülen typischer Pharmaprodukte handelt es sich bei den Bestandteilen von Vakzinen um lebende oder abgetötete Keime oder um rekombinant hergestellte Spaltprodukte der Erreger. Weltweit halten nur knapp ein Dutzend Firmen hierfür die Expertise. Sie liegen fast ausschließlich in Westeuropa und den USA. Und ihre Produktion kann gerade den derzeitigen Bedarf decken. Sollte dieser plötzlich rapide steigen, könnte es eng werden.

9.4 Reden hilft nicht

Wir brauchen Anreize für die Entwicklung neuer Antiinfektiva. Hier sollten in erster Linie Synergien zwischen Wissenschaftlern in öffentlichen Forschungsinstituten und der Privatindustrie gestärkt werden. Die Entwicklung von Antiinfektiva wird am besten durch gezielte finanzielle Anreize angeregt. Und auch eine geänderte Patentgesetzgebung ist angezeigt.

Das Relevanz-Patent

Nach Paragraph 8 von TRIPS können Staaten Medikamente zwangslizensieren, um die Gesundheit des Landes aufrechtzuerhalten. Der Anreiz, Mittel zu entwickeln, bei denen dies wahrscheinlich ist, ist gering. In den Schubladen der Pharmakonzerne lagern zahlreiche Ausgangssubstanzen für potenzielle Antiinfektiva, deren Weiterentwicklung sich nicht lohnt. Es gibt verschiedene Vorschläge zur Anpassung des Patentrechtes. Was etwa wäre, wenn der Patentvergabe nicht allein die Neuartigkeit eines Produktes als Kriterium zugrunde läge, sondern auch seine Bedeutung für die globale Gesundheit? Möglich wäre es doch, ein zweites Patentmodell einzuführen. Es könnte Medikamente oder Impfstoffe entsprechend ihrer Bedeutung (gemessen in Todeszahlen und DALYs) sowie eines Ungleichheitsfaktors (berechnet aus der ungleichen Bedeutung einer Krankheit in Entwicklungs- und Industrieländern) bewerten. Der Hersteller erhielte je nach Nutzen des Mittels für die Menschheit eine Vergütung und verzichtete im Gegenzug auf das Monopol zu dessen Herstellung. Die Zahlungen sollten an den Fortschritt gekoppelt sein, die Ausschüttung in Teilsummen erfolgen, etwa bei der Patentanmeldung, bei Beginn der klinischen Studien und bei der Zulassung. Die Mittel könnten von einem Fonds nach PPP-Muster stammen, der gemeinsam von öffentlicher Hand, Pharmaindustrie und Stiftungen getragen wird.

Die möglichen Vorteile sind offensichtlich. Pharmakonzerne und mehr noch »Start-up«-Biotech-Firmen würden sich mit größerem Interesse diesen Arzneimitteln widmen, da ein gewisser Gewinn garantiert wäre. Die graduelle Bezahlung wiederum stellt sicher, dass das Verfahren auch zu Ende geführt würde. Schließlich könnte das Produkt zum erschwinglichen Preis abgegeben werden. Als Verfeinerung könnte eingeführt werden, dass ein Pharmaunternehmen das Verfahren jederzeit wieder in das klassische Patentverfahren zurückführen könnte, wenn es dies als attraktiver ansähe und zu einem erschwinglichen Verkaufspreis für die Entwicklungsländer bereit wäre. Selbstredend müssten dann bereits geleistete Zahlungen zurückerstattet werden.

Sind die armutsassoziierten Krankheiten einmal entsprechend ihrer Bedeutung und der Ungleichheit gewichtet, können dieselben Faktoren auch zur Vergabe von Fördermitteln für Forschungsprogramme genutzt werden. Dazu später mehr.

Lebenshilfe für chemische Waisenkinder

Ein Knoten in einem Spruchband. Darauf steht: »Eine Information der Forschenden Arzneimittelhersteller: Wir vergessen keine Krankheit, auch wenn nur 0,00625 Prozent davon betroffen sind.« So lautet einer von zahlreichen Slogans in einer riesigen auf drei Jahre angelegten und mit 30 Millionen Euro finanzierten Kampagne des Verbandes der Forschenden Arzneimittelhersteller. Mit ihr versucht der Verband das angekratzte Image der Branche aufzupolieren. Auch der Patentfrage widmen die mächtigen Lobbyisten zahlreiche Aktivitäten. Das 0,00625 Prozent-Beispiel bezieht sich auf die Krankheit Lungenhochdruck, genannt werden Zahlen von Erkrankten in Deutschland. Der Verband der Forschenden Arzneimittelhersteller erläutert an diesem Beispiel einer eher in den reichen Ländern relevanten Krankheit das Prinzip der Sonderregelungen für Medikamente gegen seltene Leiden, sogenannte Orphan Drugs oder Arzneimittel-Waisen.

Der Staat hat für die Entwicklung und das Inverkehrbringen solcher Mittel, die sich nüchtern berechnet nicht lohnen würden, Anreize geschaffen. In den USA gibt es sie seit 1983: Die Entwicklung von Medikamenten und Impfstoffen gegen Krankheiten, unter denen weniger als 200 000 US-Bürger leiden, wird mit Steuerermäßigungen begünstigt. Die Firmen erhalten ein auf sieben Jahre garantiertes Monopol für das Mittel. Die Europäische Union hat eine ähnliche Verordnung im Dezember 1999 erlassen. Demnach wird Medikamenten und Impfstoffen gegen Krankheiten, die weniger als einen von 2000 Menschen betreffen, ein Alleinvertriebsrecht zuerkannt, und zwar für maximal zehn Jahre. Die Regelungen gelten unabhängig von den Fallzahlen auch für Mittel, bei denen ein Ausschuss befindet, dass sie ohne Anreize vermutlich nicht in den Verkehr gebracht würden. Zudem kann der Investor von den Zulassungsgebühren an die Europäische Arzneimittelagentur befreit werden.

Allerdings lag die Bewertung auch schon häufiger falsch, und scheinbare »Waisenkinder« wurden zu Blockbustern. So bekam 1989 die US-Firma Amgen den Zuschlag, Epogen unter den Regularien des Orphan Drug Act zu produzieren. Das Mittel ist Epo (Erythropoietin), jenes in den vergangenen Jahren vor allem im Zusammenhang mit Doping im Radsport in die Schlagzeilen geratene Hormon, das die Bildung roter Blutkörperchen stimuliert. Ursprünglich hatte Amgen es als Mittel für die Behandlung von Blutarmut im Endstadium von Nierenversagen auf den Markt bringen wollen. Kurz darauf wurde klar, dass Epo auch Patienten mit gestörter Knochenmarkfunktion hilft, etwa solchen, die AIDS-Medikamente nehmen oder Chemotherapien gegen Krebs erhalten. 2001 waren Epogen und ein anderes Epo-Präparat auf die Ränge sechs und sieben der US-Bestsellerliste für Medikamente gesprintet. Epogen allein machte im Jahr 2003 einen Umsatz von 2,4 Milliarden US-$.

Seit Einführung des Orphan Drug Acts 1983 wurden in den USA laut Zulassungsbehörde 200 Mittel gegen seltene Leiden auf den Markt gebracht. In der Dekade vorher seien es weniger als zehn gewesen. Es ist daher überdenkenswert, eine vergleichbare Regelung auch für häufige, aber vernachlässigte Krankheiten zu installieren. Die Waisen-Medikamente würden dann eben nicht nur aufgrund des seltenen Vorkommens der Krankheit, sondern auch über das geringe Interesse in den Industriestaaten definiert. Wahrscheinlich wäre in diesem Fall das Monopolrecht eher hinderlich. Dies müssten andere Anreize kompensieren.

9.5 Neue Anreize

Reguliertes Zweipreissystem: Für das gleiche Medikament ein höherer Preis in den Industrieländern und ein niedrigerer Preis in den Entwicklungsländern – häufig wird das Zweipreissystem als ein gegen den Markt laufendes Prinzip verurteilt. Doch unterschiedliche Preise für gleiche Leistungen sind in vielen Bereichen längst Realität.

Verzichtet ein Hersteller für ein Mittel weitgehend auf die Einnahmen in Entwicklungsländern und gibt – eventuell sogar unter Verzicht auf Patentrechte und Lizenzeinnahmen – die Produktionsrechte an einen Generika-Hersteller, kann der Preis leicht um Zehnerpotenzen fallen (siehe Kasten: Nachmacher).

Nachmacher

Generika sind Medikamente, die in etwa das gleiche Wirkspektrum haben wie ein Medikament, das unter einem Markennamen bereits existiert. In der Herstellung und der Darreichungsform können sie sich vom Originalpräparat unterscheiden. Zahlreiche Firmen produzieren solche Generika. Sie gewinnen an Bedeutung, je mehr Entwicklungsländer von Paragraph 8 des TRIPS-Abkommens Gebrauch machen und Medikamente zwangslizensieren. Oft stellen Generikafirmen die Mittel nicht nur kostengünstiger her, sondern sogar in besseren Darreichungsformen. Sie können etwa Kombinationspräparate aus Wirkstoffen formulieren, die von verschiedenen Herstellern stammen. Doch es gibt auch Schwarze Schafe, die illegal Arzneimittel nachmachen und gefälschte Produkte verkaufen, die noch unter Patentschutz stehen – häufig in schlechter Qualität. Eine WHO-Studie kam zu dem Schluss, dass bis zu 50 Prozent aller nachgemachten Medikamente völlig wirkungslos waren, weil

---

sie keine aktive Substanz enthielten. In 17 Prozent war eine falsche Grundsubstanz, mehr als jedes zehnte Mittel hatte eine zu
geringe Konzentration der aktiven Wirksubstanz. Katastrophale
Zustände bei der Billigproduktion von Medikamenten wurden
in China aufgedeckt. Allein im Jahr 2005 mussten dort weit über
100 000 Kleinhersteller von Medikamenten, die keine Lizenz besaßen, und über 400 illegale Produktionsstätten für Medikamente geschlossen werden. In nur drei Monaten waren 2006
14 000 Medikamente neu zugelassen worden. Da konnte es nicht
mit rechten Dingen zugehen. In der Tat: 2006 starben mindestens zehn Patienten an den Nebenwirkungen eines unreinen
Antibiotikums. Mitte 2007 griff die chinesische Regierung
durch. Direktor und Generalsekretär der chinesischen Zulassungsbehörde für Nahrungsmittel und Medikamente wurden
wegen Bestechung zum Tode und weitere Mitarbeiter zu langen
Haftstrafen verurteilt. Der Direktor soll über 800 000 US-$ Be-
stechungsgelder angenommen haben, der Generalsekretär über
270 Medikamente, von denen mindestens sechs unwirksame
Plagiate waren, gegen Bestechungsgelder zugelassen haben.

Oft führen Gegner die Gefahr des Reimports als Argument
ins Feld. Doch eine Codierung der Verpackung, die Einfär-
bung des Medikaments o. Ä. könnten dies zu unterbinden
versuchen. Es ist aber klar, dass für einen solchen Fall die
Empfänger in den Entwicklungsländern in die Kontrolle mit
einbezogen und in die Pflicht genommen werden müssen.

Abnahmegarantie zum Festpreis: Hierbei würden internatio-
nale Organisationen sowie Stiftungen schon während der
Entwicklung eines Medikaments oder Impfstoffs den zukünf-
tigen Absatzmarkt garantieren und sich auf den Kauf einer
Menge des Mittels zu einem vereinbarten Preis festlegen.
   Dies ist in der Vergangenheit bereits praktiziert worden. So

hatte die britische Regierung im Bestreben, die Entwicklung eines Impfstoffs gegen Meningokokken voranzutreiben, dem Hersteller, der eine solche Vakzine als Erster vorweisen könne, die Abnahme schon im Vorherein garantiert.

Zwar nicht vor der Entwicklung, aber zumindest im Vorfeld der Produktion haben die Regierungen der USA und Deutschlands Pockenimpfstoffe bezahlt, um gegen eine mögliche Bedrohung durch einen bioterroristischen Anschlag gewappnet zu sein. Welche Industrie hätte andernfalls einen Impfstoff gegen eine ausgerottete Krankheit produziert?

Auch *gezielte Steuerermäßigungen* für Pharmakonzerne sind denkbar und in einigen Ländern bereits Praxis. Dabei muss gesichert sein, dass die gesparten Gelder tatsächlich in die beabsichtigten Projekte gehen. Förderlich wäre, wenn die Unternehmen dafür separate Forschungsinstitute nach einem Stiftungsmodell gründeten. Forschungslabors der Firmen können mit diesen Instituten zusammenarbeiten, etwa Ausgangssubstanzen zur Verfügung stellen. Zudem wird die Kooperation der Institute mit Wissenschaftlern und Klinikern an öffentlichen Einrichtungen erleichtert. Gleichzeitig besteht eine klare Trennung zwischen dem Forschungsinstitut nach Stiftungsmodell und der fördernden Pharmafirma. Der Schweizer Pharmariese Novartis hat dies bereits umgesetzt. Im Jahr 2002 gründete er gemeinsam mit der Regierung von Singapur das Novartis Institute for Tropical Diseases in Singapur und entwickelt dort Medikamente gegen Tuberkulose und Dengue-Fieber. Das Konzept scheint den Erwartungen von Novartis gerecht zu werden, denn derzeit wird im italienischen Siena nach dem gleichen Modell das Novartis Vaccine Institute for Global Health für Impfstoffe gegen armutsassoziierte Infektionskrankheiten aufgebaut.

Letztlich ist ein *Umtausch von Schulden* in Gesundheitsprogramme in den Entwicklungsländern zu erwägen. Hier sollen
die Entwicklungsländer Schulden erlassen bekommen, dafür
einen Teil dieser Schulden in Gesundheitsprogramme stecken.
Insbesondere die Weltbank, der Weltwährungsfonds sowie die
reichen Geberländer sind da gefordert. Auf diese Möglichkeit
werde ich in Kapitel 11 noch einmal zurückkommen.

9.6 Expertise bündeln

Partnerschaften zwischen öffentlichen Forschungsinstituten
und der Privatindustrie könnten die Investitionen in Forschung und Entwicklung von Antiinfektiva deutlich senken.
Solche PPP werden schon heute gezielt durch Förderprogramme unterstützt, wie etwa die Europäische Union, die Bill
& Melinda Gates Stiftung, der Wellcome Trust und die National Institutes of Health der USA vergeben. Beide Partner tun
dabei, was sie am besten können. Die öffentlichen Institute
übernehmen die Grundlagenforschung und präklinische Studien. Die klinischen Studien und die Produktentwicklung sind
bei der Privatindustrie in besseren Händen. In der Planungs-
phase müssen Vereinbarungen getroffen werden über Patente
und Lizenzen, über Vertriebswege in den Entwicklungsländern
und gegebenenfalls über einen erschwinglichen Preis durch
Einbindung von Generika-Produzenten. Letzteres verfolgt die
Gates Stiftung mit ihrer globalen Zugangsstrategie (global
access strategy) beim Grand Challenge Programm (siehe Kasten: Motivation zum Grübeln). Für neue Produkte in Entwicklungsländern sollen Patent- und Lizenzgebühren entfallen.
Hingegen können diese für den Vertrieb in Industrieländern
erhoben werden.

Motivation zum Grübeln – Das Grand Challenge Programm

Im Jahre 1900 lud der deutsche Mathematiker David Hilbert die Forschergemeinde zur Inventur ihres Faches ein. Wer wissen wolle, wie sich die Mathematik weiterentwickeln werde, müsse vor dem Geiste passieren lassen, was die gegenwärtigen Probleme seien, die in Zukunft gelöst werden müssten. Hilbert formulierte 23 Schlüsselprobleme und stellte sie der Mathematiker-Gemeinde vor – mit der Bitte um Klärung. Inzwischen sind 18 davon erledigt. Nur zwei Probleme sind ungelöst, eines war zu vage formuliert, und zwei weitere sind in Teilen gelöst. Die Herangehensweise kopierten Bill und Melinda Gates mit ihrer Stiftung, als sie im Jahr 2002 das Grand Challenge Programm auflegten: Sie baten die Wissenschaftler, die wichtigsten Gesundheitsfragen, die durch Ungleichheit in der Welt bedingt sind, zu benennen. 1500 Fachleute aus der ganzen Welt reagierten darauf. Ein wissenschaftlicher Beirat sichtete die Vorschläge und erstellte eine Prioritätenliste der wichtigsten Probleme der Weltgesundheit. Ein Großteil der Fragen dreht sich um die großen Seuchen, ihre Prävention mittels Impfstoffen, neue Therapien und bessere Früherkennung. Es folgte ein Aufruf, Anträge mit Projekten zur Lösungsfindung einzureichen. 500 Forscher schrieben, 45 Projekte wurden bewilligt und erhalten Förderung. Das Programm will innovative Ansätze fördern. Sie sollen zudem dort zur Anwendung kommen, wo sie am meisten benötigt werden.

Oktober 2007 kündigte die Stiftung ein neues Innovationsprogramm an, das ihr 100 Millionen US-$ wert ist. Sie will 1000 Projekte mit 100 000 US-$ fördern. Das Besondere daran: Die Anträge brauchen nur zwei Seiten lang sein und werden umgehend bewilligt oder abgelehnt. Vorarbeiten sind nicht nötig. Mit diesem revolutionären Vorschlag sollen insbesondere Jungwissenschaftler aus Entwicklungsländern und Schwellenländern angeregt werden, ihrer Fantasie freien Lauf zu lassen und mit neuen möglichst unkonventionellen Vorschlägen aufzuwarten, die dann mit finanzieller Unterstützung der Stiftung experimentell überprüft werden können.

Bereits heute verfügen PPP über ein Budget von mehr als 1 Milliarde US-$ zur Entwicklung neuer Medikamente gegen die großen Seuchen und vernachlässigten Krankheiten. Häufig handelt es sich um Substanzen, für die Grundlagenwissenschaftler aus öffentlichen Forschungseinrichtungen Patente halten und zugestimmt haben, dass die daraus abgeleiteten Arzneimittel armen Ländern frei zur Verfügung gestellt werden. Auch Pharmafirmen haben ihre riesigen chemischen Bibliotheken für die Suche nach Medikamenten geöffnet. So wurden in den vergangenen Jahren knapp 40 potenzielle Medikamente für Typ 2- und Typ 3-Krankheiten entwickelt.

9.7 Ein globaler Fonds als Wachrüttler

Die Kommission für Makroökonomie und Gesundheit der WHO (siehe Kapitel 8) hat in ihren Kommentaren zu den Millennium-Zielen Vorschläge zur Forschungsförderung für AIDS, Tuberkulose, Malaria und vernachlässigte Krankheiten unterbreitet. Sie regte einen Fonds für globale Gesundheitsforschung an, der in Analogie zum globalen Fonds zur Bekämpfung von AIDS, Tuberkulose und Malaria mit einem Etat von 1 Milliarde US-$ im Jahr 2007 ansteigend auf 2 Milliarden im Jahr 2015 ausgestattet werden solle. Solch ein Fonds könnte gemeinsam mit anderen Programmen den Fokus in der Forschung auf die Gesundheitsprobleme der Armen lenken und so die dringend benötigte Entwicklung von Anti-infektiva aus dem Dornröschenschlaf erwecken. Wichtiges

Anliegen dabei ist es, die Forschungskapazitäten in Entwicklungsländern selbst zu fördern, aufzubauen und den Austausch von Forschern zwischen Industrie- und Entwicklungsländern anzukurbeln.

9.8 Zum Erfolg schieben oder ziehen

Die meisten Förderprogramme folgen dem Push-Prinzip: Der Antragsteller formuliert Projekte und Ziele und bekommt dafür Geld. So erhalten Forscher die Freiheit, den aus ihrer Sicht besten Weg zu wählen. Beim Scheitern allerdings trägt der Geldgeber das gesamte Risiko. Push-Programme bleiben sicher die wichtigsten Förderinstrumente der Grundlagenforschung. Doch sie brauchen Verbesserung. In der Biomedizin suchen sich viele Grundlagenforscher gern das leichteste Experimentalmodell, das für ihre Fragen maßgeschneidert ist und in einem überschaubaren Zeitraum Antworten geben kann. Das hat sich bei vielen Grundsatzfragen bewährt. Doch ein Nachteil ist, dass die Antworten zunächst nicht ohne weiteres übertragbar sind, sondern nur auf das Modell zutreffen. Die Suche nach schnellen Erfolgen mit dem Push-Prinzip benachteiligt die komplexere Wissenschaft im gesellschaftlichen Zusammenhang, also Untersuchungen, die ein Problem von gesellschaftlicher Relevanz direkt angehen.

Bei Fragen zu Krankheiten, die für die Industrieländer relevant sind, wird dies umgangen mit speziell zugeschnittenen Förderprogrammen für Institute der öffentlichen Hand und die Pharmaindustrie. Anders ist es bei Fragen zu Krankheiten der Armut, an denen die Industrie geringes Interesse hat und die öffentliche Hand keinen Zusammenhang mit der eigenen Gesellschaft sieht. Auf die Untersuchung dieser Fragen entfallen weltweit weniger als 5 Prozent der Forschungsförderung. Um dies zu ändern, könnten Forschungsanträge (ähnlich wie für die Patentvergabe vorgeschlagen) mit einem Relevanzfaktor der neuen Art bewertet und entschieden werden.

Zudem sollten Pull-Programme den Stillstand überwinden helfen, denn es wird nach Erfolg finanziert. Der Geldgeber schreibt eine Art Wettbewerb für die Erforschung eines Problems oder die Erstellung eines Verfahrens oder Produktes aus. Wer zuerst das Verfahren liefern kann oder die Problemlösung schlüssig darstellt, erhält den Zuschlag. Auch hier kann eine graduelle Mittelabrufung erfolgen. Kurz gesagt: Pull-Programme bezahlen schrittweise den Erfolg. Dies bedeutet zwar, dass der Wettbewerber in finanzielle Vorleistung treten muss. Somit schließen reine Pull-Programme die Grundlagenforschung im biomedizinischen Bereich weitgehend aus, da hier fast immer eine Vorfinanzierung vonnöten ist. Doch von dem Zeitpunkt an, ab dem ein Mittel in klinische Studien geht, können Pull-Programme äußerst hilfreich sein. Letztlich ist der Orphan Drug Act ein Beispiel für ein Pull-Programm. Auch die garantierte Abnahme eines Medikaments kann als solches gesehen werden.

Fernab von derartigen verfahrenstechnischen Entscheidungen jedoch ist die Basis für den Erfolg eine förderpolitische Prioritätensetzung. Heute herrscht selbst bei der Mittelvergabe für Projekte zu den großen Seuchen AIDS, Tuberkulose und Malaria ein deutliches Gefälle. So flossen in den Jahren 2001 bis 2002 mehr als 2 Milliarden US-$ für Projekte zur Bekämpfung von HIV / AIDS. Für Tuberkulose wurde ein Fünftel dessen ausgegeben, für Malaria noch einmal weniger. Der gleiche Trend zeigt sich noch deutlicher bei der weltgrößten Forschungsorganisation für die Biomedizin, den US-amerikanischen National Institutes of Health (NIH): Im Jahr 2005 gaben diese fast 3 Milliarden US-$ für HIV / AIDS aus, ein Achtzehntel dessen für Tuberkulose und nochmal gut die Hälfte davon für Malaria. Die potenziellen Bioterrorismus-Erreger Pocken und Anthrax landeten bei der Mittelvergabe noch vor Tuberkulose und weit vor Malaria. Weder die NIH noch die EU fördern Projekte bzw. Forschungen zu armutsassoziierten Krankheiten ihrer gesellschaftlichen Bedeutung entsprechend. In Deutschland ist auf dem Gebiet gar fast völlige Funkstille.

9.9 Forschungsinkubatoren

Zur Stärkung der PPP sollten flexible Strukturen gegründet werden, die privatwirtschaftlich funktionieren und von Kooperationspartnern aus der Grundlagenforschung, neu gegründeten »Start-up«-Firmen und Pharmariesen gemeinsam genutzt werden. Diese Forschungsinkubatoren können als Knotenpunkte dienen, an denen Wissenschaftler aus den unterschiedlichen Bereichen gemeinsam auf dem Gebiet der großen Seuchen und vernachlässigten Krankheiten forschen. In erster Linie sollten ihre Aufgaben in der Entdeckung und präklinischen Testung von Antiinfektiva sowie der Entwicklung neuer Diagnostika liegen. Unterstützt werden könnten sie von größeren Servicestationen, die etwa ein breit angelegtes Screening chemischer Bibliotheken und globaler Genom- und Funktionsanalysen anböten.

Auf diese Weise kann nicht nur die Forschungsarbeit schlanker werden, sondern insbesondere auch die Kommunikation zwischen Wissenschaftlern aus verschiedenen Bereichen befruchtet werden. Schließlich könnten solche Einrichtungen auch Fragen zu innovativen Kombinationstherapien, etwa aus Impfstoffen und Medikamenten, frühzeitig aufgreifen. Idealerweise würden auch Fragen zum intellektuellen Eigentum, Lizenzen, offenem Zugang, sozioökonomischen Konsequenzen und der Ethik an dieser Stelle gemeinsam geklärt.

Die finanzielle Grundausstattung dieser Inkubatoren sollten die öffentliche Hand, die Pharmafirmen und Stiftungen gemeinsam tragen. Hinzu kämen projektgebundene Zahlungen der Nutzer. Bei Wissenschaftlern aus öffentlichen Einrichtungen könnten die Arbeiten über individuell gestellte Förderprogramme der öffentlichen Hand finanziert werden, bei privaten Forschungsarbeiten wäre der Industriepartner gefragt. Als Gegenleistung würde erwartet, dass die Forschungsergebnisse den Entwicklungsländern ohne Patent- und Lizenzansprüche zur Verfügung gestellt würden und die Einnahmen lediglich aus dem Verkauf in den Industrieländern kämen. Zugleich wäre der Transfer von Wissenschaft, Technologie und Innovation zwischen Industrie- und Entwicklungsländern ein wesentlicher Bestandteil. In einem Netzwerk sollten Partnerinstitute in Entwicklungsländern aufgebaut werden. Ganz besonders wichtig ist dies für Subsahara-Afrika. Aus dieser Region stammen pro Einwohner gerechnet lediglich 5 Prozent aller Patente der Entwicklungsländer. Auf 1 Million Einwohner dort kommen weniger als 20 Wissenschaftler und Ingenieure. Gerade im biomedizinischen Bereich erlebt der Kontinent zusätzlich einen »Brain Drain«. Bis zur Hälfte aller Medizinstudenten, die in Südafrika studierten und ihren Abschluss machten, sind ins Ausland ausgewandert, aus Simbabwe sogar zwei Drittel aller Mediziner.

9.10 An dem Ort des Geschehens

Um die Translation aus dem Labor in das Feld so reibungslos wie möglich zu gestalten, wird es wichtig sein, die Kapazitäten für klinische Forschung und Studien in den Entwicklungsländern auszubauen. Heute herrscht Übereinstimmung darüber, dass Medikamente und Impfstoffe zuerst im Land oder der Region ihrer Entdeckung auf Sicherheit im Menschen getestet werden sollen. Danach sollen sie in den Ländern, in denen die Krankheit wütet, in eine klinische Studie gleicher Qualität gehen. Nur wenige Institutionen in den Entwicklungsländern können dies derzeit leisten. Um dort solide Kapazitäten aufzubauen, ist eine Anschubfinanzierung nötig. Dabei ist darauf zu achten, dass nicht nur wenige Zentren in den Genuss der Förderung kommen. Es braucht zwar Spitzeninstitute, doch eng verzahnt damit muss die biomedizinische und klinische Forschung an zahlreichen Orten gestärkt werden. Andernfalls entwickelt sich in den Entwicklungsländern ein neues Zweiklassensystem. Bei der Qualität der Untersuchungen und Studien in den Entwicklungsländern darf es keine Kompromisse geben, es müssen gleich hohe Standards gelten wie in den Industrieländern. Wirkstoffe für Krankheiten, die in den Industrieländern und Entwicklungsländern gleichermaßen verbreitet sind – wie etwa chronische Herzkreislauferkrankungen –, sollten zunächst ausschließlich in Industrieländern getestet werden. So könnten sich die Zentren in den ärmeren Ländern auf jene Krankheiten konzentrieren, die hauptsächlich oder ausschließlich dort grassieren und für die es einen enormen Nachholbedarf gibt. Besonders gilt dies für Impfstoffe, für die letztlich ein Schutz gegen die auf natürlichem Wege erworbene Infektionskrankheit gesucht wird.

Beim Aufbau von Spitzenzentren für klinische Studien muss die Aufklärung der Teilnehmer an klinischen Studien einen hohen Stellenwert einnehmen (siehe auch Kasten: Eine heikle Frage bei der Zulassung neuer Impfstoffe). Im Land, in dem das Medikament getestet wird, sollten die Einwohner später in jedem Fall Zugang zu diesem Mittel erhalten – möglichst kostenfrei, zumindest zu einem erschwinglichen Preis. Oft ist das Vertrauen in die westliche Wissenschaft und dass die entwickelten Substanzen tatsächlich vor Ort ankommen, nicht sehr groß. Letztlich hängt der Umgang damit auch ab von der politischen Führung der jeweiligen Länder. Während der erste frei gewählte Präsident Südafrikas, Nelson Mandela, sich energisch für die Bekämpfung von HIV / AIDS und Tuberkulose einsetzte, bestritt sein Nachfolger Thabo Mbeki lange, dass HIV die Ursache für AIDS ist. Die Gesundheitsministerin empfahl Vitamine und Mischungen aus rohen Kräutern, Gemüse und Früchten zur AIDS-Behandlung, und der Vizepräsident hielt Duschen nach dem Geschlechtsverkehr für ausreichend, um eine HIV-Ansteckung zu vermeiden. In Gambia erleben wir ein ähnlich abstruses Spektakel.

Eine heikle Frage bei der Zulassung neuer Impfstoffe

Bald nach Einführung des Impfstoffs gegen Rotaviren, die zu den häufigsten Durchfallerregern bei Kindern zählen, beobachteten Mediziner 1998 in den USA bei einigen geimpften Kindern Darmeinstülpungen. Ein Zusammenhang zwischen Impfung und Erkrankung war nicht eindeutig belegt, konnte aber auch nicht ausgeschlossen werden. Der Impfstoff wurde 1999 vom Markt genommen. Für die USA war dies eine völlig nachvollziehbare Entscheidung. Dort verlaufen Infektionen mit Rotaviren nur selten tödlich. Doch der Rückzug verzögerte auch die Einführung des Impfstoffs in Entwicklungsländern, wo an den Erregern jedes Jahr bis zu 1 Million Kinder sterben.

Das Beispiel zeigt ein Dilemma. Es wirft nämlich die Frage auf, ob für Länder mit hohen Krankheitsinzidenzen die gleichen Maßstäbe anzulegen sind wie für Länder, in denen bestimmte Krankheiten eine geringere Rolle spielen. Sollten abhängig davon unterschiedliche Zulassungskriterien für Impfstoffe gelten?

Für die Rotavirus-Impfung hat sich die Frage erledigt. Seit 2006 sind zwei neue Impfstoffe ohne die genannte Nebenwirkung zugelassen. Aber die Frage bleibt und wird sich erneut stellen – am ehesten für Impfungen gegen Tuberkulose und AIDS. Es ist klar, dass geringe Nebenwirkungen in Ländern mit wenigen Betroffenen als Ausschlusskriterien gelten werden. Wie aber steht es mit Ländern, in denen jeder dritte oder vierte Mensch HIV-positiv ist und sechs von 1000 Einwohnern an Tuberkulose leiden? Sollte auch in diesen Ländern einem Impfstoff aufgrund vertretbarer Nebenwirkungen die Zulassung verweigert werden? Eine Antwort darauf wird irgendwann nötig – und sicher nur im konkreten Fall zu geben sein.

10 »Hot Spots« für alte und neue Seuchen

»Ein vertrockneter Baum weigert sich nicht, zu brennen.«
Aus dem Kongo

10.1 Einleitung

Das Buch der Infektionskrankheiten bleibt geöffnet, und es wird wohl immer offen bleiben: Irgendwo auf der Welt bricht mindestens einmal im Jahr unerwartet eine ansteckende Krankheit aus. Manchmal sind es altbekannte Erreger mit veränderten Eigenschaften, manchmal breiten sich bereits vorhandene Keime aus, die bis dahin lediglich nicht nachweisbar waren und dann entdeckt werden. Manchmal sind es völlig neue Erreger. In den zurückliegenden 35 Jahren wurden weltweit mehr als 30 neue Organismen entdeckt, die potenziell gefährlich für Menschen sind. In der Liste erscheinen etwa: 1973 – Rotavirus; 1977 – Ebolavirus; 1977 – Legionellen (Legionärskrankheit); 1977 – Campylobacter jejuni (schwere Durchfälle); 1982 – Borrelia burgdorferi (Lyme-Borreliose); 1983 – HIV; 1989 – Hepatitis C-Virus; 1999 – Nipah-Virus (Hirn- oder Hirnhautentzündungen); 2002 – SARS-Virus.

Die Ausbrüche von SARS und der Vogelgrippe vom Typ H5N1 haben nicht nur in rasantem Tempo die Weltwirtschaft geschädigt, sie riefen auch die Gefahr einer neuen Pandemie in die Köpfe der Menschen zurück. Auch wenn Ausbrüche von Infektionskrankheiten überall aufflackern können, gibt es

besondere »Hot Spots« für die Entstehung neuer Krankheitserreger und besonders fruchtbare Nährböden für die Ausbreitung ansteckender Krankheiten.

Acht Faktoren, die Seuchen begünstigen

- Die ansteckenden Krankheiten wurden häufig totgesagt – die
  Bedrohung bleibt, gerade weil die nötige Aufmerksamkeit
  fehlt.
- Bestehende Seuchen werden nicht eingedämmt, solange Armut herrscht, und bedrohen über die Grenzen der Entwicklungsländer hinweg die Industriestaaten.
- Katastrophen und Konflikte verschärfen die Lage, besonders
  wenn Flüchtlinge in Lagern unter unhygienischen Bedingungen zusammengepfercht werden.
- Fanatiker brauchen keine tiefen Kenntnisse der Mikrobiologie und Gentechnologie, um vorhandene Erreger für Anschläge zu missbrauchen.
- Die Erderwärmung begünstigt insbesondere Infektionskrankheiten, die von Vektoren übertragen werden.
- Der zunehmende Kontakt zwischen Mensch und Tier in der
  Wildnis und in der industrialisierten Massentierzucht sind
  gefährliche Brutstätten für neue Seuchenerreger.
- Unsachgemäßer Antibiotika-Gebrauch in der Tierzucht beschleunigt die Entstehung resistenter Keime.
- Noch nie konnte sich eine Endemie so leicht in eine Pandemie verwandeln. Flüchtlinge und Reisende, wie auch der globale Tier- und Fleischhandel, tragen Krankheiten über Lan-
  desgrenzen und Kontinente.

10.2 »Hot Spot« 1: Arm und krank, krank und arm

»Es gab eine Phase in der Überlegung zur wirtschaftlichen Entwicklung, in der man glaubte, dass öffentliche Ausgaben für Gesundheit und Erziehung erst einmal warten sollten. Gesundheit war ein Luxus, den sich nur Länder leisten konnten, die bereits eine gewisse Infrastruktur und ökonomische Stärke besaßen. [...] Die Erfahrungen und Untersuchungen der letzten Jahre zeigen, dass dieser Denkansatz zu einfach und im schlimmsten Fall sogar völlig falsch ist. [...] Gesundheit ist nicht nur für das Individuum von großer Bedeutung, es spielt auch eine zentrale Rolle für nachhaltiges Wirtschaftswachstum und effektive Nutzung von Gütern.« – So formulierte es die damalige Generaldirektorin der WHO, Dr. Gro Harlem Brundtland. Eine bessere Gesundheit kann den Teufelskreis durchbrechen. Gesunde, gut ernährte Menschen können anfangen, sich um ihr Auskommen zu kümmern und ihre wirtschaftliche Lage – und damit oft auch die ihrer Länder – verbessern. AIDS zeigt die Abwärtsspirale sehr deutlich: In vielen Ländern bricht die produktive Bevölkerung weg. In Botswana, einem der am schlimmsten betroffenen Länder, werden heute für eine Facharbeiterstelle drei bis vier Menschen geheuert. Für die einzelnen Familien steigen mit der Krankheit die Ausgaben des Haushalts enorm an, zugleich sinken die Einkünfte. Kinder müssen mit anpacken, vor allem in der Landwirtschaft. Schule wird zum Luxus. Familienverbünde kümmern sich um die Waisen oder Halbwaisen und auch um kranke Verwandte – und fehlen somit auch bei der Arbeit. In Südafrika schränken viele Firmen bereits die Fälle der Arbeitsbefreiung ein, freinehmen darf nur noch, wer Ehepartner, Eltern und Kinder verloren hat. Der Teufelskreis lässt sich weiterdrehen: Wer weniger arbeitet, legt weniger Geld für eine etwaige Altersversorgung zurück. Für die Kinder legt eine schlechte Bildung bereits den Grundstein für ein weiteres Leben in Armut.

In zwei virtuellen Ländern, die sozioökonomisch völlig vergleichbar sind und sich nur darin unterscheiden, dass in einem von beiden die Lebenserwartung fünf Jahre höher liegt, bewirkt dieser Faktor allein ein um 0,3 bis 0,5 Prozent stärkeres Wirtschaftswachstum jährlich. Das Wirtschaftswachstum eines Landes hängt direkt von der Gesundheit der Bevölkerung ab. Zudem wirkt ein längeres Lebensalter als Anreiz für bessere Ausbildung und stärkere finanzielle Rücklagen, die beide die Wirtschaft stärken.

Manchmal wird behauptet, dass die großen Seuchen einen Korrekturfaktor für das Bevölkerungswachstum in den armen Ländern darstellen. Diese Behauptung ist nicht nur zynisch, sondern unsinnig. Umgekehrt wird ein Schuh daraus: Zwischen Armut und Geburtenraten besteht ein gut belegter Zusammenhang. Je weniger Chancen Eltern haben, dass ihr Neugeborenes überlebt, desto mehr Kinder bringen sie zur Welt, um sicherzustellen, dass sie auch im hohen Alter von einem ihrer Kinder versorgt werden. Bei einer Neugeborenen-Sterblichkeit von 5 Prozent, einer Kleinkind-Sterblichkeit von 15 Prozent und einer Sterberate von 10 Prozent vor dem fünften Lebensjahr kommt nur jedes dritte Kind durch. Um auf der sicheren Seite zu sein, so die Logik der ärmsten Eltern, müssen fünf oder mehr Kinder geboren werden. In Subsahara-Afrika bringt eine Frau in der Tat durchschnittlich 5,5 Kinder zur Welt. Dass sich unter anderem damit auch das Risiko für werdende Mütter erhöht, verwundert nicht.

Die Situation spitzt sich zu. In den Ländern Subsahara-Afrikas ist die Lebenserwartung in den vergangenen Jahren hauptsächlich infolge der AIDS-Katastrophe drastisch gesunken. Lag sie in Südafrika 1995 bei 60 Jahren, waren es 2004 noch 48 Jahre. In Botswana sackte sie von 65 Jahren im Jahr 1990 bis 2005 um 25 Jahre ab. In Simbabwe sank sie im gleichen Zeitraum von 60 Jahren auf etwas mehr als die Hälfte. Ein Kind, das heute in Sambia, Simbabwe, Sierra Leone, Malawi oder Mosambik geboren wird, hat eine halb so hohe Lebenserwartung wie ein Kind in Deutschland. Kurz vor dem dramatischen Knick hatten in den 1980er Jahren das steigende Wirtschaftswachstum und verbesserte Gesundheitssysteme die Lebenserwartung in den Entwicklungsländern auf über 60 Jahre ansteigen lassen. Alle damit verbundenen Hoffnungen sind bitter enttäuscht. Bis 2010 dürfte die Lebenserwartung in 40 Ländern weiter sinken.

Ein weiterer Teufelskreis ist bekannt: Je schlechter die Wirtschaftslage eines Landes, desto geringer die Gesundheitsausgaben, desto höher die Belastungen für den einzelnen Einwohner. Die armen Länder geben pro Einwohner jedes Jahr rund 23 US-$ für die Gesundheit aus. In Schwellenländern liegt der Betrag durchschnittlich fünfmal so hoch, in Industrieländern ist es mehr als das Hundertfache. In Afrika haben weniger als acht Prozent der Bevölkerung eine Krankenversicherung, und die meisten Versicherungen decken verschreibungspflichtige Medikamente für ambulante Patienten gar nicht erst ab.

10.3 »Hot Spot« 2: Katastrophen, Konflikte und Seuchengefahr

Weltweit sind 40 Millionen Menschen heimatlos und 10 bis 20 Millionen Menschen auf der Flucht. Allein 4 Millionen Vertriebene und Flüchtlinge leben in Subsahara-Afrika. Drei

Viertel von ihnen sind Frauen und Kinder. Die Mehrheit der Heimatlosen vegetiert in überfüllten Lagern, in denen Tuberkulose und andere Atemwegserkrankungen keine Seltenheit sind. Wo es an ausreichenden Sanitäreinrichtungen und sauberem Trinkwasser mangelt, sind Durchfallerkrankungen – insbesondere Cholera und Rotavirus-Infektionen – an der Tagesordnung. Auch Hautinfektionen treten häufig auf. Meist reicht ein einziger Indexfall, um einen Krankheitsausbruch auszulösen. 1997 brach in einem Flüchtlingslager für Afghanen in Pakistan die Hautleishmaniose aus. Ein einziger Mensch hatte die von Sandfliegen übertragene Krankheit eingeschleppt. Ein Drittel der Menschen im Lager erkrankte. Moskitonetze gehören in Flüchtlingslagern so gut wie nie zur Ausstattung.

In Krisen sind Mädchen und Frauen besonders gefährdet. Häufig sind sie sexuellem Missbrauch ausgesetzt, Not und Hunger treiben viele in die Prostitution. Sexuell übertragbare Krankheiten und ganz besonders AIDS breiten sich dann schnell aus.

Wenn die Erde bebt oder Stürme wüten

Das letzte Jahrzehnt des 20. Jahrhunderts deklarierten die Vereinten Nationen zum internationalen Jahrzehnt zur Reduzierung von Katastrophen. Geholfen hat es leider nicht. Das Jahrzehnt bescherte eher mehr denn weniger Katastrophen. An seinem Ende bilanzierten Ökonomen einen Verlust von 600 Milliarden US-$ durch mehr als 80 größere Katastrophen. Allein im Jahr 2006 zählte die WHO über 350 Naturkatastrophen in mehr als 160 Ländern, die das Leben von mehr als 100 Millionen Menschen zerrütteten und eine halbe Milliarde

Menschen in die Flucht trieben. Zwei Beispiele, die sicher noch vielen in Erinnerung sind:

Am zweiten Weihnachtstag 2004 brach eine verheerende Tsunami-Welle über Südostasien herein. Mehr als 230 000 Menschen starben, Millionen Menschen wurden obdachlos. Betroffen waren in erster Linie Sumatra, Sri Lanka, Indien, Thailand, Myanmar, Malaysia, Indonesien und Bangladesh. Die Flutwelle schwappte bis an die Ostküste Afrikas. Durchfallerkrankungen, insbesondere Typhus und Cholera, wüteten in vielen zerstörten Gebieten. Um der Seuchengefahr Einhalt zu bieten, führte Indien eine großangelegte Impfkampagne gegen Typhus und Cholera ein. Das abfließende Wasser sammelte sich in Tümpeln und Pfützen und wurde zur Brutstätte für Stechmücken. Entsprechend kam es in den Krisengebieten zu Ausbrüchen von Malaria und Dengue-Fieber. Doch übermäßige Seuchenausbrüche blieben aus.

August 2005 zerstörte Hurrikan Katrina große Teile der Golfküste der USA. Der Wirbelsturm war nicht nur die zerstörerischste, sondern mit 81 Milliarden US-$ Folgekosten auch die teuerste Naturkatastrophe der USA. Etwa 1800 Menschen kamen ums Leben. Durchfallerkrankungen durch Shigellen, Salmonellen und Noroviren sowie Cholera flackerten auf. Dabei nahm jedoch lediglich ein Norovirus-Ausbruch in Texas größere Ausmaße an. In der Stadt New Orleans, die am schlimmsten betroffen war, lebten viele Menschen mit HIV / AIDS oder Tuberkulose. Viele der Patienten wurden durch Katrina von der Versorgung mit Medikamenten abgeschnitten. Etwa 8000 Menschen mit HIV / AIDS bekamen über längere Zeit keine Medikamente und litten daher unter starken Krankheitssymptomen.

Naturkatastrophen bringen ein erhöhtes Infektionsrisiko mit sich, insbesondere für Durchfälle und Atemwegserkrankungen. Oft jedoch können schnell anlaufende internationale Hilfseinsätze das Risiko größerer Seuchenausbrüche begrenzen.

In der Schusslinie

Derzeit zählen Fachleute je nach Berechnung weltweit 20 bis 30 bewaffnete Konflikte. In den vergangenen zehn Jahren haben kriegerische Auseinandersetzungen das Leben von 2 Millionen Kindern gekostet, bis zu 5 Millionen Kinder wurden zu Invaliden, 12 Millionen heimatlos. Mehr als 1 Million wurden Waisen oder von den Eltern getrennt, und viele Millionen sind dauerhaft traumatisiert. Flüchtlinge sind überall einem erhöhten Infektionsrisiko ausgesetzt.

Das gilt aber auch für Soldaten und Söldner. Unter ihnen sind Wundinfektionen und Durchfallerkrankungen ein häufiges Problem. Oft erhöhen bewaffnete Konflikte das Risiko für eine Ausbreitung von HIV / AIDS. Etwa wenn Massenvergewaltigungen gezielt als Kriegsmittel eingesetzt werden. Geschehen ist dies in Ruanda, im Kongo, in der indonesischen Unruheprovinz Aceh, im ehemaligen Jugoslawien oder in Darfur. In Ruanda scheinen zumindest in einigen Fällen die Vergewaltiger von ihrer Infektion gewusst zu haben – und die Übertragung der Krankheit nachgerade beabsichtigt zu haben. Grundsätzlich jedoch ist der Zusammenhang zwischen HIV / AIDS und kriegerischen Konflikten nicht auf die lange angedachte, simple Gleichung »Konflikte begünstigen die AIDS-Ausbreitung« zu reduzieren. Vielmehr kann in bestimmten Fällen auch die Gleichung »Konflikte bremsen die Ausbreitung von HIV« gelten. Dafür sprechen etwa Zahlen aus Mosambik und Angola. Gründe sind einerseits die Isolation der Bevölkerung, die Unruhen mit sich bringen, eine Reduktion der Sexualkontakte in bewachten Lagern oder enge sexuelle Netzwerke bestimmter Soldatengruppen.

In jedem Fall gilt, dass HIV in vielen Armeen der Welt deutlich stärker verbreitet ist als in der jeweiligen Zivilbevölkerung. Oft haben Soldaten das Virus auch über Drogenmissbrauch und die gemeinschaftliche Nutzung von Injektionsnadeln verschleppt, so geschehen unter den Soldaten der damaligen Sowjetunion in den 80er Jahren im Afghanistankrieg. Während der Besetzung lief der Opium-Anbau weiter, erlebte sogar eine Blüte, und den sowjetischen Soldaten wurde zur Zersetzung der Truppenmoral Heroin zugespielt. Viele kehrten süchtig heim, mancher hatte sich durch den Gebrauch kontaminierter Spritznadeln angesteckt.

Auch hier zwei konkrete Beispiele:

Während des Völkermordes in Ruanda 1994 wurden 800 000 Menschen brutal abgeschlachtet. Flüchtlinge wurden in Lagern in Zaire (heute Demokratische Republik Kongo) zusammengetrieben. Dort brach Cholera aus, der Erreger war resistent gegen die Standard-Antibiotika. Innerhalb von drei Wochen starben über 50 000 Menschen an der Durchfallerkrankung. In Ruanda wurden Schätzungen zufolge bis zu einer halben Million Mädchen und Frauen vergewaltigt. Etwa 80 Prozent der heute in Ruanda lebenden HIV-positiven Frauen waren darunter. Die HIV-Rate ist unter Vergewaltigungsopfern um viele Male höher als unter anderen Frauen. Auch in Uganda sind die HIV-Raten unter vergewaltigten Frauen doppelt so hoch wie unter solchen, die nicht betroffen waren.

Im Irak sieht die Bilanz vier Jahre nach dem Einmarsch der USA und ihrer Verbündeten desaströs aus. 68 000 Tote und 3,5

Millionen Flüchtlinge werden offiziell genannt. Schätzungen liegen allerdings deutlich höher. Man spricht von einigen 100 000 Toten. Ein Teil des Leids ist auch im Irak auf die übertragbaren Krankheiten – besonders Durchfallerkrankungen, Wundinfektionen und Tuberkulose zurückzuführen. Als die Impfprogramme in dem zerrütteten Land zusammenbrachen, erkrankten Zehntausende Kinder an Masern und Mumps. Auch unter den US-Soldaten im Irak berichten mehr als drei Viertel von mindestens einer Durchfallerkrankung. Auch Wundinfektionen spielen eine Rolle. Dabei erregen multiresistente Krankheitserreger Besorgnis. Ein weitgehend unbekannter Wunderreger, *Acinetobacter baumannii*, hat sich in hochresistenter Form vom Irak über das Versorgungszentrum in Landstuhl auf US-Hospitäler ausgebreitet. Britische Soldaten haben den Keim ebenfalls aus dem Irak in ihr Heimatland eingeschleppt.

Das Gleichgewicht wackelt

Die Ausbreitung tödlicher Infektionskrankheiten in die politische und militärische Elite der Entwicklungsländer kann deren Stabilität untergraben. HIV / AIDS ist an erster Stelle zu nennen. Der Anteil an Menschen mit HIV ist, wie bereits beschrieben, in Armeen häufig deutlich höher als unter der Zivilbevölkerung. In der Demokratischen Republik Kongo dürfte die Hälfte aller Soldaten mit HIV infiziert sein. Damit müssen Armeen umgehen. Kranke Soldaten bedeuten eine Schwächung der Streitkräfte, der Umgang mit HIV muss geregelt werden. Wie werden Verwundete mit HIV behandelt? Welche ökonomischen Belastungen treten auf, wenn zahlreiche Soldaten Medikamente benötigen und Familien im Todes-

fall versorgt werden müssen? Sollen Zwangstestungen eingeführt werden? Die sind nur einige Fragen, die in diesem Zusammenhang auftauchen. HIV kann auf vielerlei Wegen Armeen schwächen, allerdings auf subtilere Art als Seuchen, die
einen Großteil der Soldaten ganz plötzlich dahinraffen.

Seuchen, insbesondere HIV / AIDS, erhöhen die Gefahr,
dass Staaten instabil werden. Erneut sind viele Szenarien
denkbar. In jedem Fall fällt den von Infektionskrankheiten ge-
beutelten Ländern das Aufrappeln aus Krisen schwerer. Alle
Teile des Staates sind in Mitleidenschaft gezogen: die Bildung,
weil Kinder weniger zur Schule gehen und Lehrer fehlen; die
Gesundheitsversorgung, weil die Seuche die Kapazitäten weit
übertrifft und zugleich Personal selbst erkrankt ist und fehlt.
HIV / AIDS trifft die ausgebildete Schicht zwar nicht heftiger
als den Rest der Bevölkerung, aber das Problem macht sich in
der dünnen Schicht der Elite besonders schnell bemerkbar, da
sie sowieso schon einen sehr geringen Anteil der Gesamtbe-
völkerung ausmacht.

Auf die Zerstörung von Familienstrukturen habe ich schon
hingewiesen. HIV / AIDS trifft am härtesten die Bevölkerung
zwischen 15 und 45 Jahren. Übrig bleiben Kinder, die sich als
Waisen durchschlagen müssen, und Alte, die weniger zur
Volkswirtschaft beitragen. Es gibt Theorien, nach denen her-
anwachsende Waisen oder Halbwaisen, die nicht selten als
Straßenkinder enden, leichter radikalisiert werden können.
Auch die Gefahr, als Kinder zum Dienst an der Waffen in Kin-
derarmeen zu enden, wächst.

Nicht zuletzt aus Sicherheitsgründen rief US-Präsident
George W. Bush das PEPFAR Programm – den President's
Emergency Plan for AIDS Relief – ins Leben. Derzeit gibt es
glücklicherweise aus Afrika keine Signale, die auf ein globales
Sicherheitsrisiko hindeuten. Keiner weiß allerdings, wie lange

das so bleiben wird oder ob die Trendwende schon eingeleitet wurde. Rocksänger Bono meint dazu: »In Afrika gibt es zehn potenzielle Afghanistan, und es ist 100-mal preisgünstiger zu verhindern, dass das Feuer aufflackert, als es auszutreten.«

10.4 »Hot Spot« 3: Aus den Labors in die Welt

Nach den Anschlägen auf das World Trade Center in New York am 11. September 2001 folgten mehrere bioterroristische Anschläge an der Ostküste der USA. Sporen des Milzbranderregers wurden als feiner Staub in Briefen verschickt. 22 Menschen hatten sich mit *Bacillus anthracis* angesteckt und waren erkrankt, fünf davon starben. Mehr als 30 000 Menschen wurden prophylaktisch mit Antibiotika behandelt, und zahlreiche öffentliche Gebäude mussten dekontaminiert werden. Diese Angriffe machten auf eine neue Dimension der Seuchengefahr aufmerksam, auf die der bewussten Freisetzung von Krankheitserregern: Bioterrorismus.

Die Konsequenzen eines solchen Anschlags wären fatal. Wie hoch auch immer die verschiedenen Staaten das tatsächliche Risiko für derartige Anschläge und einen daraus folgenden, möglichen Seuchenausbruch einschätzen, in den Grundzügen gibt es zwischen dem Ausbruch von Seuchen nach bioterroristischem Anschlag und dem quasi natürlichen Ausbruch von Seuchen eine Gemeinsamkeit: Ist der Erreger einmal in der Welt, gelten für die Ausbreitung und Verschleppung in beiden Fällen die gleichen Regeln. Der Mensch hat – wenn auch in gänzlich unterschiedlichem Ausmaß (beim Anschlag willentlich, beim sonstigen Entstehen unbewusst) – Einfluss auf den Ausbruch. Und auch die Verbreitung hängt zu großen Teilen vom menschlichen Verhalten ab.

Auch zur Biosicherheit gezählt werden muss der Umgang mit
Seuchen-Erregern in Labors.

Für diese wurde ein Ehrenkodex formuliert. Dieser umschreibt nicht nur die Maßnahmen zur Verhinderung eines
Missbrauchs von Krankheitserregern, sondern formuliert
auch allgemeingültige Regeln zum friedvollen Umgang mit
gefährlichen Erregern. Die immer wieder auftretenden Labor-
unfälle beweisen jedoch, dass es Sicherheitslücken durchaus
gibt und dass das Verantwortungsgefühl bei Wissenschaftlern
weiter gestärkt werden muss. Erst im Juli 2007 gelangte ein
einmaliger Vorgang an die Öffentlichkeit. Zum ersten Mal
hatte die US-Aufsichtsbehörde CDC (Centers for Disease
Control) in Atlanta einer Universität die Erlaubnis für den
Umgang mit gefährlichen Krankheitserregern komplett ent-
zogen. Mit drastischen Worten untersagten die CDC am
30. Juni 2007 der Texas A&M University die Arbeit auf diesem Gebiet. In dem Schreiben heißt es, die CDC seien besorgt,
ob die Universität sich an die Standards für Biosicherheit
halte, ob die Verantwortlichen dort tatsächlich alle Anforde-
rungen für den Umgang mit gefährlichen Erregern kennen
und deren Einhaltung auch umsetzten. Was war geschehen?
Bei der Erforschung von Erregern für potenzielle Biowaffen
hatten sich mehrere Mitarbeiter der Universität mit der Tierseuche Q-Fieber infiziert, eine Frau war gar an Brucellose,
ebenfalls eine Tierseuche, erkrankt. Doch entgegen aller Vorschriften meldete die Universität diese Unfälle nicht. Die CDC
erfuhren erst indirekt davon. Daraufhin veranlasste die Be-
hörde die sofortige Schließung von fünf Labors mit 120 Mit-
arbeitern. Der Universität drohte zudem der gänzliche Entzug
der Lizenz zum Forschen mit derartigen Erregern.

Nachdem der SARS-Ausbruch wieder unter Kontrolle gebracht worden war, traten in mehr als zehn Labors SARS-Un-

fälle auf. Glücklicherweise breitete sich der Erreger in keinem Fall auf die Bevölkerung aus. In einem anderen Fall wurde in den USA mit ungenügend inaktivierten Anthrax-Erregern gearbeitet. Man hatte fälschlicherweise angenommen, die Bazillen seien abgetötet und daher nicht mehr ansteckend. Auch dieser Fall verlief glimpflich, niemand erkrankte. 2005 wurden irrtümlicherweise Proben des Erregers der Asiatischen Grippe vom Typ H2N2 an Tausende Labors in 18 Ländern verschickt. Immerhin war das jenes Virus, an dem 1957 über 1 Million Menschen gestorben waren. Auch hier hatte man Glück. Anders verlief ein Laborunfall mit Ebola-Viren im Jahr 2004 im Forschungsinstitut Vektor in Novosibirsk, Russland. Dort hatte sich eine Wissenschaftlerin beim Arbeiten unter der höchsten Sicherheitsstufe versehentlich mit einer Spritznadel gestochen und mit Ebola-Viren angesteckt. Nach einer Woche erkrankte sie an hämorrhagischem Fieber, nach einer weiteren Woche war sie tot. Eine Ausbreitung auf die Zivilbevölkerung konnte verhindert werden. Auch der Ausbruch der Maul- und Klauenseuche in England im August 2007 ist wohl auf eine Sicherheitslücke in einem Labor zurückzuführen.

10.5 »Hot Spot« 4: Brutkasten für Vektoren

Die Erde wird wärmer. Und kein Thema hat in der öffentlichen Diskussion einen derart rasanten Aufschwung erfahren wie der Klimawandel. Auch hier müssen wir auf ihn zu sprechen kommen. Denn auch auf Seuchen wirkt sich die Erderwärmung mit großer Wahrscheinlichkeit aus. In erster Linie werden sich Krankheiten, die von Vektoren – meist Insekten und Ratten – übertragen werden, stärker ausbreiten. Zudem fördern höhere Temperaturen die Ausbreitung von Durchfallerkrankungen, schlichtweg weil sich die Erreger bei wärmeren Temperaturen in Nahrungsmittelresten und verunreinigtem Wasser schneller vermehren. Zugleich jedoch könnten andere Krankheiten an Bedeutung verlieren. So dürften etwa kürzere und mildere Winter die Saison für Husten, Schnupfen, Heiserkeit und Grippe verkürzen. Auch andere Wechselwirkungen sind denkbar. Grundsätzlich gilt: Wir können zu diesem Zeitpunkt im Wesentlichen nur mutmaßen, die Zusammenhänge sind zu komplex, als dass sie im Voraus mit Sicherheit zu überblicken wären.

Verfolgen wir also das Szenario, demzufolge sich Vektoren, die es gern kuschelig mögen, ausbreiten werden: Am meisten dürfte Malaria profitieren. Man schätzt, dass ein Temperaturanstieg von 2 Grad Celsius das Risikogebiet für Malaria um etwa 5 Prozent vergrößert – einige 100 Millionen Menschen mehr würden dann in Malariagebieten leben. Bis zum Ende des 21. Jahrhunderts dürfte der Anteil der Erdbevölkerung in Risikogebieten von 40 auf 60 Prozent gestiegen sein – und das bei dem bekannt rasanten Bevölkerungswachstum. Die Ausbreitung wird in erster Linie in die Höhe gehen, weniger in die Breite, so dürften sich die Mücken dann auch in den Hochländern Kenias und den höheren Regionen um den Kilimandscharo wohlfühlen. Weiterhin wird die Malaria-Saison in vielen Ländern, in denen Malaria jetzt schon vorkommt, länger dauern und heftiger verlaufen. Der Erreger selbst braucht für seine Entwicklung bei 20 Grad Celsius etwa 26 Tage, bei höheren Temperaturen nur halb so lange. Die optimale Temperatur für die Vermehrung der Moskitos liegt bei einer Wassertemperatur um 28 bis 32 Grad Celsius. Wenn es wärmer wird, stechen die Moskitos auch häufiger. Mehr Erreger, mehr Vektoren und häufigeres Stechen der Mücken bedeuten in der Summe ein erhöhtes Infektionsrisiko.

Auch andere Tropenkrankheiten, die von Insekten übertragen werden, wie die Chagas-Krankheit, die Schlafkrankheit, unterschiedliche Leishmaniose-Formen sowie Flussblindheit und Elefantiasis könnten sich aufgrund der Temperaturerhöhung weiter ausbreiten. Auch hier werden in erster Linie die höhergelegenen Gebiete befallen. Allerdings sind die Hinweise auf den Einfluss der Erderwärmung auf diese Krankheiten eher vage. Bei der Schistosomiasis, die von Schnecken übertragen wird, gibt es widersprüchliche Szenarios. Infolge des Temperaturanstiegs könnte sich die Krankheit in einigen Regionen ausbreiten, doch auch ein Rückgang ist möglich – sollte den Schnecken das Wasser zu warm werden.

Bei den vektorgebundenen Viruskrankheiten, die vom Klimawandel profitieren werden, ist zunächst Dengue-Fieber zu nennen, die weltweit bedeutendste von Mücken übertragene Viruserkrankung. Die Stechmücken haben sich bereits an das Großstadtleben angepasst. In Wasserpfützen, etwa in alten Reifen oder Konservendosen, fühlen sie sich am wohlsten. Wird es also nicht nur wärmer, sondern auch feuchter, könnten sich die Dengue-Mücken weiter verbreiten.

Ein instruktives Beispiel ist das Auftreten des West-Nil-Virus in New York. Mücken übertragen das Virus von Vögeln auf den Menschen. Und diese Mücken fühlen sich besonders in stehenden Gewässern in Stadtnähe wohl, zum Beispiel in Parks oder auf Golfplätzen. In den Jahren 1998 und 1999 war der Winter in New York besonders mild, die Stechmücken konnten sich stark vermehren. Im darauffolgenden trockenen Sommer sammelten sich zahlreiche Vögel an den verbliebenen Wasserstellen, wo sie von den Moskitos gestochen wurden – so breitete sich der Erreger in den Vektoren aus. In der Folge kam es zu einem Ausbruch von Hirn- und Hirnhautentzündungen in New York. Sechs ältere Menschen starben. Inzwischen ist das West-Nil-Virus über die ganzen USA verbreitet, mehr als 20 000 Krankheitsfälle wurden bis heute gezählt. Wie das Virus ursprünglich eingeschleppt wurde, darüber wurde viel spekuliert – von bioterroristischer Sabotage über die Einreise infizierter Besucher aus dem Nahen Osten bis zur Einfuhr exotischer Vögel.

In Europa bleibt das West-Nil-Virus-Reservoir bislang im Wesentlichen auf Vögel beschränkt und ist nur sporadisch auf den Menschen übergesprungen. Wahrscheinlich stechen die Moskitos in Europa entweder Menschen oder Vögel, während sie in den USA an beiden ihre Blutmahlzeiten halten. Ein interessantes Beispiel liefert auch die Verbreitung von Chikungunya-Viren im Indischen Ozean, den der Kasten »Chikungunya-Fieber – Krankheitsausbruch im Ferienparadies« beschreibt. In unseren Breitengraden fühlen sich vor allem Zecken mit zunehmender Wärme wohler – und damit steigt das Risiko, dass die Milbentiere auch Krankheiten übertragen.

**Chikungunya-Fieber –
Krankheitsausbruch im Ferienparadies**

2005 / 2006 brach auf einigen Inseln im Indischen Ozean, unter anderem auf La Réunion, eine weitgehend unbekannte Krankheit aus. Bald stand fest: Es war das Chikungunya-Fieber. Die Krankheit wird von bestimmten RNS-Viren, den sogenannten Alphaviren, ausgelöst und von Stechmücken übertragen. Chikungunya bedeutet »der Gekrümmte«, und das beschreibt das Krankheitsbild recht gut. Betroffene haben heftige Gliederschmerzen, die von schweren Komplikationen wie Leberschädigung oder Meningo-Enzephalitis begleitet werden können. Asymptomatische Fälle wurden kaum beobachtet, die Infektion führte so gut wie immer zur Erkrankung. Das Chikungunya-Fieber wurde erstmalig Anfang der 1950er Jahre in Tansania und

Uganda beschrieben. Bis Ende der 50er Jahre hatte sich die Krankheit bis nach Südostasien ausgebreitet. Die neue Epidemie war 2004 erstmalig in Kenia ausgebrochen und hatte sich 2005 auf die Komoren ausgedehnt, von wo aus Reisende oder die Mücken das Virus auf die Inseln im Indischen Ozean schleppten. Den Insulanern auf La Réunion fehlte wohl jeglicher Immunschutz gegen die Krankheit, denn es kam zu einem rasanten Ausbruch. Mehr als jeder dritte der 770 000 Einwohner erkrankte im Jahr 2006 – immerhin 266 000 klinische Fälle. 250 Menschen starben. Danach erreichte die Krankheit Indien, wo bereits 1,3 Millionen Fälle auftraten. Schätzungen zufolge steckten sich im Jahr 2006 etwa 2 Millionen Menschen an.

Irgendwann 2005 in Kenia oder auf den Komoren ist eine neue Virusvariante entstanden. Diese hat es dem Virus offenbar erleichtert, auch einen anderen Vektor, einen asiatischen Moskito, zu nutzen. Diese Tigermücke, die auch Dengue und Gelbfieber überträgt, gab es auch zuvor schon auf La Réunion, sie hatte sich allerdings seit der 80er Jahren stark ausgebreitet. Potenziell kann sich Chikungunya also auch auf andere Kontinente verbreiten. In Indien ist es bereits angekommen. Und im September 2007 wurden erste Fälle aus Italien gemeldet.

Doch nicht nur Insekten haben es gern warm, auch Nagetiere wie Ratten und Mäuse dürften sich dann ausbreiten. Die Tiere sind Überträger zahlreicher Infektionskrankheiten, von Hanta-Viren bis zur Pest, die meist über Flöhe in den Menschen kommt.

Von der Wärme profitieren auch einige Erreger selbst. Neben Durchfallkeimen sind dies in erster Linie Meningokokken. Dass lange Trockenheit Hirnhautentzündungen durch Meningokokken fördert, ist gut belegt. Über die Erwärmung der Weltmeere und die Zunahme von Stürmen und Überschwemmungen könnte Cholera sich weiter verbreiten. Denn

Algen transportieren die Erreger. Wärmeres Wasser könnte das Algenwachstum fördern und damit auch die Ausbreitung der Cholera.

Summa summarum: Die Erderwärmung kann über mannigfaltige Mechanismen die Ausbreitung ansteckender Krankheiten fördern, in erster Linie solcher, die von Vektoren übertragen werden. Nach derzeitigem Stand des Wissens besteht jedoch wenig Grund zur Sorge, dass Seuchen durch die Erderwärmung unvorhergesehen ausbrechen werden.

10.6 »Hot Spot« 5: Auge in Auge mit der Wildnis

Jedes Jahr verliert die Erde etwa 13 Millionen Hektar Wald durch Rodungen zumeist in den Tropen, von denen allerdings in letzter Zeit zunehmend Gebiete wiederaufgeforstet werden. Die größten Waldflächen gehen mit 4,3 Millionen Hektar pro Jahr in Lateinamerika verloren, knapp darauf folgt Afrika. Oft sollen die gerodeten Flächen landwirtschaftlich genutzt werden. Meist werden auch Kanäle und Dämme zur Bewässerung angelegt. Insekten fühlen sich dort besonders wohl. Daher folgt auf eine Entwaldung in warmen Gebieten häufig eine Zunahme an Infektionskrankheiten, die von Vektoren übertragen werden, wie Malaria. Umgekehrt kann aber auch die Wiederaufforstung Nährboden für ansteckende Krankheiten bieten. So ermöglichte die Aufforstung in Neuengland/USA die Wiederansiedlung von Rotwild. Mit den Säugern breiteten sich Zecken aus, die Borrelien übertrugen – es kam zum Ausbruch der Lyme-Borreliose.

In engen Kontakt geraten Menschen mit der Wildnis jedoch vor allem bei gezielten Fällungen von einzelnen Bäumen, meist Edelhölzern. Erstens kommen die Arbeiter dabei häufig mit den Tieren in Kontakt; zweitens jagen sie Wildtiere als Nahrungsquelle; drittens halten sie gefangene Wildtiere als Haustiere. HIV, Marburg- und Ebola-Viren sind prominente Beispiele für Krankheiten, die so den Weg in den Menschen fanden.

Die für den Abtransport der Hölzer angelegten Straßen und Pisten erleichtern außerdem Wilderern die Jagd. Häufig sind Baumfäller auch Teilzeitwilderer oder werden Vollzeitwilderer, nachdem sie ihren Job als Holzfäller verloren oder aufgegeben haben. So arbeiteten im Süden Kameruns drei von vier Wilderer früher als Holzfäller. Die Wilderer verkaufen die erlegten Tiere auf den Fleischmärkten als Bushmeat. Solches Fleisch ist in manchen Regionen keine Seltenheit, sondern vielmehr wesentlicher Bestandteil der Ernährung der Einheimischen. Im Kongo-Becken etwa essen die Bewohner jeden Tag durchschnittlich 280 g Bushmeat, immerhin 4,5 Millionen Tonnen jährlich. Die Wilderei dezimiert nicht nur zahlreiche ohnehin bedrohte Arten, etwa Bonobos und Gorillas (siehe Kasten: Bushmeat – Aus dem Urwald auf den Teller). Die Jagd auf unsere nächsten Verwandten ist auch gefährlich. Aufgrund der hohen Verwandtschaft sind die Barrieren für den Sprung eines Erregers zum Menschen denkbar niedrig.

Bushmeat – Aus dem Urwald auf den Teller

Kannibalismus unter Menschen ist ein relativ rares Phänomen. Doch nicht selten kommen vor allem in Afrika unsere nächsten Verwandten in den Suppentopf und auf den Grill: Das Fleisch von Menschenaffen kursiert neben Muskeln und Innereien anderer Wildtiere als Bushmeat auf zahlreichen Märkten. Auf dem gesamten afrikanischen Kontinent leben heute etwa

200 000 Schimpansen, 50 000 Bonobos und 120 000 Gorillas. Allein im nördlichen Kongo werden jedes Jahr geschätzte 5 bis 7 Prozent der dort lebenden Schimpansen und Gorillas getötet. Weil die häufig unter Schutz stehenden Tiere sich nur langsam vermehren, sind die Verluste nicht zu ersetzen. Geht der Verzehr von Affenfleisch weiter wie bisher, sind unsere nächsten Verwandten vom Aussterben bedroht. Doch zugleich kreiert der Mensch für sich selbst ein bedrohliches Gesundheitsrisiko: Menschenaffen tragen zahlreiche Krankheitserreger der entlegensten Regionen in sich. Und gerade, weil die Tiere Menschen so sehr ähneln, ist es Viren und Bakterien häufig ein Leichtes, von ihnen aus über die Artgrenze hinweg auf den Menschen zu springen. Die Liste der potenziellen Gefahren ist lang und umfasst so gefürchtete Krankheiten wie Ebola, Keuchhusten, Anthrax, Hirnhautentzündung, Pocken, Hepatitis, Grippe, Masern, Mumps und Röteln. Drei Viertel aller neuen Infektionskrankheiten sind Zoonosen, kommen also ursprünglich von Tieren. Und dass das Risiko kein Szenario überzogener Horrorfilme ist, hat uns HIV plastisch vor Augen geführt. Das tödliche Virus ist mit hoher Wahrscheinlichkeit von Affen auf den Menschen gesprungen. HIV-2 stammt wohl von Viren ab, die direkt von Meerkatzen auf Menschen übertragen wurden. HIV-1 sprang wahrscheinlich von Schimpansen über. Allerdings sind Immundefizienz-Viren für viele Affenarten harmlos. Mehr als 20 Verschiedene dieser SI-Viren (Simian Immunodeficiency Virus) wurden bislang bei Affen in Afrika gefunden. Und möglicherweise riefen die HIV-Vorläufer anfangs auch beim Menschen keine Symptome hervor, bis sie sich dann durch eine Reihe von Mutationen in die lebensgefährlichen AIDS-Erreger verwandelten.

Weil die Infektion mit HIV nicht gleich zur Erkrankung führt, konnte sich der Erreger unbemerkt über die ganze Welt ausbreiten. Er löste eine Pandemie aus, wie wir sie uns schlimmer nicht vorstellen können.

Auch Ebola-Ausbrüche nach Kontakt mit Menschenaffen gelangten schon mehrfach in die Schlagzeilen der Weltpresse. In den 90er Jahren tauchte das Virus im zentralafrikanischen Staat Gabun dreimal bei Menschen auf und forderte jedes Mal zahlreiche Opfer. Bei diesen drei Ausbrüchen erkrankten 142 Menschen, von denen zwei Drittel verstarben. Im Gegensatz zu HIV aber äußert sich Ebola rasch deutlich erkennbar als lebensbedrohliche Erkrankung. So könnte man glauben, dass eine Verbreitung in zahlreiche Länder unwahrscheinlich ist und das Problem lokal bleibt. In der Tat war dies bislang der Fall. Einmal jedoch flog ein erkrankter Arzt von Gabun nach Südafrika und steckte dort mindestens einen weiteren Menschen an, der ebenfalls schnell starb, sodass ein größerer Ausbruch unterblieb.

Es kann aber ganz anders kommen. Menschenaffen gelten auch bei vielen in Europa und Amerika lebenden Afrikanern als Delikatesse. Und in vielen Großstädten Westeuropas und der USA existiert durchaus ein Schwarzmarkt für Affenfleisch. Einer der größten im Westen ist Toronto, andere illegale Märkte gibt es in New York, Chicago, Montreal, London, Brüssel und Paris. Jeden Monat werden auf diesen Märkten rund 6000 Kilogramm illegal getötete Wildtiere umgeschlagen. 15 Prozent der Ware sind Affenfleisch, ein Prozent stammt von Schimpansen, Bonobos und Gorillas. Was aber, wenn eine der Lieferungen mit Ebola verseucht wäre und sich etwa ein Koch oder ein Küchengehilfe in einer Großstadt wie New York ansteckte? Einen möglichen Verlauf hat Richard Preston eindrücklich in seinem Tatsachen-Thriller »Hot Zone« beschrieben.

Ebola und HIV haben gezeigt, dass sowohl akute als auch chronische Infektionen übertragen werden können. Durch die enge Vernetzung selbst des tiefsten Urwalds mit der gesamten Welt ist heute die globale Ausbreitung möglich. Legal aus Uganda exportierte grüne Meerkatzen waren für den Mar-

burg-Virus-Ausbruch in den Behring-Werken in Marburg
1969 verantwortlich. Später wurden Infektionen aus Frankfurt und Belgrad gemeldet. Insgesamt hatten sich 31 Menschen infiziert, sieben waren gestorben. Ende des vergangenen
Jahrhunderts brach das Marburg-Virus in der Demokratischen
Republik Kongo aus. Bilanz: über 100 Tote. Zum Jahreswech-
sel 2004 / 2005 kam es zu einem Ebola-Ausbruch in Angola.
Mehr als 300 Menschen starben.

Der Export exotischer Tiere hat riesige Ausmaße angenommen. Der Markt für exotische Tiere als Haustiere floriert und
nicht immer legal. In den großen Flughäfen von London /
Heathrow, New York / J. F. Kennedy oder Amsterdam / Schi-
phol treffen die unterschiedlichsten Arten exotischer Tiere
aufeinander. Bunt gemischt werden sie dort gehalten bis zum
Weitertransport. Hier sind Kontakte möglich, die in der Natur
nie zustande kämen. Dort trifft auf engstem Raum ein exotischer Vogel aus Asien auf Affen aus Afrika und Reptilien aus
Südamerika. Ungeahnte Möglichkeiten für Milliarden von
Keimen, den Sprung auf eine neue Art zu trainieren.

Allein in die USA wurden im Jahr 2003 rund 200 Millionen
Fische, 50 Millionen Amphibien, 2 Millionen Reptilien,
350 000 Vögel und 38 000 Säugetiere eingeführt. 2003 erkrankten in den USA plötzlich 79 Menschen an Affenpocken.
Sie hatten sich an Präriehunden angesteckt, die sie als Haustiere hielten. Die Erreger waren ursprünglich von Riesenrat-
ten aus Gambia eingeschleppt worden, sprangen dann in
Zoohandlungen auf Präriehunde über und über diese auf die
Halter.

10.7 »Hot Spot« 6: Der Mensch und das liebe Vieh

Etwa 6,5 Milliarden Menschen leben auf der Erde. Dazu kommen unter anderem 1 Milliarde Schweine, 3,3 Milliarden Rinder, Büffel, Schafe und Ziegen sowie 30 Milliarden Geflügeltiere. All diese Tiere werden für unsere Ernährung gezüchtet. Außerdem werden jedes Jahr fast 200 Millionen Tonnen Fische, Krebstiere, Schnecken, Muscheln und andere Meeresfrüchte gefischt. Selbst wenn uns bekannt ist, dass wir zu viel Fleisch essen – von den Speisekarten ist es nicht verschwunden. Und während der Verzehr in den Industrieländern leicht sinkt, wird dies durch einen deutlichen Anstieg in Entwicklungsländern mehr als aufgehoben. Mehr Fleischgenuss gilt als Zeichen für mehr Wohlstand. 2006 stieg der weltweite Fleischverbrauch um 2,5 Prozent. China hat sich zur Nummer eins unter den Fleischproduzenten hochgearbeitet. 2004 entfiel knapp ein Drittel der Fleischproduktion auf das asiatische Land, 1980 war es ein Zehntel. Ein ähnlicher Trend ist in Brasilien zu beobachten, das 1980 weniger als 4 Prozent und 2005 fast das Doppelte der Fleischproduktion übernommen hatte. Rückläufig ist der Anteil hingegen in den Industrieländern. Deutschland, Frankreich und Niederlande gemeinsam hatten noch 1980 gut 10 Prozent geliefert, 2004 waren es noch knapp 6 Prozent.

Den enormen Fleischverbrauch stellt zum Großteil eine industrialisierte Massenzucht sicher. In China vegetieren 14 Milliarden Geflügeltiere, in den USA 9 Milliarden Hühnchen und Hähnchen. Die Niederlande, einer der Großproduzenten tierischer Nahrungsmittel in der EU, teilen sich 16 Millionen Menschen mit 11 Millionen Schweinen und 90 Millionen Federvieh. Einer der am schnellsten wachsenden Märkte weltweit sind Aqua-Kulturen, also die Massenzucht

von Fischen und Meeresfrüchten. 2005 kamen noch knappe
60 Prozent des Fischfangs frisch aus dem Meer. Spätestens
2030 wird weit über die Hälfte des Fischkonsums aus Aqua-
Kulturen gedeckt werden. Bei einigen Fischprodukten ist es
bereits heute so: Drei Viertel der Lachse kommen aus Zuch-
ten, neun von zehn Muscheln aus Zuchtanlagen. Fische
können sehr eng gehalten werden; schließlich ist hier eine
dreidimensionale Haltung möglich. Auf das erhöhte Infektionsrisiko in den Aqua-Kulturen wird dann eben mit ver-
stärkter Fütterung von Antiinfektiva geantwortet.

Warum ist es nötig, darüber ein paar Worte zu verlieren?

Die Probleme wurden bereits in Kapitel 5 und 6 ange-
schnitten. Zusammengefasst: Bei der Massenhaltung leben
Tiere auf engstem Raum zusammen. Sie werden auf maxi-
male Fleischproduktion gezüchtet, nicht auf Resistenz gegen
Krankheitserreger. Die Hygiene in vielen Anlagen ist
schlimm bis katastrophal. Erreger können sich dort häufig im
wahrsten Sinne des Wortes seuchenartig ausbreiten. Die
H5N1-Ausbrüche unter Geflügelzuchten sind nur ein Beispiel. Um den Gesundheitszustand der Tiere unter Kontrolle
zu halten, werden in vielen Ländern Antibiotika unter das
Futter gemischt. Das Gleiche gilt für die Aqua-Kulturen.
Auch für die Wachstumsförderung werden Antibiotika eingesetzt. In den USA kommen 70 Prozent aller Antibiotika in der
Tierzucht zum Einsatz. Konsequenz: Resistente Stämme bilden sich. Dies gilt erst einmal für bakterielle Infektionen.
Aber auch resistente Viren sind schon aus der Tierzucht gekommen. So bewirkte die Zugabe von Amantadin und Rimantadin ins Futter chinesischer Geflügelbatterien die Resistenz von Influenzaviren gegen diese Medikamente. Dabei wären die Kosten für einen kompletten Antibiotika-Verzicht in
der Tierzucht für den Verbraucher durchaus tragbar: höchs-

tens 2 Cent mehr pro Pfund Hühnerfleisch und bis zu 6 Cent mehr pro Pfund Schweine- oder Rinderfleisch würde das in den USA ausmachen. Etwa 10 US-$ im Jahr.

Die Tierhaltung produziert außerdem Unmengen Exkremente. So kommen in einer Geflügelzucht mit einigen Zehntausend Hühnchen leicht eine Tonne Exkremente zusammen. Ähnlich ist es bei der Schweinezucht. Jedes Jahr produziert ein Schwein bis zu 2 Tonnen Gülle. Ist der Bestand infiziert, verbreitet sich die Krankheit darüber rasant, wenn die Abfälle nicht sachgerecht entsorgt werden.

In Europa existieren strenge Vorgaben für die Tierzucht und den Einsatz von Antibiotika. In den USA sind die Gesetze schon weniger restriktiv, und in vielen Entwicklungs- und Schwellenländern gibt es keine Regulierung. Der Fleischmarkt indes ist global. Nicht nur innerhalb der EU wird Fleisch zwischen den Mitgliedsstaaten hin und her geschoben. Auch zwischen Europa, Nordamerika, Lateinamerika, Afrika und Asien besteht ein reger Austausch. Industriell gezüchtete Hähnchen und Legehennen sind inzwischen die Zugvögel mit der größten Reichweite. China hat sich zum Geflügelgroßlieferanten für Westafrika gemausert: Das Land exportiert jedes Jahr Millionen Hähnchen dorthin. Leider läuft dabei nicht immer alles legal ab. Ein H5N1-Ausbruch in Nigeria im Jahr 2006 ging mit großer Wahrscheinlichkeit auf Schmuggel zurück. Dabei wurden wenige Tage alte Küken verschifft, die vor Ort zu Brathähnchen aufgezogen werden sollten.

Tierzuchten sind auch Brutstätten für völlig neue Krankheitserreger, die auf den Menschen überspringen können. Dieses Szenario bereitet vielen Fachleuten Sorgen. Auch weil es in jüngster Zeit mehrere Ereignisse gab. Man denke nur an SARS, die Vogelgrippe oder BSE. Die Übertragung von BSE auf den Menschen führt zur varianten Creutzfeldt-Jakob-

Krankheit. Inzwischen wurde BSE in mehr als 30 Ländern gemeldet, Zehntausende von Rindern wurden gekeult, über 190 Menschen sind inzwischen in der EU an der varianten Creutzfeldt-Jakob-Krankheit erkrankt.

Der Endverbraucher kann sein Fleisch oder seine Eier lediglich gut durchbraten oder kochen. Viele Erreger wird er so abtöten. Für die Entwicklung eines Pandemie-Erregers jedoch spielt diese Ebene wahrscheinlich eine untergeordnete Rolle. Möglicherweise findet die Entwicklung eines solchen Erregers auch nicht unter Arbeitern in Tierzuchtanlagen statt, sondern in Schlachtereien und der fleischverarbeitenden Industrie. Dort treffen Tiere aus verschiedenen Anlagen zusammen. Menschen kommen beim Töten und Ausnehmen mit Organen in engsten Kontakt. In der Großindustrie werden riesige Mengen verarbeitet. Ein krankes Tier reicht aus, um ganze Fleischladungen zu kontaminieren. An der letzten Stelle der Kette werden schließlich auch die Abfälle in vielen Ländern unsachgemäß entsorgt. Blut und Darminhalt gelangen direkt in Gewässer, wo sie einen neuen Ansteckungsherd darstellen.

10.8 Die nächste Pandemie

Die größte Seuchen-Bedrohung sehe ich in Folgendem: Der enger werdende Kontakt zwischen Mensch und Tier sowohl in der Wildnis als auch in der industrialisierten Massentierzucht erhöht in besorgniserregender Weise das Risiko, dass neue Krankheitserreger den Menschen befallen, von denen einer das Zeug zu einer Pandemie haben wird. Selbst wenn dies nicht in Europa passiert, sondern in Asien, Afrika oder sonst wo – sicher können wir uns trotzdem nicht fühlen. 800 Millionen Touristen und 1,5 Milliarden Fluggäste sowie Millionen legaler und illegaler Tier- und Fleischexporte jedes Jahr sorgen dafür, dass wir in einem globalen Dorf leben.

Von den rund 150 Infektionskrankheiten, die in den letzten Jahrzehnten neu auftraten, stammten drei Viertel von Tieren ab, sind also Zoonosen. Bei über 40 Prozent der Fälle handelte es sich um Viren, bei 30 Prozent um Bakterien, bei etwas über 10 Prozent um Einzeller und bei etwa 5 Prozent um Würmer und Pilze. Viren scheinen für den Artensprung am besten vorbereitet zu sein. Mit größter Wahrscheinlichkeit wird der Erreger der nächsten Pandemie ein RNS-Virus sein. Die RNS-Viren müssen ihre Information erst in DNS umschreiben, und dieser Vorgang bietet riesige Möglichkeiten zu Veränderungen, da er so fehlerbehaftet ist. Rekombinationsvorgänge zwischen naheverwandten Stämmen können das Risiko weiter erhöhen.

Vielleicht trägt der neue Erreger einen Rezeptor, mit dem er an eine konservierte Struktur auf Zellen des Menschen andocken kann. Auf diese Weise kann das Virus auf eine fremde Art springen, wenn nur die Andockstelle gleich ist – ideale Voraussetzungen für ein breites Wirtsspektrum. Am wahrscheinlichsten taucht solch ein Erreger in einem »Hot Spot« auf, in dem Mensch und Tier in engem Kontakt stehen und größere ökologische, demographische und soziale Veränderungen im Gange sind. Die Großtierzuchtanlagen in den Schwellenländern Asiens und die Entwaldungsgebiete Zentralafrikas sind Gebiete, wo ich mir so etwas am ehesten vorstellen kann. Die Mobilität der Menschen sorgt dann für die globale Ausbreitung des Erregers.

Nicht jeder Erregersprung vom Tier auf den Menschen ist erfolgreich. Im Gegenteil. Die meisten Sprünge enden für die
Keime tödlich. Aber sie geben nicht auf. Irgendwann gelingt
es einer Mutante im Menschen Fuß zu fassen. Wir gehen davon aus, dass HIV-1 und HIV-2 mindestens zehn solcher
Sprünge wagten, bevor sie sich endlich im Menschen festsetz-
ten. Derzeit versuchen besonders eifrig Spuma-Viren und Ni-
pah-Viren Menschen von Affen aus zu entern – bislang mit
geringem Erfolg. Wahrscheinlich ist das aber nur eine Frage
der Zeit. Ein Horrorszenario wäre sicherlich ein Erreger, der
sich erst einmal wie HIV latent im Menschen einnistet und
nach einigen Jahren wie Grippeviren oder Tuberkelbazillen
über die Luft von Mensch zu Mensch übertragen wird. SARS
hatte es schon einmal in dieser Richtung versucht.

Bei vielen Denk- und Vorgehensweisen sind wir linearen
Denkschemata verhaftet. Seuchen aber verlaufen in allen
Phasen exponentiell. Ein Bakterium vermehrt sich durch
Zweiteilung, etwa mit einer Teilungsgeschwindigkeit von
einer halben Stunde. Wenn ein Bakterium eine Kulturschale
nach drei Tagen halbvoll bewachsen hat, dann dauert es nicht
noch einmal drei Tage, wie die meisten spontan vermuten,
sondern nur 30 Minuten, bis die Schale vollständig zugewu-
chert ist. Eine Zelle, die mit einem Virus infiziert ist, produziert leicht 10 000 Virus-Nachkommen, die alle wieder neue
Zellen infizieren können. Genauso ist es bei der Seuchenaus-
breitung. Der Anfang mag langwierig und mühsam sein.
Wenn sich die Erreger aber erst einmal im Menschen festge-
setzt haben und gelernt haben, andere Menschen anzustecken, und wenn erst einmal eine ausreichende Zahl Menschen
infiziert sind, dann geht es mit atemberaubender Geschwindigkeit weiter – aus Schneeflocken werden Lawinen.

10.9 Globale Seuchen, globale Bekämpfung

Die Sorgen um SARS und H5N1 haben die Welt aufgerüttelt. Für die Früherkennung und die unverzügliche Abwehr ansteckender Krankheiten hat sich die Einsicht durchgesetzt, dass globale Bedrohungen auch global angegangen werden müssen. Der 15. Juni 2007 markiert einen Meilenstein in der globalen Gesundheitspolitik: Die Mitgliedsstaaten der WHO haben die seit 1969 bestehenden internationalen Gesundheitsvorschriften erweitert. Wichtigstes Ziel ist die Vermeidung der weltweiten Ausbreitung einer nationalen Gesundheitskrise. Die Vorschriften sollen verhindern, dass sich eine Endemie zu einer Pandemie ausweitet. Zusätzlich zu den bereits früher aufgeführten Seuchen Cholera, Gelbfieber und Pest werden nun auch die Pocken, Kinderlähmung, SARS und neue Grippestämme genannt. Aber auch alle anderen bedrohlichen Ausbrüche sowie biologische, chemische oder radioaktive Bedrohungen wurden in die Vorschriften einbezogen, um größtmögliche Flexibilität zu erhalten.

Die Unterzeichnerstaaten verpflichten sich, potenzielle Bedrohungen umgehend bekanntzugeben und die koordinierende Rolle der WHO bei der Bekämpfung der weltweiten Bedrohung anzuerkennen. Es sollen nationale und internationaler Überwachungssysteme zur Früherkennung von Ausbrüchen auf- und ausgebaut werden. Sicherheitsvorkehrungen an internationalen Eintrittspforten – also Flughäfen und Häfen – werden vereinheitlicht. Rasches Handeln sollen auch ein einziger zentraler nationaler Ansprechpartner, allgemeingültige Regeln zur Einschätzung der Bedrohung sowie zur Beurteilung der nötigen Abwehrmaßnahmen ermöglichen. Hierbei hat der Schutz des Lebens und der Gesundheit Vorrang gegenüber der Handelsfreiheit.

Derzeit weigert sich Indonesien, H5N1-Virusproben an die WHO weiterzugeben. Diese Proben geben Aufschluss über die Entwicklung des Erregers und seine Resistenzen und sind daher nicht nur wichtige Indikatoren für ein Frühwarnsystem, sondern auch Grundlage für die zeitnahe Entwicklung eines passenden Impfstoffs – sollte die Vogelgrippe den endgültigen Sprung auf den Menschen und die massenhafte Übertragbarkeit von Mensch zu Mensch schaffen. Indonesien aber fürchtet, bei den Fortschritten außen vor gehalten zu werden. Das Land fürchtet, dass die Entwicklungen, die auf Grundlage der Stämme gemacht würden, mit Patenten geschützt und damit für Entwicklungsländer zu teuer würden. Die Weigerung Indonesiens ist mit dem Inkrafttreten der neuen Vorschriften unrechtmäßig. Doch eine Lösung steht aus. Letztlich bedarf es eines Kompromisses. Die Angst Indonesiens jedenfalls scheint nicht ganz abwegig: Weniger als ein Dutzend Industrieländer haben Produktionsstätten für Grippeimpfstoffe. Aufgrund der eingeschränkten Kapazitäten ist zu befürchten, dass Industrieländer im Fall einer Pandemie vielleicht noch rechtzeitig versorgt werden können, die Entwicklungs- und Schwellenländer aber ausgeschlossen bleiben.

Hoffentlich greifen die internationalen Gesundheitsvorschriften bei einer realen Bedrohung zügig und werden nicht hinter eigennützige Handelsinteressen zurückgestellt. Wie immer haben die Staaten vorerst Zeit, die Vorschriften in nationales Recht umzusetzen – und zwar bis 2012, in Ausnahmefällen bis 2016.

11 Fünf vor oder fünf nach zwölf?

»Die Frage heute ist, wie man die Menschheit überreden kann, in ihr eigenes Überleben einzuwilligen.«

Bertrand Russell (1872–1970)
englischer Philosoph und Mathematiker,
Literatur-Nobelpreisträger 1950

»Wenn Du glaubst, dass du zu unscheinbar bist, um etwas zu bewegen, versuch mit einer Stechmücke in einem geschlossenen Raum zu schlafen.«

Aus Afrika

11.1 Nicht unumstritten, aber überzeugt

Die Stadt Siem Reap in Kambodscha liegt unweit der eindrucksvollen Tempel des frühen Königreiches der Khmer. Der archäologische Park Angkor mit Angkor Wat, Bayon und vielen anderen Tempeln wurde von der UNESCO zum Weltkulturerbe ernannt. Für mich gab es aber einen anderen Grund, nach Siem Reap zu kommen. Ich besuchte dort das Jayavarman Kinderhospital. Das Krankhaus wird vom Schweizer Kinderarzt Dr. Beat Richner geleitet, der auch für die finanzielle Unterstützung sorgt. Mit seiner Stiftung Kantha Bopha bringt er Privatspenden in diese und drei weitere Kinderkliniken in Phnom Penh, der Hauptstadt Kambodschas, sowie eine Geburtsklinik für HIV-positive Mütter. 90

Prozent der Gesamtkosten stellt die Stiftung bereit, 10 Prozent trägt das Land Kambodscha. 2006 sah die Bilanz der Kanhta Bopha Kinderkliniken so aus: 96 000 schwerkranke Kinder wurden stationär behandelt, 1 Million Patienten ambulant versorgt, 320 000 Grundimpfungen verabreicht. 85 Prozent aller kambodschanischen Kinder bekamen in den vier Kliniken Hilfe. Im Frühjahr 2007, so schrieb mir Beat Richner, wurde das Land wieder einmal vom Dengue-Fieber heimgesucht. Bereits bis Mitte des Jahres hatten die Kliniken 14 000 Kinder im Dengue-Schock oder kurz vor dem Schock aufgenommen und behandelt. Dengue ist nicht die einzige Infektionskrankheit, die Kambodscha zu Schaffen macht. 200 000 Menschen sind mit HIV infiziert, davon 10 000 Kinder. Sechsmal so viele haben bereits einen oder beide Elternteile wegen AIDS verloren. 70 000 Kambodschaner erkranken jedes Jahr an Tuberkulose. Viele Kinder sind zur Prostitution gezwungen. Häufig nehmen sie Yama, eine amphetaminhaltige Droge, nicht selten werden sie Opfer pädophiler Touristen.

Es herrscht horrende Armut in Kambodscha. Zwischen den 70er und 90er Jahren, mehr als ein Vierteljahrhundert lang, litt das Land unter Bürgerkriegen, militärischer Besetzung und Genozid. Millionen Menschen verloren unter dem Regime der Roten Khmer ihr Leben. Erst Anfang der 1990er Jahre kehrte Ruhe ein. In den vergangenen Jahren wird ein zaghafter Wirtschaftsaufschwung sichtbar. Siem Reap profitiert von den Touristenströmen. Und doch fallen einem auch dort die vielen Körperbehinderten ins Auge: Landminen machten 40 000 Kambodschaner zu Krüppeln. Noch heute verletzen sie jeden Monat 20 bis 30 Menschen schwer.

Beim Betreten der Kinderklinik Jayavarman könnte der Kontrast zu draußen kaum größer sein. Hier herrscht unfassbare Sauberkeit. Direkt unter dem Dach sind zahlreiche Öffnungen eingelassen, die durchgehend für saubere Luft sorgen. Hoffnung überwiegt, obwohl man die Schmerzen der kranken Kinder sieht und spürt. Hier werden die Kranken mit moderner Medizintechnik, die für uns in jeder Dorfklinik selbstverständlich ist, in Entwicklungsländern aber weitgehend unbekannt ist, untersucht und behandelt. Und zwar kostenlos. Ebenfalls ohne zu zahlen, dürfen die Eltern die ganze Zeit bei ihren Kindern bleiben, sie betreuen und trösten. Die deutliche Mehrheit der kambodschanischen Familien könnte sich einen Krankenhausaufenthalt kaum einen Tag lang leisten. Mit der Kostenfreiheit hat sich Beat Richner gegen die Meinung der großen Hilfsorganisationen einschließlich der WHO gestellt. Diese finden, dass Patienten für ihre Gesundheit selbst bezahlen sollten und dass die medizinische Versorgung der Wirtschaftslage des Landes entsprechen sollte. Beat Richner empfindet es als Diskriminierung, den Armen und besonders Kindern die bestmögliche Prävention, Diagnose und Therapie vorzuenthalten. Er meint, auch ihnen soll das globale Recht auf Gesundheit uneingeschränkt zustehen. Unter anderem damit dies gewährleistet ist, erhält das Personal deutlich höhere Löhne als landesüblich wäre. So sind die Mitarbeiter nicht auf Bestechungsgelder angewiesen – und es herrscht eine ungewöhnlich gute Stimmung.

Mit privaten Geldern finanziert, behandeln die Ärzte, Schwestern und Pfleger der Kliniken jedes Jahr 25 000 neu mit Tuberkulose infizierte Kinder. Viele konnten nur mit Hilfe der modernen Medizintechnik diagnostiziert werden. Diese wäre für sie unbezahlbar, genau wie die nötige, monatelange Therapie. Die Stiftung übernimmt auch die Reisekosten und die monatlichen Kontrollen, viele Patienten kommen von weither. 90 Prozent der Patienten halten die Behandlung bis zum Ende durch. Auch bei HIV geben die Erfolge Richner recht: In den Krankenhäusern erhalten HIV-positive Mütter ART, die Kinder werden per Kaiserschnitt geholt, und die Babys bekommen statt Brustmilch fertige Milchprodukte. So lautet die Diagnose bei den Neugeborenen fast immer: HIV-negativ.

Auch wenn Beat Richner nicht unumstritten ist, die Kombination aus Präzision eines Schweizer Uhrwerks, humanitärem Denken und der Bereitschaft, jederzeit für seine Idee in den Ring zu steigen, ist bewundernswert. Wie er das alles unter einen Hut bringt, fragte ich ihn – Gelder beschaffen, tagtäglich in der Klinik Beistand leisten, die Krankenhäuser nebenbei organisieren und ständig das bedrückende Leid empfinden. Eine Antwort fand ich am Wochenende: Um seine Bitterkeit zu lindern, spielt er jeden Samstagabend Cello – für die Touristen in Siem Reap. Und Spenden bringt es auch noch ein.

11.2 Teuer, aber bezahlbar

Zahlen bleiben abstrakt. Wem wird tatsächlich begreifbar, was es bedeutet, dass 15 Millionen Menschen jedes Jahr an Infektionskrankheiten sterben? 15 000 sind ja schon eine unvorstellbare Menge. Noch schwieriger zu begreifen sind die immensen Verluste an Lebensjahren durch Krankheit, Invalidität und frühzeitigen Tod. Schließlich ist der Begriff DALY ein Kunstprodukt, allerdings ein sehr hilfreiches (siehe Abb. 23). Doch lassen Sie uns zum Abschluss noch einmal über Zahlen sprechen. Auch weil neben der humanitären Dimension immer sofort die Kosten genannt werden. Ja, um weltweit die Seuchen in den Griff zu bekommen, braucht es Milliarden Euro. Nötig sind epidemiologische, technologische und medi-

DALYs der wichtigsten Seuchen (durch Krankheit verlorene Jahre)

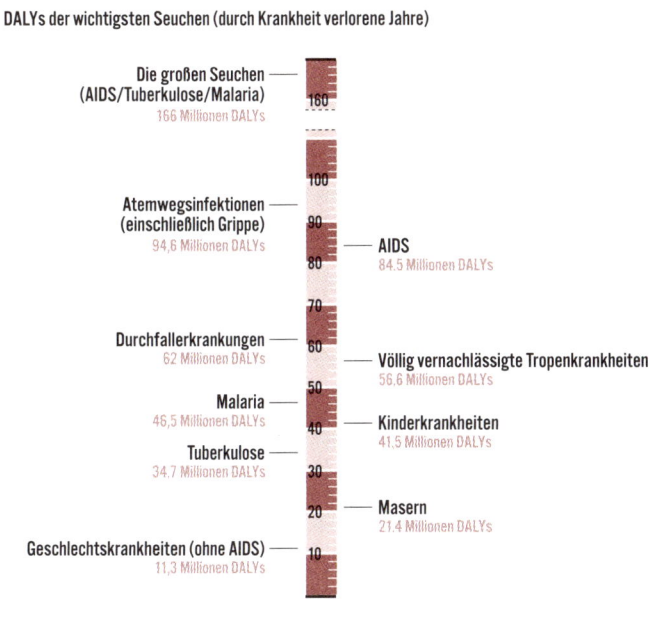

Abb. 23 DALYs der wichtigsten ansteckenden Krankheiten.

zinische Maßnahmen zur Früherkennung und Eindämmung neuer Seuchen und zum Zurückdrängen der alten Seuchen. Hinzu kommen intensivierte Forschung und Entwicklung für neue Interventionsmaßnahmen gegen jene ansteckenden Krankheiten, für die wir derzeit keine ausreichenden Präventions- und Therapiemöglichkeiten haben. Schließlich müssen wir gegen die Ursachen von Seuchen angehen und sowohl generelle Ursachen wie Armut als auch spezifische Ursachen bekämpfen. Es geht um globale Probleme, die Weltwirtschaft rechnet selbstverständlich in Milliardenbeträgen.

Billig wird es nicht. Aber vielleicht sollte man die Kosten einmal in Relation setzen. 2006 hat die Welt 900 Milliarden Euro
in Rüstung investiert, 137 Euro pro Erdenbürger. Die Ausgaben für Parfüm und Kosmetik sind etwa so hoch wie die jährliche Summe für die Millennium-Entwicklungsziele im Gesundheitsbereich (siehe Abb. 24). SARS alleine hat dreimal so
viel Kosten verursacht wie das jährliche Budget des Globalen
Fonds zur Bekämpfung von AIDS, Tuberkulose und Malaria.
Die gewöhnliche Grippe schlägt in den USA jedes Jahr aufs
Neue mit einer Summe zu Buche, die das Budget der Gates
Stiftung um ein Drittel übersteigt. In die Entwicklung neuer
Medikamente und eines Impfstoffes gegen Tuberkulose
müsste man über einen Zeitraum von zehn Jahren verteilt so
viel Geld investieren, wie die Erwachsenen-Unterhaltung in
den USA pro Jahr verschlingt. Die US-Bürger geben pro Jahr
2 Milliarden US-$ für die Erhaltung weißer Zähne aus. Mit
dieser Summe könnten 500 Millionen Menschen, die an einer
vernachlässigten Tropenkrankheit leiden, über fünf Jahre behandelt werden. Derartige Vergleiche, das ist mir völlig klar,
erhalten leicht den Stempel »Populismus«. Aber die Liste ist
doch beeindruckend – und sie ließe sich weiterführen. Es ist
völlig klar, dass zur Eindämmung ansteckender Krankheiten
die reichsten und reichen Länder stärker zur Kasse gebeten
werden müssen als die ärmsten und armen Länder. Die Ren-
diten fallen mit Verzögerung an. So bringen die weitgehende
Ausrottung oder Eindämmung von Masern, Mumps, Röteln,
Kinderlähmung, Diphtherie und Tetanus und die Erfolge der
neueren Generation von Impfstoffen gegen Hepatitis B, *Haemophilus influenzae* Typ b, Meningokokken und Pneumokokken inzwischen für jeden Euro, den die Maßnahmen gekostet haben, 5 bis 20 Euro ein. Denn ambulante und stationäre Behandlungskosten entfallen ebenso wie die Ausgaben

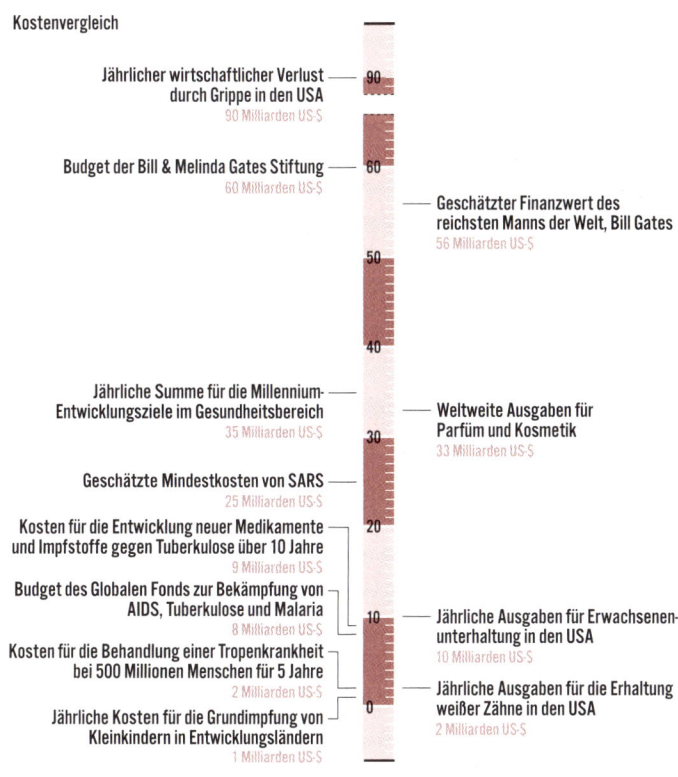

Kostenvergleich

Jährlicher wirtschaftlicher Verlust durch Grippe in den USA
90 Milliarden US-$

Budget der Bill & Melinda Gates Stiftung
60 Milliarden US-$

Geschätzter Finanzwert des reichsten Manns der Welt, Bill Gates
56 Milliarden US-$

Jährliche Summe für die Millennium-Entwicklungsziele im Gesundheitsbereich
35 Milliarden US-$

Weltweite Ausgaben für Parfüm und Kosmetik
33 Milliarden US-$

Geschätzte Mindestkosten von SARS
25 Milliarden US-$

Kosten für die Entwicklung neuer Medikamente und Impfstoffe gegen Tuberkulose über 10 Jahre
9 Milliarden US-$

Budget des Globalen Fonds zur Bekämpfung von AIDS, Tuberkulose und Malaria
8 Milliarden US-$

Jährliche Ausgaben für Erwachsenen-unterhaltung in den USA
10 Milliarden US-$

Kosten für die Behandlung einer Tropenkrankheit bei 500 Millionen Menschen für 5 Jahre
2 Milliarden US-$

Jährliche Ausgaben für die Erhaltung weißer Zähne in den USA
2 Milliarden US-$

Jährliche Kosten für die Grundimpfung von Kleinkindern in Entwicklungsländern
1 Milliarden US-$

Abb. 24 Vergleich einiger Kosten durch übertragbare Krankheiten mit anderen Ausgaben.

für Diagnostika und Therapeutika. Allerdings besteht auch bei den Einsparungen ein Ungleichgewicht, diesmal jedoch in anderer Richtung: Sie fallen weniger in unseren Breiten an als in den ehemals am stärksten betroffenen Ländern. Ist das aber ein Grund, nichts zu tun?

Als globales Problem müssen die ansteckenden Krankheiten global angegangen werden. Für die erste Ebene gilt der Satz »global denken, lokal handeln«. Ebenso wichtig ist jedoch »global denken, global handeln«. Im Folgenden möchte ich meine Gedanken zu einer Stärkung des Kampfs gegen ansteckende Krankheiten mit Ihnen teilen. Ich will ausführen, was aus meiner Sicht in Deutschland verbessert werden kann. Dann sollen Veränderungsvorschläge auf globaler Ebene angesprochen werden. Schließlich möchte ich einige Erfolgsgeschichten aufzählen, denn ich denke, dass sie auch Handlungsvorlagen sein können. Schließlich führe ich virtuelle Szenarien vor, die beispielhaft unsere Möglichkeiten und deren Folgen verdeutlichen. Die Ausführungen erheben keinerlei Anspruch auf Vollständigkeit, sondern sollen lediglich Denkanstöße bieten. Genau wie den unbedingten Willen zur Umsetzung brauchen wir Phantasie und eine gehörige Portion Kreativität. Die Natur macht es uns vor. Wer hätte schon vor 50 Jahren die Phantasie besessen, sich vorzustellen, dass reine Eiweiße zu Erregern werden und Krankheiten übertragen, sich also vermehren und ansteckend sind? 1982 stellte Stanley Prusiner die Prionen-Hypothese auf – und die Wissenschaftsgemeinde reagierte höchst skeptisch. Inzwischen stehen die Proteinpartikel als Auslöser von BSE und der varianten Creutzfeldt-Jakob-Krankheit fest. Gesundheit ist ein globales öffentliches Gut, das es wert ist, dass wir uns alle einsetzen.

11.3 Jedermannsrecht, Jedermannspflicht

Die Theorie ist hehr: Globale öffentliche Güter (global public goods) stehen jedem zur Verfügung und niemandem kann der Zugang zu ihnen verwehrt werden. Sie sind nicht rivalisierend und können von vielen Menschen gleichzeitig genutzt werden. Die Erdatmosphäre gehört genauso dazu wie Frieden, Sicherheit, Gerechtigkeit, Umwelt, Kultur, funktionierende Wirtschafts- und Finanzmärkte, aber auch Gesundheit und der Schutz vor Krankheit. Doch was jeder nutzen kann, aber keinem richtig gehört, für dessen Erhaltung fühlt sich auch niemand unmittelbar verantwortlich. Heruntergebrochen auf transnationale Seuchen und deren Bekämpfung bedeutet das im Endeffekt: Nationale Eindämmungsstrategien greifen allenfalls kurzfristig. Effektive Kontrolle funktioniert nur global und am besten, wenn lokal am Ort des Aufkeimens die Seuchenbedrohung sofort erkannt wird und mit weltweiter Unterstützung umfassend eingegriffen wird. Das globale Gut des Schutzes vor ansteckenden Krankheiten umfasst eben nicht nur das Anrecht aller auf Schutz, sondern auch die Verpflichtung zum Einsatz aller. Die gute Nachricht lautet: Das hat hin und wieder bereits funktioniert. Die Pocken wurden dank globaler Bemühungen ausgerottet, die Kinderlähmung auf weniger als 2000 Fälle und die Masern auf weniger als eine halbe Million Fälle zurückgedrängt.

11.4 Lokal handeln

Ich will hier lediglich zwei Forderungen an die deutsche Politik stellen, die mir besonders wichtig und bei entsprechender Einsicht machbar erscheinen. Natürlich haben die Vorschläge

auch für andere Länder Gültigkeit – und natürlich gibt es
weitaus mehr Möglichkeiten, mit lokalen Aktivitäten gegen
die globale Seuchenbedrohung vorzugehen.

Umschwenken in der Entwicklungspolitik

Es ist erfreulich, dass die Bundesregierung eine Aufstockung
der Entwicklungshilfe auf mittelfristig 0,5 Prozent und längerfristig auf 0,7 Prozent des Bruttonationaleinkommens –
und damit auf die von der UN geforderte Höhe – zugesagt hat.
2006 waren es 0,36 Prozent. Hoffen wir, dass das Versprechen
eingehalten wird.

Die Summe aber macht es nicht allein. Vielmehr gilt es, das
klassische Prinzip der Entwicklungshilfe, das längst ausge-
dient hat, auch in der Praxis durch zeitgemäße Ansätze zu ersetzen. Anstelle von Geldtransfers von Regierung zu Regierung muss, und das ist ja bereits häufig Praxis, Eigeninitiative
noch stärker gefördert werden. Möglichst wenig Geld darf in
undurchsichtigen Kanälen versickern, seien es bürokratische
Irrwege in Ministerien oder Geldabzweigungen in Privatsä-
ckel. Die Vergabe von Hilfsgeldern muss an strenge Kriterien
der Korruptionsfreiheit und Transparenz gekoppelt sein, und
weitere Geldtransfers müssen von der Erfüllung dieser Vorgaben und von Zwischenzielen abhängig gemacht werden.
Idealerweise stellen Organisationen aus den betroffenen Gebieten ihre Anträge direkt, und diese werden dann kompetent,
aber zügig beurteilt und großzügig, aber mit klar definierten
Meilensteinen und Zielen gefördert. Die Vorgaben zur An-
tragstellung sollten möglichst flexibel sein, sodass der Bedarf
vor Ort die Art und Größe der Hilfsleistungen bestimmt. Es
braucht einen transparenten Marktplatz, der vom Bedarf ge-

prägt wird und einer kontinuierlichen Leistungskontrolle unterliegt. Ansätze dazu gibt es, etwa die zunehmende Unterstützung für GAVI und den Globalen Fonds zur Bekämpfung von AIDS, Tuberkulose und Malaria, die als PPP im Wesentlichen bereits nach diesen Prinzipien arbeiten.

Gesundheitsfäden in einer Hand

In Deutschland ist für Gesundheitsfragen zunächst das Bundesministerium für Gesundheit (BMG) zuständig – nicht nur für nationale, sondern auch für internationale Belange. So ist das BMG Ansprechpartner für die WHO. Zoonosen bleiben, solange sie auf Tiere beschränkt sind, im Geschäftsbereich des Bundesministeriums für Ernährung, Landwirtschaft und Verbraucherschutz (BMELV). Einige für globale Gesundheitsfragen wichtige internationale Organisationen wie die Weltbank und der Globale Fonds zur Bekämpfung von AIDS, Tuberkulose und Malaria liegen im Aufgabenbereich des Bundesministeriums für Wirtschaftliche Zusammenarbeit und Entwicklung (BMZ), Forschungsfragen zur Gesundheit im Bereich des Bundesministeriums für Bildung und Forschung (BMBF). Das Auswärtige Amt (AA) deckt schließlich die Verbindung zu UNICEF ab.

Zu viele Köche für globale Seuchenprobleme. Zur Vermeidung von zu viel Sand im Getriebe muss eine Entflechtung und Bündelung in einer Hand angestrebt werden, am besten bei einem Beauftragten der Bundesregierung für globale Gesundheitsfragen, ganz ähnlich wie wir einen Beauftragten der Bundesregierung für Kultur und Medien haben. Vielleicht hat die Einrichtung eines Beauftragten sogar Chancen, nachdem die Bundeskanzlerin die Verantwortung für Afrika und die Be-

kämpfung von AIDS, Tuberkulose und Malaria auf dem
G8-Treffen 2007 in Heiligendamm so nachdrücklich betont
hat.

11.5 Global handeln

Auch hier will ich mich auf wenige Beispiele beschränken und
hoffe, dass nicht nur diese, sondern auch weitere innovative,
zum Teil schon genannte Ansätze globalen Handelns wie ein
geändertes Patentrecht und eine saubere Klärung des TRIPS-
Abkommens umgesetzt werden (siehe auch Kapitel 9). Der
Kasten: »10-Punkte-Programm zur Kontrolle der übertragbaren Krankheiten« fasst diese zusammen.

**10-Punkte-Programm zur Kontrolle
der übertragbaren Krankheiten**

- Intensiver Einsatz vorhandener Interventionsmaßnahmen –
  neben Impfung und Chemotherapie auch nichtmedizinische
  Technologien –, um Seuchen in den Entwicklungsländern
  auf den Stand in den Industrieländer zurückzudrängen.
- Bekämpfung der Armut und Einrichtung einer funktionie-
  renden Gesundheitsversorgung im Austausch von Entschuldungen.
- Einrichtung staatlich abgesicherter Finanzierungsfonds für
  nichtstaatliche Investoren zur sofortigen Unterstützung der
  Seuchenkontrolle.
- Internationale Abgaben zur Finanzierung der Seuchenkontrolle.
- Gezielte Unterstützung für Forschung und Entwicklung von
  Medikamenten, Impfstoffen und nichtmedizinischen Tech-
  nologien, um das 90:10 Ungleichgewicht aufzuheben.

- Erschwingliche Preise für lebensnotwendige Medikamente in allen Ländern der Erde unterstützt durch Änderungen im Patentrecht und im TRIPS-Abkommen.
- Stärkung von PPP durch Zusammenführung staatlicher und nichtstaatlicher Organisationen, Pharmaindustrie, Stiftungen und anderen Kräften.
- International vernetztes Überwachungssystem unter zentraler Koordination der WHO zur Früherkennung und Bekämpfung neuer Seuchenausbrüche.
- Vorsorge ist besser als Nachsorge: Das Risiko eines neuen Seuchenausbruchs durch menschliche Eingriffe in der Natur ist groß und kann nur durch ein Umdenken in der Massentierzucht und im Umgang mit der Wildnis angegangen werden.
- Phantasie, Innovation, Ideenreichtum, Zivilcourage.

Anleihen für Impfungen

GAVI, die Globale Allianz für Vakzinen und Immunisierung, wurde schon häufig erwähnt. Dieses PPP finanziert Impfprogramme in über 70 der ärmsten Länder der Welt mit einem ausgeklügelten Finanzkonzept. Zur Unterstützung der GAVI-Programme legten die sechs Industrieländer Großbritannien, Frankreich, Italien, Norwegen, Spanien und Schweden einen Finanzierungsfonds auf mit einem Budget von mehr als 4 Milliarden US-$ über zehn Jahre. Mit diesen Geldern sollen mehr als 500 Millionen Kinder geimpft und 10 Millionen Menschenleben gerettet werden. Der Trick dabei ist, dass GAVI über das Geld bereits verfügen kann, noch bevor die Regierungen gezahlt haben, also Entwicklungshilfegelder vorzieht. Dazu werden die internationalen Kapitalmärkte angezapft: Auf Grundlage der verbrieften künftigen öffentlichen

Gelder, also der Zahlungen der Geberländer, werden verzinste Wertpapiere ausgegeben. Die Zusagen der Länder sind die Sicherheiten. Die Organisation des Ganzen übernimmt eine sogenannte Internationale Finanzfazilität (englisch: International Finance Facility). Die Einnahmen aus den Anleihen gibt diese an GAVI, die wiederum die bewilligten Impfprogramme in den Ländern finanziert, und zwar mittels nichtrückzahlbarer Zuschüsse. Mithin übernehmen die Anleihegläubiger die Zwischenfinanzierung. Privat-Investoren können sich genauso beteiligen wie Banken, Fondsmanager, Pensionsfonds, Versicherungsgesellschaften und andere. Die Obligationen wurden mit AAA eingestuft, sind also eine sichere Sache. Letztlich liegt dies auch daran, dass nur etwa 70 Prozent der Mittelzusagen beliehen werden, der Rest fungiert als Risikopolster. Die Geberländer zahlen die Zinsen und Tilgungen allein, sie verschulden sich langfristig auf den internationalen Finanzmärkten. Kritiker haben für das Modell auch den Begriff »Entwicklungshilfe auf Pump« geprägt und monieren unter anderem die Verwaltungskosten. In jedem Fall handelt es sich um einen innovativen Ansatz, der schnell Geld bereitstellt und weiter ausbaufähig ist.

Steuern für die großen Seuchen

Neu ist die Diskussion über steuerfinanzierte Entwicklungshilfe nicht. So wollen Frankreich, Brasilien, Norwegen, Großbritannien und Chile etwa Steuern auf Flugtickets erheben und für die Bekämpfung von AIDS, Malaria und Tuberkulose zur Verfügung stellen. Da die Abgaben allen Passagieren, die in diesen Ländern ein Flugzeug besteigen, abverlangt werden, trifft es alle Fluggesellschaften gleichermaßen. Wenn das Programm voll läuft, sollen jedem Passagier für einen internationalen Flug zusätzliche sechs US-$ abverlangt werden, Passagiere der Businessklasse werden mit 25 US-$ extra zur Kasse gebeten. Auf diese Weise könnten bis zu 12 Milliarden US-$ zusammenkommen. Damit das Geld möglichst effektiv angelegt wird, handelt die Clinton-Stiftung (vom früheren US-Präsidenten Bill Clinton ins Leben gerufen) mit Pharmakonzernen erschwingliche Preise für die Arzneimittel aus. Bis jetzt ist das Vorhaben noch nicht richtig in Gang gekommen – 300 Millionen US-$ Einnahmen werden im ersten Jahr erwartet. Deutschland hatte die Initiative zunächst unterstützt, später aber einen Rückzieher gemacht – der Bundestag erteilte einer solchen Abgabe eine Absage. Ähnlich wie diese Steuer ist schon öfter der Vorschlag für eine Steuer auf Rüstungsausgaben gekommen, es gibt zahlreiche weitere Ansätze.

Schuldentausch für die Gesundheitsfürsorge

Die 60 ärmsten Länder waren zum Anfang dieses Jahrhunderts mit etwa 540 Milliarden US-$ verschuldet; 1970 waren es 25 Milliarden. 30 Jahre lang hatten die ärmsten Länder 550 Milliarden US-$ Schulden abbezahlt – und jede Menge neue Kredite aufgenommen. Die Entwicklungsländer geben mittlerweile für jeden US-$, den sie von Gläubigerländern erhalten, 13 US-$ zur Rückzahlung ihrer Schulden aus.

Die Entschuldung läuft nicht oder viel zu langsam, und die armen Länder werden aus eigenen Kräften die Last niemals abschütteln können. Kein Wunder, dass auf den G8-Treffen Entschuldungen regelmäßig ein Thema sind. Die G7-Länder hatten bereits 2005 in Gleneagles 14 Milliarden US-$ Entschuldung versprochen. Die wenigen Länder, die in den Genuss der Entschuldung kamen, wie Sambia und Tansania, haben das gewonnene Geld zum Teil in die Verbesserung der Gesundheitsfürsorge investiert. Warum also nicht ein Prinzip daraus machen und statt einer reinen Entschuldung einen Tausch von Schulden in Gesundheitsfürsorge?

Das könnte so aussehen: In der Privatwirtschaft werden Schulden, die mehr oder weniger abgeschrieben werden, zu einem Marktwert an spezialisierte Investoren übertragen, die dann mit dem Schuldner über den verringerten Wert verhandeln. Nehmen wir an, ein Land hat 25 Milliarden US-$ Schulden. Es sei zugleich unwahrscheinlich, dass es diese je abzahlen kann. Warum sollten die bisherigen Gläubiger (ein Industrieland, die Weltbank oder Welthandelsorganisation) nicht einen Teil der Schulden einer Hilfsorganisation überlassen? Nehmen wir an, dass so 5 Milliarden US-$ in die Gesundheit fließen. Der Rest der Schulden, 20 Milliarden US-$, wird abgeschrieben. Motivierend ist für die Schuldnerländer auch, dass aus der Verpflichtung an einen fremden Gläubiger eine Verpflichtung für die eigene Bevölkerung wird. Natürlich bedeutet ein Tausch von Schulden in Ausgaben für die Gesundheitsfürsorge auch eine große Verantwortung. Transparenz muss gewährleistet sein, Korruption ausgeschlossen werden. All dies sind keine neuen Ideen, sie wurden hin und wieder bereits praktiziert, aber fallengelassen. Ich halte sie auf jeden Fall für ein wichtiges Instrument im Kampf gegen Armut und Seuchen und zur Stärkung der Wirtschaft in Entwicklungsländern. Umso mehr freue ich mich während der Drucklegung dieses Buchs zu hören, dass Deutschland mit der Entschuldungskampagne »Debt2Health« genau dieses Modell verfolgen will. Den Anfang macht Indonesien, dem Deutschland 50 Millionen Euro Schulden erlässt, damit es dafür 25 Millionen Euro in die Gesundheitsfürsorge steckt.

11.6 Es kann funktionieren

Es gibt sie durchaus, Erfolgsgeschichten bei der Bekämpfung der übertragbaren Krankheiten. Gerade weil sie selten in die Schlagzeilen gelangen, will ich einige aufführen:

Kampf gegen Flussblindheit

1974 starteten elf Länder Westafrikas ein Programm zur Eindämmung der Flussblindheit.

In einem Gebiet mit 20 Millionen Einwohnern, von denen 2 Millionen Menschen mit dem ursächlichen Wurm Onchocerca infiziert und 200 000 Menschen bereits erblindet waren, rückten die Menschen den Überträgerfliegen zu Leibe. Unermüdlich wurden Insektizide versprüht, auch aus Hubschraubern über Gewässern. Über 600 000 Krankheitsfälle konnten verhindert werden. Die bereits Erkrankten wurden behandelt. Das Programm kostete 600 Millionen US-$, pro geschützter Person weniger als ein US-$. Es wird geschätzte 3,7 Milliarden US-$ Einsparung bringen, weil die Einwohner mit voller Kraft ihrer Arbeit in der Landwirtschaft nachgehen können. Das Programm wurde unterstützt von Weltbank, WHO, UN, den Regierungen der 20 betroffenen afrikanischen Länder, 27 Geberländern, mehr als 30 nichtstaatlichen Organisationen und dem Pharmakonzern Merck & Co., der das Medikament Ivermectin kostenfrei bereitstellte.

Antibiotika gegen Erblinden

In Marokko wird seit 1997 gegen den Erreger des Trachom vorgegangen, der häufigsten Ursache von Blindheit. Verantwortlich ist das Bakteriun *Chlamydia trachomatis*.

Der Pharmakonzern Pfizer stellt das nötige Antibiotikum kostenfrei zur Verfügung, rechtzeitige chirurgische Eingriffe stoppen die Erblindung im Ansatz. Zudem verhindern häufiges Gesichtwaschen und andere Hygienemaßnahmen, dass sich die Erreger in den Augen ansiedeln. Zusammen mit der Verbesserung der sanitären Einrichtungen und der Bereitstellung sauberen Trinkwassers wurde ein nachhaltiger Erfolg erzielt: Bei Kindern unter zehn Jahren hat sich der Anteil an Trachom-Erkrankungen um 99 Prozent verringert.

Sieg über die Drakunkulose

Mitte der 80er Jahre begannen 20 Länder aus Asien und Subsahara-Afrika den Guinea-Wurm zu bekämpfen. Der Guinea-Wurm ist ein naher Verwandter der Filarien, der über infizierte Wasserflöhe mit verunreinigtem Trinkwasser aufgenommen wird. Der Wurm breitet sich im Unterhautgewebe aus und hat zum Namen des Krankheitsbildes geführt: Drakunkulose oder Krankheit der kleinen Drachen. Zur Bekämpfung wurde ein Programm entwickelt, das auf die klassischen Interventionsmaßnahmen der Medizin völlig verzichtet und nur die Ursache beseitigt hat: Tiefe Brunnen wurden zur Trinkwassergewinnung gegraben und das gewonnene Wasser über einfache Filter gereinigt. An unsauberen Tümpeln wurden ältere Männer als Wachposten aufgestellt, um die Leute vor einer Ansteckung zu warnen und beim Wasserschöpfen zu beraten. Als mit der Guinea-Wurm-Bekämpfung 1986 begonnen wurde, wurden in der Region noch 3,5 Millionen Fälle gezählt; 2006 waren es noch 25 000 Fälle. Das Programm wurde vom Carter Center (vom früheren US-Präsidenten Jimmy Carter ins Leben gerufen), von den Centers for Disease Control der USA, von UNICEF, WHO, Bill & Melinda Gates Stiftung, Weltbank, UN, zahlreichen nichtstaatlichen Organisationen, 14 Geberländern, Privatfirmen und den Regierungen der 20 betroffenen Länder in Asien und Afrika gemeinsam finanziert. Die Kosten summierten sich in den 20 Jahren auf gerade einmal 225 Millionen US-$.

Die Millennium-Dörfer in Afrika

Um der Welt zu beweisen, dass die Millennium-Entwicklungsziele in Afrika bei ausreichendem Willen durchaus umsetzbar sind, und vielleicht auch aus Frustration über das bisherige Scheitern hat Jeffrey D. Sachs gemeinsam mit den Vereinten Nationen, aber mit rein privaten Spenden begonnen, überall in Afrika Millennium-Dörfer aufzubauen. Einer der Hauptunterstützer ist George Soros, ein in Ungarn geborener milliardenschwerer US-amerikanischer Investmentbanker und Philanthrop. Die Dörfer sollen zeigen, wie viel mit wenig Geld erreicht werden kann. 75 US-$ jährlich pro Dorfbewohner sollen ausreichen, um das Elend zu vertreiben. Dazu wird auch, aber nicht nur, der Kampf gegen die übertragbaren Krankheiten aufgenommen. Im Vordergrund stehen Grundimpfungen gegen Kinderkrankheiten, Moskitonetze gegen Malaria, AIDS- und Tuberkulose-Medikamente sowie die Bekämpfung der vernachlässigten Tropenkrankheiten. Innerhalb von fünf Jahren sollen die Millennium-Ziele erreicht sein. Begonnen hatte es im Jahr 2006 mit einem Dutzend Dörfer. Heute sind es 78 Dörfer in zwölf verschiedenen afrikanischen Ländern mit insgesamt 400 000 Einwohnern. Bis 2009 sollen es 1000 Dörfer werden. Zum Erreichen der Ziele werden die Dörfer »Bottom-up« unterstützt, während die Millennium-Entwicklungsziele doch stark »Top-down« orientiert sind.

Ein persönliches Schlüsselerlebnis

Lassen Sie mich kurz erzählen, wie ich persönlich Hoffnung gewonnen habe. Es war in Südafrika, genauer gesagt in Kapstadt und Stellenbosch, wo ich nach Tagen in den Townships, die Desmond Tutu Zentren für HIV und für Tuberkulose besuchte. Diese Zentren sind benannt nach dem früheren Erzbischof Südafrikas und Friedensnobelpreisträger Desmond Tutu. Sie versuchen, in den Dörfern wissenschaftliche Arbeiten mit medizinischer Versorgung und sozialer Betreuung zu verbinden. Besonders in Dörfern, in denen wissenschaftliche Projekte stattfinden, soll der Dorfgemeinschaft auch etwas zurückgegeben werden. In den Dörfern machen junge Frauen mit HIV, deren Leben mit ART wieder einen Sinn bekommen hat, anderen AIDS- oder Tuberkulose-Kranken Mut. Unter den Gesunden wird durch Aufklärung um Verständnis für die Kranken geworben und versucht, gegen die Stigmatisierung anzugehen. Vorsorge- und Schutzmaßnahmen werden erläutert, sodass auch junge Mädchen lernen, wie sie sich vor Ansteckung schützen können, und lernen, selbst über ihren Körper zu bestimmen.

In einem solchen Zentrum trafen wir Frau Zelphina Maphosela, von allen nur Mama Maphosela genannt. Sie wuchs selbst als Waisenkind auf und sorgt heute für 23 Waisen. Tagsüber betreut sie Dutzende weitere. Zudem engagiert sich Mama Maphosela in der lokalen HIV-Unterstützungsgruppe und betreibt eine Suppenküche für Bedürftige. Desmond Tutu motiviert die Menschen in den Zentren, die abseits des Rampenlichts für die AIDS- und Tuberkulose-Kranken Bewundernswertes leisten, mit Überzeugungskraft. Er ist glaubwürdig, weil er politisch ungebunden ist und seine Meinung frei äußert. Und auch weil er selbst im Alter von 15 Jahren Tuberkulose knapp überlebte. Mit einfachen Sätzen spricht er den Aktivisten Mut zu: »Alle unter euch, die sich um die Menschen sorgen, die unter AIDS und Tuberkulose leiden, wischen eine Träne aus Gottes Auge.«

Derartige Projekte berühren mich tief und machen Mut, weil sie zeigen, dass durchaus etwas bewegt werden kann, wenn alle am gleichen Strick ziehen: Politiker, Meinungsbildner, Stiftungen, Regierungen und staatliche und nichtstaatliche Organisationen. Solche »Bottom-up«-Ansätze sollten wir als Ansporn nehmen, uns selbst mehr zu engagieren und neue Wege zu finden. Die Probleme werden nicht gelöst, wenn wir uns gegenseitig Schuld zuschreiben oder Verantwortung hin und her schieben.

11.7 Heiter bis wolkig

Dreimal haben ansteckende Krankheiten verheerende Auswirkungen gehabt: Mitte des 14. Jahrhunderts wütete die schwarze Pest in Europa und dezimierte die Bevölkerung dort auf ein Drittel bis ein Viertel. Nach dem Ersten Weltkrieg brach die Spanische Grippe aus. Resultat: etwa 50 Millionen

Tote. Ende des 20. Jahrhunderts kam HIV / AIDS, bislang sind
über 25 Millionen Menschen daran gestorben, geschätzte 40
Millionen Menschen sind infiziert. Was bringt die Zukunft?
So schwer Vorhersagen sind, im Folgenden will ich drei virtuelle Szenarien entwickeln. Zwei davon sind Extremsituatio-
nen, aber realistisch sind sie alle.

Worst Case

Im schlimmsten Fall werden die großen Seuchen nicht zurückgedrängt, weil die Armut in den Entwicklungsländern
weiter wächst und immer weniger Geld für die Gesundheit da
ist. Zwar mühen sich alle möglichen Organisationen weiter ab,
AIDS, Tuberkulose und Malaria unter Kontrolle zu bringen.
Wegen der zunehmenden Resistenzentwicklung der Erreger
aber gerät das Vorhaben mehr und mehr zur Sisyphusarbeit.
Das bestehende Patentrecht und die geringen wirtschaftlichen
Anreize lassen die Pipelines für neue Medikamente und Impfstoffe austrocknen. Bis 2010 kommt nur eine Handvoll neuer
Mittel auf den Markt, vielleicht zwei für AIDS, eines oder
zwei für Tuberkulose und eines gegen Malaria. Um die Probleme der vernachlässigten Tropenkrankheiten kümmert sich
in den Industrieländern kaum jemand. Effektive Impfstoffe
stehen auch wegen der geringen Forschungsförderung aus.
2012 haben sich die XDR-TB-Stämme auf allen Kontinenten
breitgemacht, und die HIV / AIDS-Welle hat China, Indien
und Russland überrollt.

Das geringe Interesse an der Entwicklung neuer Antiinfektiva, der sorglose Gebrauch von Antibiotika in Krankenhäusern und der Massentierzucht lässt den Anteil resistenter
Bakterien hochschnellen. Viele Krankheiten werden unbe-

handelbar. Die Menschheit ist in die präantibiotische Ära der ersten Hälfte des letzten Jahrhunderts zurückgefallen.

Nationalstaatliche Interessen schwächen die WHO zunehmend, und der Aufbau eines globalen Überwachungssystems zur Früherkennung und Abwehr neuer Erreger kommt nicht in Gang. Lokale Ausbrüche von H5N1-Abkömmlingen weiten sich zu einer Pandemie aus. Die Impfstoffentwicklung gegen die pandemische Grippe läuft schleppend an. Die Produktionskapazitäten reichen gerade aus, um den Bedarf in den reichsten Ländern einigermaßen zu decken. Die Entwicklungsländer gehen meist leer aus. Zusätzlich zu alldem tritt ein neuer Erreger auf, der sich über die Luft verbreitet, aber wie HIV zunächst kaum in Erscheinung tritt. Nicht nur in den Entwicklungs-, auch in Industrieländern fordern die Seuchen Millionen Menschenleben.

Die Wirtschaft in China, Indien und Russland bricht ein und zieht starke Erschütterungen des Weltwirtschaftssystems nach sich. Eine Rezession ist die Folge. Die Entwicklungshilfe der Industrieländer wird drastisch zurückgefahren. Der Teufelskreis schließt sich. Die zunehmende Not treibt immer mehr Menschen zur Flucht nach Europa.

Best Case

Ein virtuelles Szenario der bestmöglichen Situation soll Hoffnung wecken, aber gleichzeitig realistisch sein. Voraussetzung ist das planmäßige Erreichen der Millennium-Ziele bis 2015 und das Ausbleiben einer Pandemie. Außerdem braucht es eine Reihe innovativer Wege zur Seuchenkontrolle und eine deutliche Verhaltensänderung der Menschen. Das sind die Meilensteine: Durchgreifende Entschuldungen im Tausch für bessere Gesundheitsfürsorge drängen die impfpräventablen, ansteckenden Krankheiten weltweit zurück. Durch medizinische und mehr noch technologische Vorsorgemaßnahmen (Bettnetze, Insektenbekämpfung, sauberes Trinkwasser) werden Malaria, Durchfallerkrankungen und viele vernachlässigte Tropenkrankheiten deutlich dezimiert. Neue finanzielle Anreize und ein umgestaltetes Patentsystem führen zur Entwicklung neuer Impfstoffe und Medikamente. TRIPS wird so weit geändert, dass die Bereitstellung von lebensnotwendigen Medikamenten und Impfstoffen zu erschwinglichen Preisen in allen Ländern gewährleistet ist. Mit Antibiotika wird in der Medizin und in der Tierzucht äußerst verantwortungsbewusst umgegangen, das Resistenzproblem gerät unter weitgehende Kontrolle.

Zunehmend werden Antiinfektiva, auch die neu entwickelten, Entwicklungsländern kostenfrei zur Verfügung gestellt. Zusammen mit verbesserten Vorsorgemaßnahmen, insbesondere auch aufgrund der zunehmenden Akzeptanz von Kondomen und neuen mikrobiziden Gelen gelingt es, die Ausbreitung von AIDS aufzuhalten, in vielen Ländern sogar zurückzudrängen.

Die internationale Rolle der WHO wird gestärkt und unter ihrer Führung ein funktionierendes globales Überwachungssystem aufgebaut, das die weltweite Ausbreitung eines für den Menschen gefährlichen H5N1-Abkömmlings verhindert. An den Erfolgen ist nicht nur die WHO beteiligt, auch zahlreiche nichtstaatliche und staatliche Organisationen sowie PPP leisten wesentliche Beiträge. Unterstützt werden sie von charismatischen Politikern und Mäzenen, die die Bedrohung des Weltfriedens und der Weltwirtschaft durch Seuchen erkannt haben. Mit entsprechenden Kompetenzen ausgestattet, führen nationale Gesundheitsverantwortliche die Probleme der globalen Gesundheitspolitik in enger Zusammenarbeit mit der WHO rasch zu Lösungen.

Zum Teil aus humanitären Gründen, zum Teil aus Eigeninteresse wird die globale Gesundheit deutlich verbessert. Das Ganze zahlt sich schnell aus, denn in den früheren Entwicklungsländern, die von der Doppellast aus Armut und Seuchen zunehmend befreit werden, wächst die Wirtschaft. Die Ausbildung in den armen Ländern wird zunehmend besser – für Jungen und Mädchen gleichermaßen. Umweltpolitik und der Erhalt der Natur werden gestärkt. Langsam, aber sicher steigen die Entwicklungsländer zu ebenbürtigen Handelspartnern der Industrieländer auf. Zig Milliarden zusätzliche Euro werden auf diese Weise jedes Jahr freigesetzt. Einher geht der Wirtschaftsaufschwung mit einer Stärkung der Demokratien, denn die Überzeugung, dass ein Leben in Gesundheit eine Grundvoraussetzung für ein Leben in Freiheit und Eigenbestimmung ist, setzt sich durch.

Mindestanforderung: nicht leicht, aber machbar

Erreger und Seuchen wachsen exponentiell, wenn wir also nicht bald mit dem Umdenken beginnen und weiterwursteln wie bisher, kann die Fahrt in die schlimmste Situation rasant an Geschwindigkeit gewinnen. Wie also muss die Mindestforderung aussehen, die im Verhältnis zum Ergebnis verkraftbare Ansprüche an uns stellt? Auf jeden Fall muss der Umschwung noch in diesem Jahrzehnt beginnen, und zwar bei der Ursachenbekämpfung genauso wie bei der Symptombehandlung. So schnell wie möglich brauchen wir neue Technologien, neue Medikamente, neue Impfstoffe. Dies kann nur gelingen, wenn Forschungsverbünde, besonders nach dem

PPP-Prinzip, durch gezielte Förderprogramme ausreichende Anreize erhalten. Durch ein verändertes Patentrecht und eine Stärkung des globalen Zugangs zu neuen Technologien, Medikamenten und Impfstoffen werden die Errungenschaften auch für die armen Länder erschwinglich. Eine Verringerung der Armut und eine Verbesserung der Gesundheitsfürsorge durch einen Tausch von Schulden in Gesundheitsprogramme unter Einbindung der erfolgreichsten Hilfsorganisationen beginnen den teuflischen Kreislauf zwischen Armut und den großen Seuchen zu durchbrechen. Wir alle müssen unser Verhalten ändern und darauf drängen, dass mit Antibiotika pfleglich umgegangen wird, die Tierzucht sich von der Massenhaltung wieder wegentwickelt und ein Großteil unserer Ernährung vor Ort produziert und nicht über Kontinente hinweg verschoben wird. All das verringert das Risiko für die Entwicklung eines neuen Seuchenerregers deutlich. Zwar werden die Industrieländer die Bekämpfung derjenigen übertragbaren Krankheiten, von denen sie am meisten bedroht werden, in den Mittelpunkt ihrer Aktivitäten stellen. Die intensiven Forschungsaktivitäten in diesem Bereich setzen jedoch Kräfte frei, die auch die erfolgreiche Entwicklung von Interventionsstrategien gegen die vernachlässigten Krankheiten voranbringen.

Zur Vermeidung neuer Seuchenausbrüche wird ein effektives global vernetztes Surveillance-System aufgebaut, das neu aufkeimende Krankheitserreger umgehend erfasst und schnell greifende Abwehrmaßnahmen zur Verhinderung einer globalen Ausbreitung einsetzt. Zum Ausbau der Frühwarnsysteme werden die internationalen Gesundheitsvorschriften unter Koordinierung der WHO deutlich gestärkt.

11.8 Ausblick

Schon die Minimallösung verlangt von uns Engagement. Ich hoffe, das Buch regt Sie dazu an, darüber nachzudenken, mit Ihren Freunden, Kollegen zu diskutieren, Politiker zum Handeln zu drängen, von Pharmakonzernen und Wissenschaftsorganisationen Lösungen zu fordern und staatliche genauso wie PPP und nichtstaatliche Hilfsorganisationen zu unterstützen.

Nach Ende des Zweiten Weltkriegs, genauer gesagt am 5. Juli 1947, wurde der Marshall-Plan vorgestellt. Dieses Hilfsprogramm der USA half entscheidend beim Wiederaufbau der zerstörten und notleidenden Länder Westeuropas. Zwischen 1947 und 1951 gaben die Amerikaner dafür ein Prozent ihres Bruttoinlandsprodukts, damals knapp 13 Milliarden US-$. Heute entspräche das etwa 100 Milliarden US-$. Ein derartiger Marshall-Plan für die Entwicklungsländer, an dem sich alle Industrieländer beteiligen, würde ausreichen, um nicht nur die Seuchen unter Kontrolle zu bringen, sondern auch andere Millennium-Entwicklungsziele zu erreichen. Ich denke, es stände uns gut, uns dafür einzusetzen. Abschließend ein vielzitierter Satz von Voltaire:

»Wir sind verantwortlich für das, was wir tun – aber auch für das, was wir nicht tun.«

Glossar

Acquired immune deficiency syndrome (erworbenes Immundefizienzsyndrom, AIDS): Eine der drei großen Seuchen. Derzeit sind ca. 40 Millionen Menschen mit dem Erreger, dem Humanen Immundefizienz Virus (HIV), infiziert. Der Erreger schwächt die Immunantwort, weshalb die Infizierten an Sekundärinfektionen erkranken und unbehandelt sterben.

Ärzte ohne Grenzen (Médecins Sans Frontières): Internationale Organisation zur medizinischen Hilfe in Problemgebieten, in letzter Zeit auch zur Bekämpfung der Infektionskrankheiten. Wurde 1990 mit dem Friedensnobelpreis ausgezeichnet.

Akute Infektion: Ansteckung mit einem Erreger, der innerhalb von Tagen ein Krankheitsbild auslöst.

Antibiotikum: Medikament zur Behandlung von Krankheitserregern, typischerweise Bakterien.

Antigen: Struktur, die spezifisch vom körpereigenen Immunsystem als fremd erkannt wird und eine Immunantwort auslöst.

Antiinfektiva: Überbegriff für unterschiedliche Abwehrstoffe gegen Krankheitserreger; umfasst Antibiotika, Chemotherapeutika und Impfstoffe.

Antikörper: Eiweißstoff im Blut, der spezifisch Antigen erkennt. Antikörper können u. a. Krankheitserreger, die frei im Körper vorkommen, bekämpfen.

Anti-retrovirale Therapie (ART): Behandlung von AIDS mit einer Kombination verschiedener Medikamente.

Artemisinin: Neues Medikament zur Behandlung von Malaria, das aus Pflanzen gewonnen wird.

Attenuierung: Abschwächung eines Erregers, sodass seine krankmachende Eigenschaft verloren geht. Wichtig für die Impfstoffentwicklung.

Bakterium: Einzelliger Mikroorganismus. Bakterien finden sich in allen Nischen dieser Erde. Einige leben im oder auf dem Menschen, in dem sie mitunter Krankheiten hervorrufen.

Bettnetz: Engmaschiges Netz zum Schutz gegen Krankheiten, die durch Insekten übertragen werden, insbesondere Malaria. Heute meist mit Insektenvertilgungsmittel imprägniert.

Blockbuster: Medikament mit mehr als 1 Milliarde US-$ Jahresumsatz.

Bovine spongiphorme Enzephalopathie (BSE): Von Prionen hervorgerufene Krankheit von Rindern. Obwohl nicht von Lebewesen hervorgerufen, ist BSE übertragbar; s. a. *Prion*.

B-Zelle: Eine der beiden Lymphozyten-Populationen im Blut; für die Produktion von Antikörpern verantwortlich.

Campylobacter jejuni: Häufiger Erreger von Durchfallerkrankungen und Nahrungsmittelvergiftungen.

CD4$^+$ T-Zellen: Wichtige T-Lymphozyten-Population. Typischerweise T-Helferzellen, die über Botenstoffe in anderen Zellen Funktionen aktivieren.

CD8$^+$ T-Zellen: Wichtige T-Lymphozyten-Population. Zerstören typischerweise infizierte Zellen.

Chemotherapie: Medikamentöse Behandlung von Krankheiten durch Antibiotika, antivirale Substanzen etc.

Cholera: Übertragbare Krankheit mit wässrigem Durchfall, die unbehandelt aufgrund von Austrocknung zum Tode führen kann.

Chronische Infektion: Ansteckung mit einem Erreger, die sich über Jahre hinziehen kann und manchmal zu einer Erkrankung führt.

Complement: Lösliche Abwehrstoffe im Blut.

Dauerausscheider: Person, die einen Erreger in sich trägt und ausscheidet, ohne krank zu sein.

DDT (Dichlor-diphenyl-trichlorethan): Desinfektionsmittel zur Insektenvertilgung. Wichtig zur Bekämpfung von Malaria und anderen Krankheiten, die von Vektoren übertragen werden.

Dengue: Viruserkrankung, die von Moskitos übertragen wird; ruft hämorrhagisches Fieber hervor, das häufig tödlich verläuft.

Diarrhoe: Durchfall.

Disability adjusted life years (DALY): Maß für ein Jahr ohne Krankheit und Beschwerden. Wichtiger Faktor für Kosten-Nutzen-Berechnungen von Krankheiten.

DNS, Desoxyribonukleinsäure: Träger der biologischen Information aller Lebewesen, s. a. *RNS*.

Doha-Runde: Treffen der Welthandelsorganisation zu Problemen, die der Welthandel in Entwicklungsländern schafft. U. a. Versuch, Produktion und Vertrieb lebenswichtiger Medikamente in armen Ländern ohne Patentschutz zu ermöglichen. Die Verhandlungen wurden 2006 ohne eindeutige Ergebnisse suspendiert.

DOTS (Directly observed treatment short course): Behandlungsschema zur Tuberkulose, bei dem eine Kombination verschiedener Medikamente unter Aufsicht von medizinischem Personal eingenommen wird.

Ebola: Viruserkrankung, die durch Blut übertragen wird und Blutungen am ganzen Körper hervorruft.

Endemie: Vorkommen einer Krankheit in einer bestimmten Gegend.

Entwicklungsland: Land auf niedrigem wirtschaftlichen und politischen Stand.

Entzündung: Körperreaktion auf Verletzung, Infektion o. Ä., charakterisiert durch die Anreicherung von Gewebsflüssigkeit und Blutzellen.

Epidemie: Krankheit, die in unterschiedlichen Regionen der Erde vorkommt.

Epidemiologie: Die Lehre der Epidemien, Pandemien und Endemien.

Erkältung: Volkstümlicher Begriff für Infektionskrankheiten, die mit Husten, Schnupfen, Heiserkeit einhergehen und meist harmlos verlaufen.

Erworbene Immunität: Körpereigene Antwort auf Fremdkörper, die von B-Zellen und T-Zellen getragen wird, charakterisiert durch Spezifität und Gedächtnis.

Escherichia coli: Normalbewohner des Darms, der sich zum »Haustier« der mikrobiologischen Forschung entwickelt hat.

Expanded Program on Immunization (EPI): Internationales Programm für die Grundimpfung von Kleinkindern.

G8: Eine Gruppe der sieben stärksten Industrieländer (Deutschland, Frankreich, Großbritannien, Italien, Japan, Kanada und USA) sowie Russland, die zwei Drittel des Welthandels und des Weltbruttoeinkommens, aber weniger als 15 Prozent der Weltbevölkerung ausmachen.

Geflügelgrippe: Hervorgerufen durch Influenza-Viren. Bekanntester Vertreter H5N1, kann nach genetischer Veränderung für den Menschen gefährlich werden.

Gesundheit: »Zustand vollkommenen körperlichen, geistigen und sozialen Wohlbefindens und nicht bloße Abwesenheit von Krankheit und Gebrechen« lautet die Definition der Weltgesundheitsorganisation.

Global Alliance for Vaccines and Immunization (GAVI = GAVI Allianz): Internationale Organisation zur Durchführung von Impfprogrammen in Entwicklungsländern.

Globaler Fond zur Bekämpfung von AIDS, Tuberkulose und Malaria (Global Fund to fight AIDS, Tuberculosis and Malaria, GFATM): 2000 gegründete Organisation zur Bekämpfung der großen Seuchen.

GO: Abkürzung für Governmental Organization, eine Organisation mit staatlichen Aufgaben.

Grippe: Durch Influenza-Viren hervorgerufene Seuche von weltweiter Bedeutung; tritt als Epidemie oder Pandemie auf.

H5N1 siehe *Geflügelgrippe*.

HAART (highly active antiretroviral therapy): erweiterte Kombinationstherapie zur Behandlung von AIDS (s. a. *ART*).

Hämorrhagie – (Hier) Blutungen in unterschiedlichen Organen, die durch virale Krankheitserreger hervorgerufen werden.

Helicobacter pylori: Bakterieller Erreger von Gastritis, Magenulcus, Magenkrebs.

Helminthen: Vielzellige Erreger mit kompliziertem Lebenszyklus. Larven in Insekten oder Schnecken, Erwachsenenstadium im Menschen; verantwortlich für die völlig vernachlässigten Tropenkrankheiten.

Hepatitis: Entzündliche Lebererkrankung, hervorgerufen durch verschiedene Hepatitis-Viren, die unterschiedlich starke Krankheitsbilder bewirken.

Humanes Immundefizienzvirus (HIV) siehe *AIDS*.

Humanes Papillomvirus: Verantwortlich für Gebärmutterhalskrebs bei Frauen.

Hygiene – (Hier) Vorbeugende Maßnahme zur Verhinderung von Infektionskrankheiten.

Immunantwort: Körpereigene Abwehr gegen Krankheitserreger.

Immunglobulin (Ig) siehe *Antikörper*.

Immunität: Fähigkeit unseres Körpers, gegen Krankheitserreger spezifisch vorzugehen, da eine Immunantwort aufgebaut wurde.

Immunsystem: Körpereigenes Abwehrsystem. Besteht aus dem angeborenen, unspezifischen und dem erworbenen, antigenspezifisch induzierten System.

Impfung: Immunisierung mit abgeschwächten Erregern oder ihren Bestandteilen zum Aufbau einer spezifischen Immunität; wichtige Präventionsmaßnahme gegen viele Seuchen; die kosteneffizienteste Maßnahme der Medizin.

Industriestaat: Land auf hohem technischen und wirtschaftlichen Stand.

Infektion: Auseinandersetzung zwischen mikrobiellen Krankheitserregern und unserem Körper; kann, muss aber nicht unbedingt, zu einer Infektionskrankheit führen.

Infektionskrankheit: Krankhafte Reaktion auf Krankheitserreger.

Influenzavirus siehe *Grippe, Geflügelgrippe, H5N1*.

Inkubationszeit: Zeit zwischen Eintritt eines Erregers in den Wirt und Krankheitsausbruch, s. a. *akute* und *chronische Infektion*.

Interferon-γ: Wichtigster Botenstoff von T-Helferzellen vom Typ 1, aktiviert Abwehrmechanismen in Makrophagen.

Interferon Typ I: Lösliche Abwehrstoffe mit antiviraler Wirkung.

Interleukin: Sammelbegriff für zahlreiche Botenstoffe von T-Helferzellen, die die Immunantwort vermitteln.

Internationale Gesundheitsvorschriften (International Health Regulations): Mitte 2007 überarbeitete Vorschriften zur globalen Seuchenkontrolle unter der Koordination der Weltgesundheitsorganisation.

Inzidenz: Anzahl von neuen Krankheitsfällen in einem bestimmten Zeitraum (meist in Jahren).

Keimträger: Person, die einen Erreger in sich trägt, ohne unbedingt selbst krank zu sein, s. a. *Dauerausscheider*.

Kindbettfieber: Infektionskrankheit werdender Mütter und ihrer Neugeborenen, die von Eitererregern hervorgerufen wird. Kann durch strikte Hygienemaßnahmen weitgehend verhindert werden.

Kommensalismus – (Hier) Zusammenleben von Mikroorganismus und Mensch oder Tier ohne Konsequenzen.

Kommission für Makroökonomik und Gesundheit (Commission on Macroeconomics and Health): Von der Weltgesundheitsorganisation eingesetzte Kommission zur Erarbeitung ökonomischer Lösungen für die wichtigsten Gesundheitsprobleme einschließlich Seuchen.

Kondom: Schutzhülle um das männliche Glied zur Empfängnisverhütung und zum Schutz gegen sexuell übertragbare Krankheiten. Kondome sind derzeit die preisgünstigste und effektivste Präventionsmaßnahme gegen HIV / AIDS.

Latente Infektion: Friedliche Koexistenz eines Erregers mit seinem Wirt; kann, muss aber nicht, zu einer Krankheit führen.

Lebendimpfstoff: Vakzine aus einem abgeschwächten lebenden Erreger.

Lymphozyt: Weißes Blutkörperchen, das für die erworbene Immunantwort zuständig ist. Kommt als B-Lymphozyte (B-Zelle) oder T-Lymphozyte (T-Zelle) vor.

Makrophage: Fresszelle, wichtige Abwehrzelle bakterieller Infektionen.

Malaria: Tropenerkrankung, die durch Einzeller (Malaria-Plasmodien) verursacht wird und von Insekten (Anopheles-Mücke) übertragen wird.

Marburg-Virus: Seltener Erreger eines hämorrhagischen Fiebers mit hoher Todesrate.

Marshall-Plan: Wiederaufbau-Programm der USA nach dem Zweiten Weltkrieg für die notleidenden Länder Westeuropas in Form von Krediten, Lebensmitteln, Waren in einem Wert von 13 Milliarden US-$ (entspricht heute 100 Milliarden US-$).

Masern: Virale Infektionskrankheit, für die ein Impfstoff vorhanden ist.

MDR-TB (multi drug resistant tuberculosis): Multiresistente Tuberkulose, gegen die die wichtigsten Medikamente nicht mehr wirken (s. a. *Tuberkulose*).

Meningitis: Hirnhautentzündung. Kann durch Bakterien und Viren hervorgerufen werden.

Mikrobe siehe *Mikroorganismus*.

Mikrobizid: Substanz, die Mikroben abtötet. Mikrobizide, die intravaginal HIV abtöten, würden Frauen die Entscheidung über die AIDS-Prävention in die Hand geben.

Mikroorganismus: Mikroskopisch kleines Lebewesen, meist Einzeller (Bakterien, Pilze, Protozoen, häufig auch Viren).

Millennium-Entwicklungsziele: Auf der 55. Generalversammlung der Vereinten Nationen 2000 beschlossener Versuch, bis zum Jahr 2015 Armut, Hunger, Kindersterblichkeit und schwere Infektionskrankheiten zu verhindern bzw. verringern und Schulbildung, Gleichstellung der Geschlechter und ökologische Nachhaltigkeit zu verbessern. Es ist zu befürchten, dass die meisten Ziele nicht erreicht werden (s. a. *Vereinte Nationen*).

Milzbrand (Anthrax): Bakterielle Infektionskrankheit, die häufig tödlich verläuft. Wurde 1876 als erste Infektionskrankheit von Robert Koch aufgeklärt und ist heute als Biowaffe gefürchtet.

Morbidität: Anteil der Erkrankungen in einer Population. Hier: Maß für die Wahrscheinlichkeit, an einem Erreger zu erkranken.

Mortalität: Anteil der Menschen, die in einer Population sterben. Hier: Maß für die Wahrscheinlichkeit, an einem Erreger zu sterben.

Mumps: Virale Infektionskrankheit, gegen die ein Impfstoff verfügbar ist.

NGO: Abkürzung für Non-Governmental Organization, eine Organisation ohne staatliche Aufgaben.

Normalflora: Die Gesamtheit der Mikroorganismen, die in einer bestimmten Region des Körpers natürlich vorkommen.

Nosokomialinfektion: Infektionskrankheit, die in Krankenhäusern, Altenheimen etc. übertragen wird, s. a. *Opportunist*.

OECD: Abkürzung für Organization for Economic Cooperation and Development, Organisation für wirtschaftliche Zusammenarbeit und Entwicklung. Internationale Organisation, die hauptsächlich aus Industrieländern besteht und Welthandel und Wirtschaftswachstum fördert. Die OECD unterstützt Entwicklungsländer mit derzeit über 100 Milliarden US-$.

Opportunist: Mikroorganismus, der bei gesunden Personen normalerweise keine Krankheit hervorruft, aber bei geschwächten Personen.

Orphan-Drug-Act: Staatliche Fördermaßnahme für die Entwicklung von Medikamenten gegen äußerst seltene Krankheiten.

Pandemie: Eine Krankheit, die über die ganze Welt verbreitet ist.

Parasit: Organismus, der sich von einem lebenden Wirt ernährt.

Pathogen: Mikroorganismus, der eine Krankheit hervorruft.

Pathogenese: Verlauf einer Krankheit.

Pathogenität: Fähigkeit, eine Krankheit hervorzurufen.

Phagozyt: Fresszelle, s. a. *Makrophage*.

Plasmodien: Gruppe von Protozoen, zu denen der Malaria-Erreger gehört.

Pneumonie: Lungenentzündung.

Pocken: Virale Infektionskrankheit, die seit 1980 ausgerottet ist.

Poliomyelitis: Kinderlähmung; eine virale Infektionskrankheit, gegen die ein Impfstoff verfügbar ist.

PPP: Abkürzung für Private Public Partnership, ein Bündnis zwischen Privatindustrie und öffentlicher Hand.

Prävalenz: Absolute Zahl an Krankheitsfällen in einer Population, die die neu erworbenen und die länger bestehenden Krankheiten zusammenfasst.

Prion: Veränderter Eiweißstoff im Gehirn, verantwortlich für Bovine spongiphorme Enzephalopathie im Rind und die variante Creutzfeld-Jacob-Krankheit im Menschen.

Protozoen: Einzellige höhere Organismen; einige rufen Krankheiten hervor.

Quarantäne: Isolierung von hochansteckenden Menschen oder Tieren, die eine Gefahr für die Allgemeinheit bilden.

RNS, Ribonukleinsäure: Übermittler der genetischen Information, s. a. *DNS*.

Rota-Viren: Erreger von Durchfallerkrankungen, besonders bei Kleinkindern, für die seit kurzem ein Impfstoff zur Verfügung steht.

Röteln: Hochansteckende Krankheit, die bei Schwangeren schwerwiegende Komplikationen hervorrufen kann. Impfung ist möglich.

Ruhr: Durchfallerkrankung, die durch Bakterien oder Parasiten hervorgerufen wird.

Salmonellen: Bakterielle Erreger von Nahrungsmittelinfektionen. Wichtigste Krankheitsbilder: Durchfallerkrankung, Typhus.

SARS (Severe Acute Respiratory Syndrome): Schweres akutes Atemwegssyndrom. Virale Lungenerkrankung, die 2003 drohte zu einer Pandemie auszuarten.

Schnupfen siehe *Erkältung*.

Sepsis: Infektion des Blutkreislaufs, die häufig tödlich verläuft.

Septischer Schock: Häufige Folge einer Sepsis aufgrund einer überschießenden Immunreaktion (Zytokinsturm), meist tödlich.

Shigellen: Bakterien, die schwere Durchfallerkrankungen hervorrufen.

Spaltvakzine: Impfstoff aus teilgereinigten Erregerbestandteilen.

Staphylokokken: Bakterien, die eitrige Infektionen und bestimmte Nahrungsmittelerkrankungen hervorrufen.

Streptokokken: Bakterien, die eitrige Infektionen sowie Scharlach hervorrufen und, falls unbehandelt, rheumatisches Fieber verursachen.

Surveillance: Sammlung, Auswertung und Deutung von Daten über einen Infektionsausbruch.

Symbiont – (Hier) Mikroorganismus, der mit Mensch oder Tier eine Lebensgemeinschaft zu beiderseitigem Nutzen pflegt.

Tetanus: Durch ein bakterielles Toxin hervorgerufene Krankheit, die durch Lähmungen charakterisiert ist und häufig tödlich verläuft. Impfung ist möglich.

T-Helferzelle: s. a. *CD4+ T-Zelle.*

– Typ 1: Produziert Botenstoffe, die Fresszellen aktivieren und für die Abwehr bakterieller und viraler Infektionen, aber auch bei Autoimmunerkrankungen wichtig sind.

– Typ 2: Produziert Mediatoren, die für die Wurmabwehr, aber auch für allergische Reaktionen wichtig sind.

T-Killerzelle siehe *CD8+ T-Zelle.*

Toxoid-Impfstoff: Impfstoff aus einem modifizierten Erregergift, welches eine Immunantwort hervorruft, aber nicht mehr giftig wirkt.

TRIPS (Agreement on Trade Related Aspects of Intellectual Property Rights): Übereinkommen über handelsbezogene Aspekte der Rechte am geistigen Eigentum. Für Seuchenbekämpfung besonders wichtig: Patentschutz für Medikamente und Impfstoffe für die großen Seuchen, insbesondere AIDS-Medikamente.

Tuberkulose: Eine der großen Seuchen, die von einem Bakterium hervorgerufen wird und meist eine Lungenentzündung bewirkt. Der verfügbare Impfstoff wirkt gegen Tuberkulose von Kleinkindern, aber nicht von Erwachsenen.

Tuberkulotika: Medikamente zur Behandlung der Tuberkulose.

Typhus: Bakterielle Infektionskrankheit mit Durchfall und schweren Fieberschüben, die häufig tödlich endet.

Übertragbare Krankheit siehe *Infektionskrankheit.*

Vakzine siehe *Impfung.*

Vektor: Ein Organismus, der einen Krankheitserreger auf Mensch oder Tier übertragen kann. Wichtige Vektoren sind Insekten, Schnecken, Ratten.

Vereinte Nationen (engl. United Nations, UN): Internationale Organisation mit 192 Mitgliedsstaaten, deren Aufgabe die Einhaltung des Weltfriedens sowie der Völker- und Menschenrechte ist und die die internationale Zusammenarbeit fördert.

Vernachlässigte Tropenkrankheiten: Infektionskrankheiten, die in den Tropen grassieren und in den Industrieländern meist nicht beachtet werden. Erreger: meist Protozoen oder Helminthen.

Virulenz: Quantitativer Begriff zur Charakterisierung der krankmachenden Eigenschaften eines Mikroorganismus.

Virus: Ein Mikroorganismus, der unter dem Lichtmikroskop nicht sichtbar ist und sich selbst nicht vermehren kann. Seine Vermehrung durch Wirtszellen kann häufig zur Erkrankung führen. Enthält entweder DNS oder RNS.

Weltbank: Ursprünglich gegründet zur Unterstützung der vom Zweiten Weltkrieg betroffenen Staaten. Förderung der wirtschaftlichen Entwicklung von Entwicklungsländern.

Weltgesundheitsorganisation (engl. World Health Organization WHO): Organisation der Vereinten Nationen für das Gesundheitswesen.

Welthandelsorganisation: Internationale Organisation für Handels- und Wirtschaftsbeziehungen mit derzeit 150 Mitgliedern.

Windpocken: Kinderkrankheit, die durch Viren hervorgerufen wird.

Wirt – (Hier) Säugetier einschließlich Mensch, das von Krankheitserregern befallen wird und erkrankt.

Wirtsspektrum: Spektrum eines Erregers für Tiere einschließlich Mensch, die er befallen kann.

XDR-TB (extensively drug resistant tuberculosis): Vermehrt auftretende Tuberkuloseerreger, die gegen ziemlich alle Tuberkulotika resistent sind.

Zervikalkarzinom: Gebärmutterhalskrebs, durch humane Papillomviren hervorgerufen.

Zoonose: Infektionskrankheit, die von Tieren auf den Menschen übertragen wird. Die große Mehrheit der neu auftretenden Infektionskrankheiten sind Zoonosen.

Zwangslizenzierung: Aufhebung des Patentrechts zur erschwinglichen Vergabe lebensnotwendiger Medikamente, z. B. zur Behandlung von AIDS in Entwicklungsländern.

Zytokin: Botenstoff, der zwischen Zellen des Immunsystems Informationen vermittelt.

Literaturhinweise

Kapitel 2 bis 7

Diamond, Jared (2005), Guns, Germs, and Steel: The Fates of Human Societies. New York: WW Norton & Co.

Ewald, Paul W. (2000), Plague Time: How Stealth Infections Cause Cancers, Heart Disease, and Other Deadly Ailments. New York: Free Press.

Garrett, Laurie (2003), Das Ende der Gesundheit. Berlin: Berliner Taschenbuchverlag.

Greger, Michael (2006), Bird Flu: A Virus of Our Own Hatching. New York: Lantern Books.

Hahn, Helmut / Falke, Dietrich / Kaufmann, Stefan H. E. / Ullmann, Uwe (2005), Medizinische Mikrobiologie und Infektiologie, 5. Auflage. Heidelberg: Springer.

Horton, Richard (2004), MMR: Science and Fiction. Exploring the Vaccine Crisis. London: Granta Books.

Jamison, Dean / Breman, Joel / Measham, Anthony / Alleyne, George / Claeson, Mariam / Evans, David / Jha, Prabhat / Mills, Anne / Musgrove, Philip (2006), eds., Priorities in Health. The World Bank.

Jamison, Dean / Breman, Joel / Measham, Anthony / Alleyne, George / Claeson, Mariam / Evans, David / Jha, Prabhat / Mills, Anne / Musgrove, Philip (2006), eds., Disease Control Priorities in Developing Countries (2e). The World Bank.

Janeway, Charles / Schlomchik, Mark / Travers, Paul / Walport, Mark (2002), Immunologie, 5. Auflage. Heidelberg: Spektrum Akademischer Verlag.

Niedrig, Matthias / Reinhardt, Barbara / Burchard, Gerd-Dieter / Schmitz, Herbert / Tannich, Egbert / Tintelnot, Kathrin / Laude, Gabriele / Alpers, Katharina / Stark, Klaus / Mehlhose, Jens (2007), Steckbriefe seltener und importierter Infektionskrankheiten. Berlin: Robert Koch Institut.

Kaufmann, S. H. E. (2004), ed., Novel Vaccination Strategies. Weinheim: Wiley-VCH.

Lee, Kelley / Collin, Jeff (2005), Global Change and Health, Understanding Public Health. Maidenhead: Open University Press.

Lopez, Alan / Mathers, Colin / Ezzati, Majid / Jamison, Dean / Murray, Christopher (2006), eds., Global Burden of Disease and Risk Factors. New York: Oxford University Press.

National Research Council (2006), Treating Infectious Diseases in a Microbial World. Report of Two Workshops on Novel Antimicrobial Therapeutics. Washington: National Academies Press.

Perlin, David / Cohen, Ann (2002), The Complete Idiot's Guide to Dangerous Diseases and Epidemics. Indianapolis: Alpha Books.

Prüss-Üstün, Annette / Corvalán, Carlos (2006), Preventing Disease Through Healthy Environments: Towards an Estimate of the Environmental Burden of Disease. Geneva: WHO.

Robert Koch Institut (2007), Infektionsepidemiologisches Jahrbuch meldepflichtiger Krankheiten für 2006. Berlin: Robert Koch Institut.

Salyers, Abigail A. / Whitt, Dixie D. (2005), Revenge of the Microbes: How Bacterial Resistance is Undermining the Antibiotic Miracle. Washington, DC: ASM Press.

Sherman, Irwin (2006), The Power of Plagues. Washington, DC: ASM Press.

Suttorp, Norbert / Mielke, Martin / Kiehl, Wolfgang / Stück, Burghard (2004), Hg., Infektionskrankheiten: verstehen, erkennen, behandeln. Stuttgart: Georg Thieme Verlag.

The World Bank (2004), Mini Atlas of Global Development. Brighton: Myriad Editions.

Beck, Eduard / Mays, Nicholas / Whiteside, Alan / Zuniga, José (2006), eds., The HIV Pandemic: Local and Global Implications. New York: Oxford University Press.

Torrey, E. Fuller / Yolken, Robert H. (2005), Beasts of the Earth: Animals, Humans and Disease. New Jersey: Rutgers University Press.

WHO (2003), Emerging Issues in Water and Infectious Disease. Geneva: WHO.

WHO (2006), SARS: How a Global Epidemic was Stopped. Western Pacific Region: WHO.

WHO (2007), International Travel and Health: Situation as on 1 January 2007. Geneva: WHO.

Kapitel 8 bis 11

Africa's missing billions, IANSA, Oxfan, and Saferworld (2007), http://www.oxfam.org/en/files/bp107_africas_missing_billions_0710.pdf/download

Amon, Joseph (2006), Preventing the Further Spread of HIV / AIDS: The Essential Role of Human Rights. http://hrw.org/wr2k6/hivaids/hivaids.pdf.

Atlas der Globalisierung (2006), Die neuen Daten und Fakten zur Lage der Welt. Le Monde diplomatique.

Beah, Ishmael (2007), Rückkehr ins Leben. Ich war Kindersoldat. Frankfurt: Campus Verlag.

Bergdolt, Klaus (2000), Der schwarze Tod in Europa: Die Große Pest und das Ende des Mittelalters. München: Verlag C. H. Beck.

Bopha, Kantha (2004), Hoffnung für die Kinder. Zürich: Nzz Libro.

Bowen-Jones, Evan (1998), A Review of the Commercial Bushmeat Trade with Emphasis on Central / West Africa and the Great Apes. Cambridge: Ape Alliance.

Broekmans, Jaap / Caines, Karen / Paluzzi, Joan / Sachs, Jeffrey D. (2005), eds., Investing in strategies to reverse the global incidence of TB. UN Millennium Project, Task Force on HIV / AIDS, Malaria, TB, and Access to Essential Medicines, Working Group on TB.

Brownlie, Joe / Peckham, Catherine / Waage, Jeffrey / Woolhouse, Mark / Lyall, Catherine / Meagher, Laura / Tait, Joyce / Baylis, Matthew / Nicoll (2006), Infectious Diseases: Preparing for the Future: Future Threats. Office of Science and Innovation. London: Department of Trade and Industry.

Corvalan, Carlos / Hales, Simon / McMichael, Anthony (2005), Ecosystems and Human Well-being: Health Synthesis. Millennium Ecosystem Assessment. Geneva: WHO.

Delgado, Christopher L. / Rosegrant, Mark W. / Meijer, Siet / Ahmed, Mahfuzuddin (2003), Outlook for Fish to 2020: Meeting Global Demand. Penang, Malaysia: World Fish Center. http://www.ifpri.org/pubs/fpr/pr15.pdf.

Der Data Bericht 2007 (2007), http://www.thedatareport.org/.

Food and Agriculture Organization (FAO) of the United Nations (2006), Global Forest Resources Assessment 2005: Progress Towards Sustainable Forest Management. Forestry Paper 147. Rome: FAO. http://www.fao.org/forestry/site/fra2005/en/.

Garrett, Laurie (1996), Die kommenden Plagen: Neue Krankheiten in einer gefährdeten Welt. Frankfurt: S. Fischer Verlag.

Garrett, Laurie (2003), Das Ende der Gesundheit. Berlin: Berliner Taschenbuchverlag.

Garrett, Laurie (2005), HIV and National Security: Where are the Links? A Council on Foreign Relations Report. http://www.casy.org/engdocs/HIV_National_Security.pdf.

Guillemin, Jeanne (2005), Biological Weapons: From the Invention of State-sponsored Programs to Contemporary Bioterrorism. New York: Columbia University Press.

Herlihy, David (1997), The Black Death and the Transformation of the West. Cambridge, MA: Harvard University Press.

Hochschild, Adam (2006), Schatten über dem Kongo. Stuttgart: Klett-Cotta.

International Finance Facility (2005), The International Finance Facility. London: HM Treasury.

Juma, Calestous / Yee-Cheong, Lee (2005), Innovation: applying knowledge in development. UN Millennium Project, Task Force on Science, Technology, and Innovation. London: Earthscan.

Kaufmann, Stefan H. E. (2003), Sich waffnen gegen eine See von Plagen. Das Wissenschaftsmagazin, Max Planck Forschung 3.

Kovats, Sari / Ebi, Kristie L. / Menne, Beettina (2003), Methods of Assessing Human Health Vulnerability and Public Health Adaptation to Climate Change. Health and Global Environmental Change. Series No. 1. Denmark: WHO Europe. http://www.euro.who.int/document/e81923.pdf.

Kuhn, Katrin / Campbell-Lendrum, Diarmid / Haines, Andy / Cox, Jonathan (2005), Using Climate to Predict Infectious Disease Epidemics. Geneva: WHO. http://www.who.int/globalchange/publications/infectdiseases.pdf.

Leach, Beryl / Palluzi, Joan / Munderi, Paula (2005), Prescription for healthy development: increasing access to medicines. UN Millennium Project, Task Force on HIV / AIDS, Malaria, TB, and Access to Essential Medicines, Working Group on Access to Essential Medicines. London: Earthscan.

Levine, Ruth (2007), Case Studies in Global Health: Millions Saved. Sudbury MA: Jones and Bartlett.

Lomborg, Bjorn (2004), Global Crises, Global Solutions. Cambridge: Cambridge University Press.

Lomborg, Bjorn (2006), How to Spend $ 50 Billion to Make the World a Better Place. Cambridge: Cambridge University Press.

Martens, Jens / Hain, Roland (2002), Globale öffentliche Güter: Zukunftskonzept für die internationale Zusammenarbeit. Working Paper. Berlin: Heinrich-Böll-Stiftung.

Nestle, Marion (2003), Safe Food: Bacteria, Biotechnology, and Bioterrorism. Berkeley, Los Angeles: University of California Press.

Nierenberg, Danielle (2005), Happier Meals: Rethinking the Global Meat Industry. Worldwatch Paper 171. Washington, DC: Worldwatch Institute.

Nohl, Johannes (1924), Der schwarze Tod. Potsdam: Gustav Kiepenheuer Verlag.

Noah, Don / Fidas, George (2000), eds., National Intelligence Council Special Reports. National Intelligence Estimate: The Global Infectious Disease Threat and Its Implications for the United States. Environmental Change and Security Project Report, Issue 6 (Summer 2000). http://www.wilsoncenter.org/topics/pubs/Report6–3.pdf.

Preston, Richard (1995), Hot Zone. Tödliche Viren aus dem Regenwald. München: Droemer Knaur.

Ruxin, Josh / Binagwaho, Agnes / Wilson, Paul (2005), Combating AIDS in the Developing World. UN Millennium Project, Task Force on HIV / AIDS, Malaria, TB, and Access to Essential Medicines, Working Group on HIV / AIDS. London: Earthscan.

Sachs, Jeffrey D. (2001), Macroeconomics and Health: Investing in Health for Economic Development, Report of the Commission on Macroeconomics and Health. Geneva: WHO.

Sachs, Jeffrey D. (2005), Das Ende Der Armut: Ein ökonomisches Programm für eine gerechtere Welt. München: Siedler.

Saker, Lance / Lee, Kelley / Cannito, Barbara / Gilmore, Anna / Campbell-Lendrum, Diarmid (2004), Globalization and Infectious Diseases: A Review of the Linkages. Social, Economic and Behavioural (SEB) Research. Special Topics No. 3. Geneva: WHO. http://www.who.int/tdr/cd_publications/pdf/seb_topic3.pdf.

Shah, Sonia (2007), The Body Hunters: Testing New Drugs on the World's Poorest Patients. New York: The New Press.

Spiegel Special (2007), Afrika: Das umkämpfte Paradies. Nr. 2. 2007.

Sutherst, Robert (2004), Global change and human vulnerability to vector-borne diseases. Clinical Microbiology Reviews Vol. 17: 136–173.

Teklehaimanot, Awash / Singer, Burt / Spielman, Andrew / Tozan, Yeşim / Schapira, Allan (2005), Coming to Grips with Malaria in the New Millennium. UN Millennium Project, Task Force on HIV / AIDS, Malaria, TB and access to essential medicines, working group on Malaria. London: Earthscan.

The Earth Institute (2007), Annual Report for Year 1 Activities: February 2006–February 2007. Millennium Research Villages. New York: Columbia University, The Earth Institute.

The World Bank (2006), World Development Report 2007: Development and the Next Generation. Washington, DC: The World Bank.

Transparency International (2006) Global Corruption Report 2006, Special Focus, Corruption and Health. London: Pluto Press.

UNAIDS (2004), Debt-for-AIDS Swaps: A UNAIDS Policy Information Brief. UNAIDS / 04.13E. Geneva: WHO. http://data. unaids.org/Publications/IRC-pub06/JC1020-Debt4AIDS_en.pdf

UNAIDS / UNHCR (2005), Strategies to Support the HIV-related Needs of Refugees and Host Populations. Geneva: UNAIDS. http://data.unaids.org/publications/irc-pub06/JC1157-Refugees_en.pdf.

Weltentwicklungsbericht 2006 (2006), Chancengerechtigkeit und Entwicklung. Veröffentlicht für die Weltbank. Düsseldorf: Droste Verlag.

Wichtige Online-Ressourcen und Links

AIDS, Malaria, Tuberkulose
http://academic.sun.ac.za/tb/ (Desmond Tutu TB Centre, Stellenbosch, South Africa)
http://www.desmondtutuhivcentre.org.za/ (Desmond Tutu HIV Centre, Cape Town, South Africa)
http://www.unaids.org/en/ (Joint United Nations Programme on HIV / AIDS, UNAIDS, Geneva, Switzerland)
http://www.globalaidsalliance.org/ (Washington, DC, USA)
http://www.pepfar.gov/ (The US President's Emergency Plan for AIDS Relief, PEPFAR)
http://www.fightingmalaria.gov/ (President's Malaria Initiative, Washington, DC, USA)
http://www.rbm.who.int/ (The Rollback Malaria Partnership, Geneva, Switzerland)
http://www.stoptb.org/ (STOP TB, Geneva, Switzerland)

Infektionskrankheiten, Seuchen

http://www.beat-richner.ch/ (Dr. med Beat Richner, Kantha Bopha Children's Hospital)

http://www.bt.cdc.gov/ (Bioterrorism site of Centers for Disease Control and Prevention, CDC, Atlanta, GA, USA)

http://www.cdc.gov/ (Centers for Disease Control and Prevention, CDC, Atlanta, GA, USA)

http://www.cidrap.umn.edu/ (Center for Infectious Disease Research and Policy, University of Minnesota, Minneapolis, MN, USA)

http://www.ecdc.eu.int/ (European Centre for Disease Prevention and Control, ECDC, Stockholm, Sweden)

http://www.wpro.who.int/sites/epi/ (Expanded Program Immunization of the WHO, EPI)

http://www.mpiib-berlin.mpg.de/ (Max Planck Institute for Infection Biology, Berlin, Germany)

http://www.nih.gov/ (National Institutes of Health, Bethesda, Maryland, USA)

http://www.niaid.nih.gov/ (National Institutes of Allergy and Infectious Diseases, Bethesda, Maryland, USA)

http://www.rki.de/ (Robert Koch Institut, Berlin, Germany)

http://www.aerzte-ohne-grenzen.de/ (Médècins Sans Frontieres)

Stiftungen, PPP

http://www.theglobalfund.org/en/ (The Global Fund to Fight AIDS, Tuberculosis and Malaria, Geneva, Switzerland)

http://www.gavialliance.org/ (Gavi Alliance; formerly Global Alliance for Vaccination and Immunisation, Geneva, Switzerland)

http://www.gatesfoundation.org/default.htm (Bill & Melinda Gates Foundation, Washington, DC, USA)

http://www.wellcome.ac.uk/ (The Wellcome Trust, London, UK)

Globale Güter, Menschenrechte

http://www.cgdev.org/ (Center for Global Development, Washington, DC, USA)

http://www.cfr.org/ (Council on Foreign Relations, New York, USA)

http://www.globalissues.org (Global Issues: Social, Political, Economic and Environmental Issues That Affect Us All)

http://www.hrw.org/ (Human Rights Watch, New York, USA)

http://www.crisisgroup.org (International Crisis Group, Brussels, Belgium)

http://www.transparency.de/ (Transparency International, Berlin, Germany)

http://www.worldwatch.org/ (Worldwatch Institute, Washington, DC, USA)

Wirtschaft und Handel

http://www.data.org/ (Debt AIDS Trade Africa, Washington, DC, USA)

http://www.wto.org/ (World Trade Organization, WTO, Geneva, Switzerland)

http://www.oecd.org (Organisation for Economic Cooperation and Development, OECD, Paris, France)

http://www.dti.gov.uk/ (Department of Trade and Industry, London, UK)

http://www.g-8.de (G8-Gipfel, Die Bundesregierung, Germany)

http://www.copenhagenconsensus.com (Copenhagen Consensus Center, Frederiksberg, Denmark)

Vereinte Nationen und ihre Organisationen

http://www.un.org/ (United Nations, UN, New York, USA)

http://www.fao.org/ (Food and Agriculture Organization of the United Nations, FAO, Rome, Italy)

http://www.unicef.com/ (United Nations Children's Fund, UNICEF, New York, USA)

http://www.un.org/millenniumgoals/ (United Nations, UN, New York, USA) http://www.who.int/en/ (World Health Organization, WHO, Geneva, Switzerland)

http://www.worldbank.org/ (World Bank, Washington, DC, USA)

Abbildungsnachweise

Alle Grafiken: Peter Palm, Berlin

Forum für Verantwortung

Bernd Meyer
Wie muss die Wirtschaft umgebaut werden?
Perspektiven einer nachhaltigen Entwicklung
Herausgegeben von Klaus Wiegandt
Band 17278

Der internationale Wettbewerb um knapper werdende Ressourcen verschärft sich zusehends. Die Rohstoffentnahme aus der Natur wird beschleunigt, die Schadstoffemissionen, insbesondere die Klimagase, steigen unverändert an. Kurz: Die Natur nimmt immer größeren Schaden, worunter natürlich auch die menschliche Existenz leidet und leiden wird.

Dieser Band zeigt wirtschaftspolitische Lösungsansätze auf und diskutiert Handlungsalternativen sowohl im internationalen Rahmen als auch bezogen auf Europa und Deutschland.

Fischer Taschenbuch Verlag

Forum für Verantwortung

Harald Müller
Wie kann eine neue Weltordnung aussehen?
Wege in eine nachhaltige Politik
Herausgegeben von Klaus Wiegandt
Band 17666

Noch immer bestimmen nur einige wenige Länder das welt-
politische Geschehen. Statt globaler Interessen und interna-
tionalem Recht herrschen kurzfristige Interessen der großen
Wirtschaftsmächte vor.

Dieser Band zeigt, dass in einer internationalen Politik, die
den Kriterien der Nachhaltigkeit Genüge tut, die westliche
Dominanz zu unterbinden ist und dass Recht Priorität vor
Macht haben muss.

Fischer Taschenbuch Verlag
fi 17666 / 1

Forum für Verantwortung

Josef H. Reichholf
Ende der Artenvielfalt?
Gefährdung und Vernichtung von Biodiversität
Herausgegeben von Klaus Wiegandt
Band 17665

Immer stärker greift der Mensch in die Natur ein und hinterlässt seinen »ökologischen Fußabdruck«. Megastädte entstehen, Böden werden durch Umweltgifte belastet, die Welt wird zunehmend technisiert. Bedeuten diese Entwicklungen das Ende der Artenvielfalt?

Der bekannte Evolutionsbiologe Reichholf zeigt, dass die Lage nicht ganz so hoffnungslos ist: Die Bedingungen, die Zukunft besser zu gestalten und die Möglichkeiten, die Fehler der jüngsten Vergangenheit zu vermeiden, waren noch nie so gut wie heute.

Fischer Taschenbuch Verlag

fi 17665 / 1

Forum für Verantwortung

Rainer Münz / Albert F. Reiterer
Wie schnell wächst die Zahl der Menschen?
Weltbevölkerung und weltweite Migration
Herausgegeben von Klaus Wiegandt
Band 17271

Bis zum Jahr 2050 wächst die Weltbevölkerung mit hoher Wahrscheinlichkeit um weitere drei Milliarden auf neun Milliarden Menschen, vor allem in den Schwellen- und Entwicklungsländern. Wie wird die Erde diesen Zuwachs verkraften?

Der Bevölkerungswissenschaftler Rainer Münz und der Politikwissenschaftler Albert F. Reiterer skizzieren das bisherige Anwachsen der Menschheit und geben einen Ausblick auf die Folgen des weiteren Wachstums. Zudem setzen sie sich mit der ungelösten Frage auseinander, wie weltweit menschenwürdige Lebensverhältnisse geschaffen werden können, die mit nachhaltiger Entwicklung vereinbar sind.

Fischer Taschenbuch Verlag

fi 17271 / 1